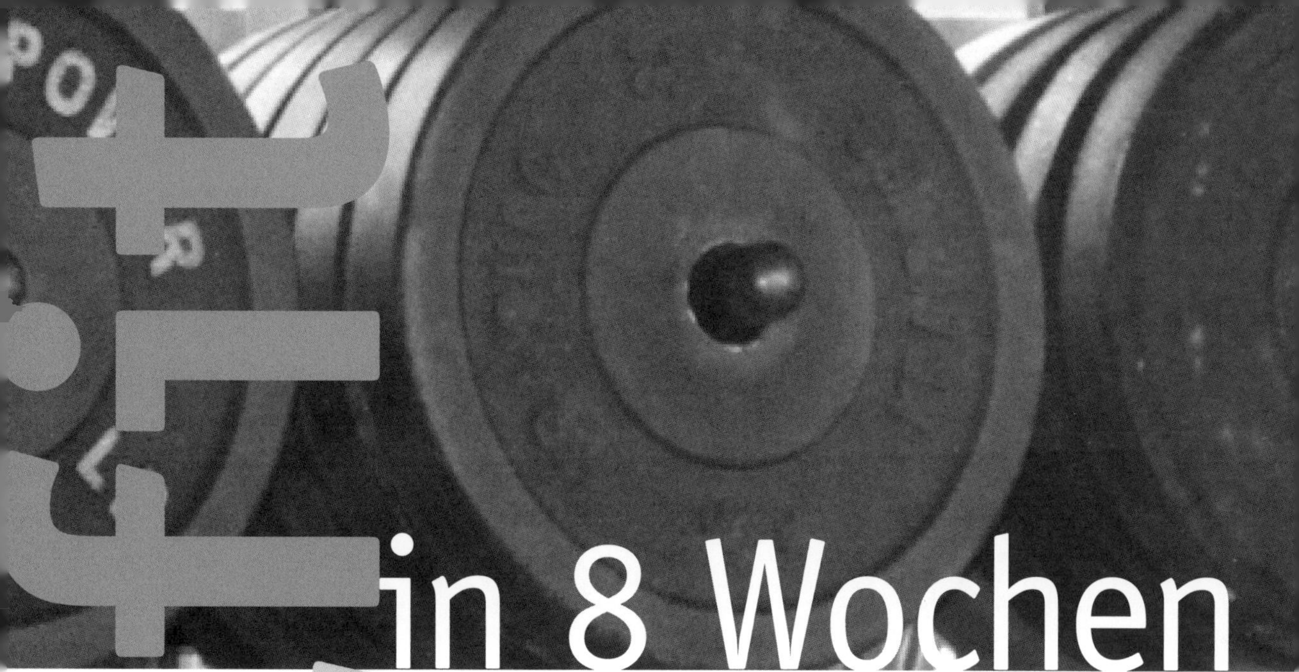

SEALfit in 8 Wochen

MARK DIVINE

AF650673

riva

Bibliografische Information der Deutschen Nationalbibliothek
Die Deutsche Nationalbibliothek verzeichnet diese Publikation in der Deutschen Nationalbibliografie; detaillierte bibliografische Daten sind im Internet über https://dnb.de abrufbar.

Für Fragen und Anregungen
info@m-vg.de

Wichtige Hinweise
Dieses Buch ist für Lernzwecke gedacht. Es stellt keinen Ersatz für eine individuelle medizinische Beratung dar und sollte auch nicht als solcher benutzt werden. Wenn Sie medizinischen Rat einholen wollen, konsultieren Sie bitte einen qualifizierten Arzt. Der Verlag und der Autor haften für keine nachteiligen Auswirkungen, die in einem direkten oder indirekten Zusammenhang mit den Informationen stehen, die in diesem Buch enthalten sind.

Ausschließlich zum Zweck der besseren Lesbarkeit wurde auf eine genderspezifische Schreibweise sowie eine Mehrfachbezeichnung verzichtet. Alle personenbezogenen Bezeichnungen sind somit geschlechtsneutral zu verstehen.

7. Auflage 2024
© 2015 by riva Verlag, ein Imprint der Münchner Verlagsgruppe GmbH
Türkenstraße 89
80799 München
Tel.: 089 651285-0

Die amerikanische Originalausgabe erschien 2014 bei St. Martin's Press unter dem Titel *Eight Weeks to SEALFIT: A Navy SEAL's Guide to Unconventional Training for Physical and Mental Toughness*
© 2014 by Mark Divine. Published by arrangement with St. Martin's Press, LLC. All rights reserved.

Dieses Werk wurde im Auftrag von St. Martin's Press LLC durch die literarische Agentur Thomas Schlück GmbH, 30827 Garbsen, vermittelt.

Alle Rechte, insbesondere das Recht der Vervielfältigung und Verbreitung sowie der Übersetzung, vorbehalten. Kein Teil des Werkes darf in irgendeiner Form (durch Fotokopie, Mikrofilm oder ein anderes Verfahren) ohne schriftliche Genehmigung des Verlages reproduziert oder unter Verwendung elektronischer Systeme gespeichert, verarbeitet, vervielfältigt oder verbreitet werden. Wir behalten uns die Nutzung unserer Inhalte für Text und Data Mining im Sinne von § 44b UrhG ausdrücklich vor.

Übersetzung: Markus Hederer
Satz und Redaktion: bookwise Medienproduktion GmbH
Umschlaggestaltung: Lisa Marie Pompilio, Laura Osswald
Umschlagabbildungen: Mark Divine
Druck: Florjancic Tisk d.o.o., Slowenien
Printed in the EU

ISBN Print 978-3-86883-520-5
ISBN E-Book (PDF) 978-3-86413-668-9
ISBN E-Book (EPUB, Mobi) 978-3-86413-669-6

Wir produzieren nachhaltig
www.m-vg.de

Weitere Informationen zum Verlag finden Sie unter

www.riva-verlag.de

Beachten Sie auch unsere weiteren Verlage unter www.m-vg.de

SEALfit in 8 Wochen

TRAINIERE WIE EIN NAVY SEAL UND ERLANGE AUSSER-GEWÖHNLICHE KÖRPERLICHE UND MENTALE STÄRKE

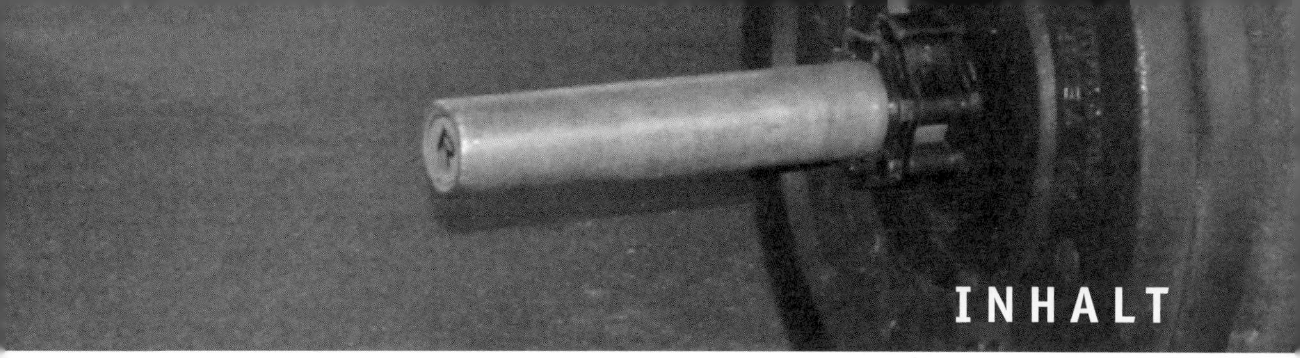

INHALT

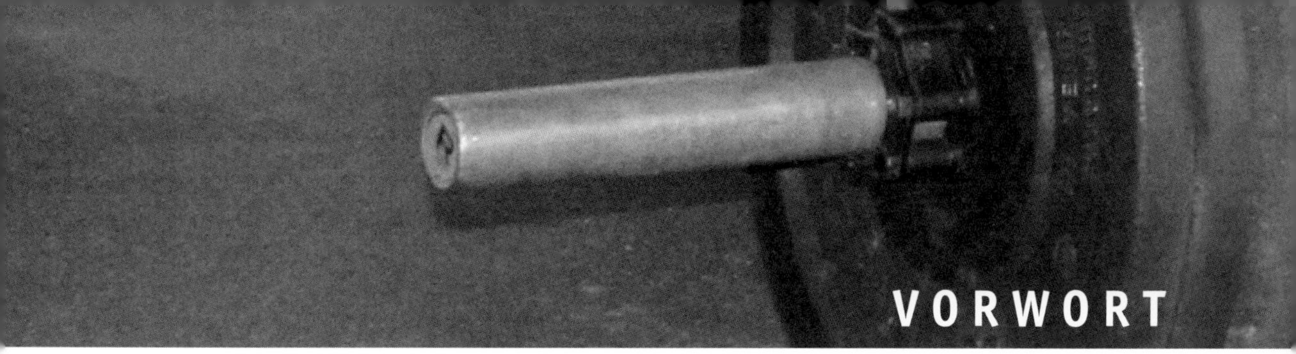

VORWORT

MEIN NAME IST JOE STUMPF. Ich bin Inhaber einer der größten Gesellschaften des Landes für das Coaching von Firmen- und Privatkunden und genieße jeden Tag das Privileg, mit einigen der erfolgreichsten Unternehmer und Geschäftsleute zusammenarbeiten zu dürfen. In den vergangenen 20 Jahren habe ich Hunderte Stunden und Zehntausende Dollars in Coachings und Workshops für persönliche Entwicklung und spirituelles Bewusstsein investiert.

Eine der wichtigsten Leistungen in meinem bisherigen Leben ist, dass ich im Alter von 54 Jahren die zivile Version der Höllenwoche der Navy SEALs absolviert habe: Mark Divines Kokoro-Camp. Auf der Grundlage meiner einzigartigen Kenntnisse mit den besten Coaches der Welt – plus dem täglichen Training in Marks SEALfit/US CrossFit Center in Encinitas – kann ich am besten beurteilen, welch außerordentliche Möglichkeiten Sie mit dem Buch *SEALfit in 8 Wochen* in den Händen halten.

Ich traf Mark an einem zentralen Wendepunkt meines Lebens. Im Geschäftsleben erfolgreich und glücklich mit Familie und Freunden, war ich gerade dabei, meinen Lebensplan für die nächsten 50 Jahre zu entwerfen – und ich wollte stark bleiben. Ich hatte zu viele Männer, darunter meinen Vater, gesehen, die am Lebensende emotional, mental, geistig und körperlich immer schwächer wurden, und ich wusste, wenn ich es nicht zu meinem Hauptziel machte, mit dem Alter stärker zu werden, würde es mir genauso gehen.

In dem Coaching-Programm meiner Firma führen wir unsere Kunden durch vier Entwicklungsphasen: vom Überleben zur Stabilität, von der Stabilität zum Erfolg und vom Erfolg zur Bedeutung. Ich habe Tausende Männer und Frauen diese Stadien durchlaufen sehen, und nach meiner Erfahrung ist der Schritt vom Erfolg zur Bedeutung nur denen vorbehalten, die es wagen, sich nach dem Erreichen des weltlichen Erfolgs vollkommen neu zu erfinden. Geld verdienen sowie Macht und Prestige anhäufen ist eine Frage von Tatendrang, Entschlossenheit, kluger Strategie und dem richtigen Riecher, zur rechten Zeit am richtigen Ort zu sein, um die Gelegenheiten, die sich bieten, beim Schopf zu packen. Bedeutung ist das am schwierigsten zu fassende Entwicklungsstadium, denn es scheint uns in eine Art zu leben einzuladen, die ein vollkommen verändertes Bewusstsein verlangt. Wenn wir zur Veränderung bereit sind, stellen wir fest, wie wir bis an unseren aktuellen Punkt gekommen sind und wie wir den nächsten garantiert nicht erreichen.

Genau dort befand ich mich im Jahr 2010. Ich hatte ein Gespräch mit Mark, in dem ich ihn fragte, ob er glaube, dass ich das Zeug dazu habe, das Kokoro-Camp zu schaffen. Er sagte: »Joe, das kannst nur du wissen!« Ich fragte ihn, was der größte Nutzen wäre, den ich erzielen würde, wenn ich mich entschiede, alles Notwendige zu tun, um dieses Ziel zu erreichen. Er antwortete: »Joe, in dir gibt es eine Stimme, die du noch hören wirst; es ist die Stimme deines wirklichen Ichs. Du kannst weiter durchs Leben gehen und ständig Dinge verbessern, die du schon erreicht hast, oder du lässt eine neue Version deines Selbst entstehen, das kraftvolle liebende Selbst. Dafür musst du dich entscheiden, den Weg des Kriegers einzuschlagen – ein Pfad, den sich nur wenige zu beschreiten trauen. Aber wenn du es tust, wirst du dir zum ersten Mal selbst begegnen.«

Die richtigen Wörter von der richtigen Person zur richtigen Zeit gesprochen können dein Schicksal verändern. Mark sprach direkt zu meiner Seele – genau wie meine innere Stimme, die man nur hören kann, wenn man dazu bereit ist. Ich begann mit Mark und seinem SEALfit-Team zu trainieren, und zwar jeden Montag, Mittwoch und Freitag. (Sie können sich seine Trainingseinheiten auf der SEALfit-Webseite ansehen, www.sealfit.com.) Die Trainingseinheiten sind rüde und dauern lange, sie erfordern Kraft, Durchhaltevermögen und Ausdauer. Aber vor allem erfordern sie Ernsthaftigkeit und Hingabe. Mark passte auf mich auf, als mein Körper nahezu zerstört wurde, aber sich Seele und Geist zunehmend kräftigten. Er sagte: »Joe, egal was ist, komm auf alle Fälle vorbei. Wenn du erst einmal da bist, regelt sich alles andere von selbst.«

Bei den Anonymen Alkoholikern sagt man: »Bring den Körper, die Seele kommt hinterher.« Ich vertraute Mark, ging ein Jahr lang regelmäßig ins Training, und er hatte recht. Ich befand mich in der besten körperlichen und mentalen Verfassung meines ganzen Lebens. Ich meldete mich in seiner Drei-Wochen-Akademie an und zog mit vier anderen Jungs, die gerade mal halb so alt waren wie ich, in das SEALfit-Gebäude ein. Wir trainierten sieben Tage in der Woche zehn Stunden nach Marks Methode der fünf Berge von SEALfit, gemeinsam mit ihm und seinem Team der außerordentlichen Führer. Während dieser Zeit fiel mir auf, wie wenig Materielles ich tatsächlich brauchte. Der Kern des Lebens bestand aus Teamwork, Disziplin und Liebe für meine Mitmenschen. Ich verstand, was es bedeutete, das Ego in den Hintergrund zu drängen und jede Minute voll präsent zu sein. Ich war da, und Mark bereitete mich vollständig darauf vor zu entdecken, ob ich die geheime *Sauce* habe – die Zutat, die in allen von uns steckt, wenn wir uns dafür entscheiden, ein Leben von Bedeutung zu führen.

Ich absolvierte das 50 Stunden dauernde Kokoro-Camp, und Mark verlieh mir für meinen Mut, scheinbar unüberwindliche Hindernisse zu bewältigen, den Feuer-im-Bauch-Award. Ich schreibe diesen Erfolg seiner brillanten Betreuung zu.

Mit dem Buch *SEALfit in 8 Wochen* halten Sie exakt die Anleitung in der Hand, der ich gefolgt bin, um mein Leben in Richtung Bedeutung zu lenken. Selbstverständlich werden Sie in die beste körperliche Verfassung Ihres Lebens kommen, aber wenn Sie der Lehre komplett folgen, steht Ihnen obendrein etwas Magisches zur Verfügung. Gut möglich, dass Sie Ihre innere Stimme entdecken, die am Ende stark sein, Ihren authentischsten Teil zum Ausdruck bringen und einen Beitrag zur Welt leisten will.

Ich wünsche Ihnen die Erfahrung, von Mark Divine betreut zu werden, so wie einst Obi-Wan Kenobi Luke Skywalker betreute, damit auch Sie Ihre wahre Bedeutung entdecken.

Joe Stumpf
Autor von *Willing Warrior*
Cardiff-by-the-Sea, Kalifornien

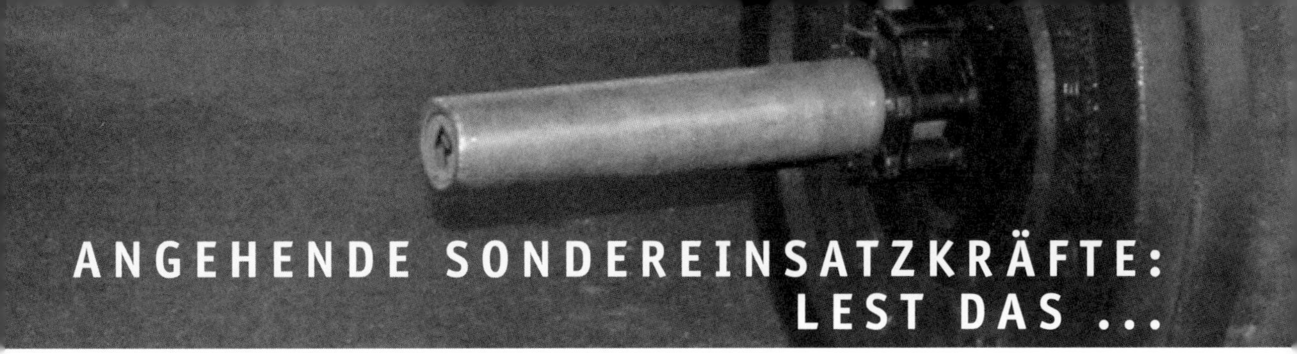

ANGEHENDE SONDEREINSATZKRÄFTE: LEST DAS ...

ALS ICH 2011 AM KOKORO-CAMP teilnahm, die mörderische, 50 Stunden währende Feuerprobe von SEALfit, war ich tief beeindruckt davon, wie wichtig mentale Vorbereitung für den Erfolg ist. Bevor es losging, hatte ich mehr als einmal den oft wiederholten Satz gehört, dass das Bestehen sogenannter Feuerproben zu 80 Prozent mental und nur zu 20 Prozent körperlich bestimmt ist. Und es dauert nicht einmal bis zu dem Zeitpunkt, an dem Schlafmangel und Erschöpfung überhandnehmen, dass man die Richtigkeit der Aussage bis in die letzte Faser versteht. Das Camp machte mir auch klar, wie sehr mir und anderen physische Fähigkeiten fehlten. Es gab Kerle, die den ganzen Tag rennen konnten, aber kämpfen mussten, sobald man ihnen einen Rucksack aufsetzte. Andere wiederum hatten Kraft wie ein Ochse, aber keine Ausdauer. Diese Ungleichgewichte kamen im Verlauf des Wochenendes, als die Ermüdung einsetzte, immer mehr zum Tragen. Nachdem ich das Camp abgeschlossen und Gelegenheit hatte, über meine Erfahrungen nachzudenken, wurde mir klar, dass Erfolg im Kokoro und eigentlich auch im Leben von einer Sache abhängt: Ausgeglichenheit.

SEALfit ist der Inbegriff der Ausgeglichenheit. Zu seinen Inhalten gehören eine ehrliche Selbstbeurteilung, das Ermitteln der eigenen Schwächen und die Verpflichtung zur täglichen persönlichen Verbesserung. Im Lauf der Zeit entwickelt sich ein Individuum, das diesem Plan folgt, zu umfassender Ausgeglichenheit. Körperlich verfügt man über Kraft und Ausdauer, Schnellkraft und Beweglichkeit. Mental ist man in der Lage, 100 Prozent zu geben, aber auch still zu sitzen und völlig in sich zu ruhen. Auf der geistigen Ebene ist es möglich, höhere Energien anzuzapfen und daraus Motivation zu schöpfen. In einem

Zeitalter, in dem viele Menschen ihr Reden nicht mit Handeln untermauern, lebt Coach Divine die Konzepte, die er lehrt. Er ist nicht nur körperlich extrem fit, sondern auch mental und geistig sehr stark. Weil er nie damit zufrieden ist, an der Seite zu sitzen und zuzuschauen, führt er stets von vorne und zeigt durch sein Beispiel, dass die Bedürfnisse des Teams über denen des Einzelnen stehen und niemand zu wichtig ist, um auch die kleinen Sachen zu erledigen. Diese Bereitschaft, mit der Gruppe zu trainieren und zu leiden, motiviert jeden, sich bedingungslos anzustrengen.

In den vergangenen zwölf Monaten genoss ich das Privileg, unter Coach Divine zu trainieren, und konnte so aus erster Hand die Effekte erfahren, die das SEALfit-Programm haben kann. Zukünftige Spezialkräfte, Militärs, Ersthelfer-Kandidaten und Spitzenathleten werden stärker und mental konzentrierter, als sie je gedacht hätten. Wochenendkrieger durchbrechen Barrieren und beweisen sich selbst die Praktikabilität von Coach Divines 20x-Prinzip, das besagt, dass jeder zu 20-mal mehr fähig ist, als er vorher angenommen hat. Die Konzepte, die in diesem Buch präsentiert werden, sind nicht nur reine Theorie, sondern sie sind im Lauf der 20-jährigen Karriere von Coach Divine als Navy SEAL, Wettkampfathlet, Kampfkünstler und Geschäftsmann geprüft und immer mehr verfeinert worden. Wenn Sie sich verbessern wollen, werden Sie ein Führer und entwickeln den Geist eines Kriegers, egal, in welcher Arena Sie zum Wettbewerb antreten. *SEALfit in 8 Wochen* gibt Ihnen die Werkzeuge in die Hand, die Sie für den Erfolg brauchen.

Joe L.
SEALfit-Athlet

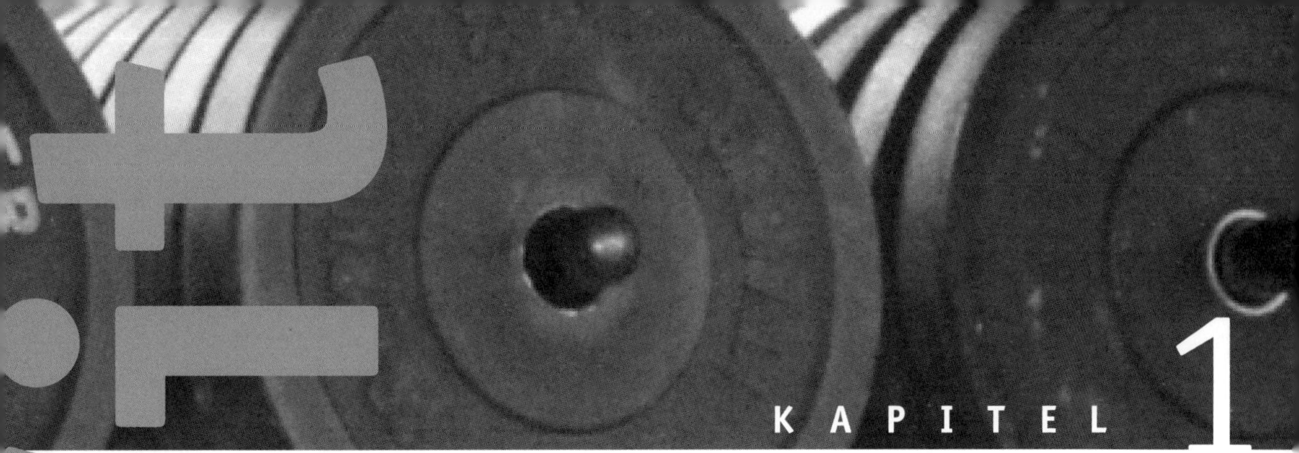

KAPITEL 1

DIE QUALEN ANNEHMEN

Sie betreten das Gelände der Navy Seals, um an der Kampfschwimmerausbildung Basic Underwater Demolition/SEAL (BUD/S) teilzunehmen. Die Sonne brennt gnadenlos vom Himmel, der Ozean tobt in der Ferne. Gekleidet in Shorts, T-Shirt und Kampfstiefel, prickelt Ihre Haut vor nervöser Energie. Sie atmen tief ein und aus und sind bereit, allen zu beweisen, dass Sie das Zeug haben, ein SEAL zu sein.

Der Ausbilder schaut Sie an wie ein Stück Frischfleisch und sagt: »Ihre erste Übung: Liegestütze. Wiederholen Sie in zwei Minuten so viele perfekte Liegestütze im Stil der Navy SEALs wie möglich. Ich mache es mal vor.«

Er nimmt die Ausgangsposition ein, senkt seinen brettgeraden Körper ab, bis die Brust den Boden berührt, und kehrt mit der vollständigen Streckung der Arme in die Ausgangsstellung zurück. Danach zeigt er, was nicht erlaubt ist: Picken wie ein Huhn, die Hüfte fallen lassen oder mit den Knien den Boden berühren. Sie suchen sich einen Partner, und schon brüllt er: »Drei, zwei, eins, los!«

Sie schließen Ihre Serie ab und haben danach zehn Minuten Pause. Nächster Programmpunkt: die maximale Anzahl Sit-ups in zwei Minuten. Die Hände berühren stets die Schultern, in der Endstellung berühren die Ellenbogen die Knie. Keine Probleme soweit – bis Sie bei 50 angelangt sind.

Nach den Sit-ups wieder zehn Minuten Pause, danach Klimmzüge. Absolvieren Sie so viele Wiederholungen, wie Sie schaffen. Aus dem geraden Hang müssen Sie das Kinn vollständig über die Klimmzugstange heben – Kippen mit der Hüfte ist verboten.

Die nächste Zehn-Minuten-Pause trennt die Klimmzüge von 500 Meter Schwimmen im Kampfstil. Und schließlich krönt ein Lauf über 2500 Meter den Test. Ja, die erste Einheit BUD/S ist geschafft! Aber Ihnen ist natürlich klar: Das ist erst der Anfang, und vor Ihnen liegt noch ein langer Weg. Aber Sie sind bereit für die Herausforderung, denn Sie haben nach SEALfit trainiert, um sich vorzubereiten.

Willkommen zu *SEALfit in 8 Wochen*!

Sie haben sich entschlossen, Ihrem Ausbilder – also mir – zu beweisen, dass Sie es draufhaben, SEALfit zu sein. Also kommen Sie in die Gänge, und absolvieren Sie den Eingangstest vollständig. Sie lesen richtig, und ich meine es ernst. Wenn Sie es nicht können oder wollen, dann machen Sie sich um den Rest des Buches keine Gedanken. Legen Sie es weg, und gehen Sie Ihrer Wege. Ich arbeite nicht mit Leuten, die sich nicht verpflichten wollen. Aber wenn Sie bereit sind weiterzumachen, dann ziehen Sie es durch – bis zum Ende:

1. in zwei Minuten so viele Liegestütze im Navy-SEAL-Stil wie möglich
2. zehn Minuten Pause
3. in zwei Minuten so viele Sit-ups wie möglich

4. zehn Minuten Pause
5. so viele vollständige Klimmzüge wie möglich
6. zehn Minuten Pause
7. 500 Meter Schwimmen (ersatzweise 2000 Meter Rudern, wenn Sie keinen Zugang zu einem Schwimmbecken haben)
8. zehn Minuten Pause
9. 2500 Meter Laufen
10. Dokumentieren Sie Ihre Trainingsleistungen (Wiederholungen und Zeiten) in einem Trainingsbuch.

Besuchen Sie im Internet die Seite www.sealfit.com/screeningtest, um Ihre Ergebnisse mit den SEAL-Standards zu vergleichen. Wenn Sie damit fertig sind, nehmen Sie wieder dieses Buch zur Hand und lesen das Kapitel zu Ende. Viel Erfolg!

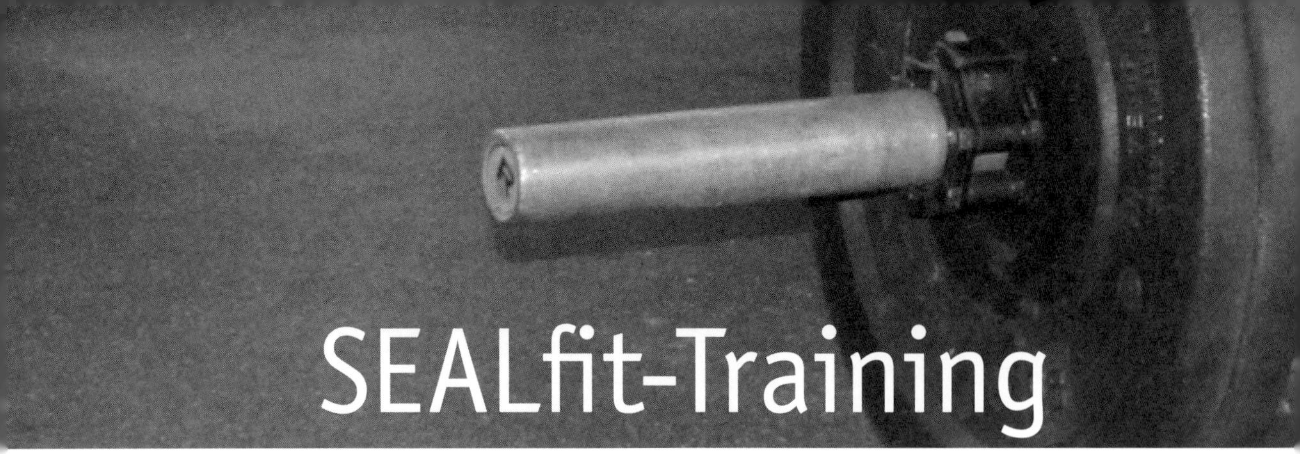

SEALfit-Training

SEALFIT-TRAINING BEDEUTET MEHR ALS NUR Liegestütze, Sit-ups, Klimmzüge, Laufen und Schwimmen. Allerdings verwenden Sie diese und andere grundlegende Bewegungsformen jeden Tag. Wenn Sie SEALfit sein wollen, müssen Sie die Grundlagen beherrschen. Keine Ausreden. Kein Kneifen.

Navy SEALs tun nichts Unwichtiges. Jede Aktivität im Fitnessraum oder auf dem sogenannten Grinder – dem großen Platz auf dem SEAL-Gelände, wo die Körper und Seelen der Kandidaten in den Boden gestampft und wiederaufgebaut werden – nutzt späteren SEAL-Einsätzen. Man sieht SEALs niemals Kurzhantel-Curls absolvieren oder beispielsweise in der Beinstreckermaschine sitzen. Alles, was sie brauchen, ist ihr Körper und ein paar einfache Hilfsmittel: Klimmzugstange, Kletter- und Sprungseil, Dip-Holme, ein Satz freie Gewichte, Kettlebell und Sandsack. Sie halten es einfach – wie ich. Der Eingangstest auf den vorangegangenen Seiten funktioniert, weil sich alle Bewegungen an SEAL-Bedürfnissen orientieren: Drücken, Ziehen, Laufen, Schwimmen und dazu viel Core-Kraft.

Schon der Eingangstest bringt Sie an Ihre Grenzen. Er prüft Ihre Fähigkeiten, eine Menge Arbeit in kurzer Zeit zu bewältigen. Die Effizienz Ihrer Muskeln wird genauso offenbar wie Ihre Ausdauerfähigkeiten. Zudem funktioniert voller Einsatz nur mit außerordentlicher Willenskraft. Und das ist nur ein Bruchteil der Bereiche, die SEALfit auf ein vollkommen neues Level heben wird. Während Sie sich verbessern, werden Sie verblüfft sein, was ich noch von Ihnen verlange – und was Sie in der Lage sein werden zu tun.

Wie im tatsächlichen Navy-SEAL-Programm bin ich darauf aus, Ihr System zu erschüttern. Ich muss Sie auseinandernehmen, um Sie auf SEALfit-Art wiederaufzubauen. In der Zwischenzeit müssen Sie jeglichen Glauben ablegen, was Sie können oder nicht. Es ist mir egal, ob Sie ein Kraftpaket oder ein dünner Hering sind: Wenn Sie sich auf SEALfit einlassen, werden wir Sie dauerhaft in einen funktionellen Athleten verwandeln. Das Geheimnis ist, die Qualen anzunehmen, Tag für Tag. Wenn Sie sich an Disziplin und Mut gewöhnen, erscheint Ihnen SEALfit nicht mehr hart. Im Gegenteil: Es macht Ihnen sogar Spaß.

Ein »durchschnittlicher« Geschäftsmann von 40 Jahren

Bobby verbringt die meiste Zeit am Schreibtisch. Nachdem er ein Jahr lang in einem CrossFit-Studio trainiert hatte, schrieb er sich in meiner Unbeatable Mind Academy (UMA) ein. UMA ist ein Onlineprogramm für mentale Stärke, das auf fortschrittliche Weise an das SEALfit-Training heranführt. Bobby entschloss sich, das Ganze ernsthaft anzugehen, und landete gleich in SEALfit-Trainingseinheiten für Fortgeschrittene.

Jede Trainingseinheit erschöpfte ihn. Im Kampf mit der Zwei-Stunden-Session, die seine früheren Einheiten wie leichtes Aufwärmen erscheinen ließ, verfluchte er SEALfit und mich. In der Regel musste er die Belastung reduzieren und Ersatz für Elemente finden, die er nicht bewältigen konnte. Aber Bobby stellte sich den Qualen. Nach drei Monaten kam es zu einer dramatischen Veränderung.

Das Telefon klingelte ...

Ich meldete mich mit »Coach Divine«, als ich den Anruf entgegennahm.

»Coach ... Bobby Yates am Apparat ... Ich rufe an, um Ihnen von einem Durchbruch zu berichten!« Er war wirklich aufgeregt.

»In den vergangenen drei Wochen habe ich endlich das komplette Training für Fortgeschrittene wie vorgeschrieben geschafft. Es war mir egal, ob es drei Stunden dauerte.«

»Klingt nach einem Meilenstein, Bobby.«

»Etwas Erstaunliches ist passiert. Meine Kraft und Bewegungsqualität haben sich plötzlich dramatisch verbessert. Ich bin so selbstbewusst, wie ich es nie zuvor war. Früher musste ich mich zum Training schleppen, und jetzt freue ich mich richtig darauf.« Er strahlte förmlich durchs Telefon.

»Mir geht es mittlerweile im Alltag so gut! Im Büro bin ich leistungsfähig wie eine Maschine und habe danach noch jede Menge Energie für die Familie übrig.«

Er schloss mit: »Meine Freunde halten mich für verrückt, aber ich fühle mich stärker – körperlich und mental – als all die Jahre zuvor ... Irgendwie komme ich mir wieder vor wie mit 20!«

Bobby war hinter das Geheimnis des SEALfit-Trainings gekommen. Wenn wir die Grenzen menschlicher Erfahrungen verschieben, treffen wir auf neue Herausforderungen. Körper, Geist und Seele passen sich an. Bobbys neue Normalität ist in der heutigen Welt außergewöhnlich. Das macht Bobby außergewöhnlich. Er ist kein Durchschnittstyp mehr. Er ist jemand Spezielles.

Mehr als ein Trainingsprogramm

Nach acht Wochen SEALfit-Training werden Sie anfangen,

- über längere Zeit als zuvor an Ihrer Leistungsgrenze zu arbeiten;
- sich auf das Bekannte und das Unbekannte vorzubereiten;
- eine Gelegenheit zum Trainieren zu finden, egal, ob Sie Zugang zu einem Fitnessstudio oder zu sogenannten richtigen Trainingsgeräten haben;
- sich dem Wettbewerb nicht nur zu stellen, um zu gewinnen, sondern auch, um eine Aufgabe zu überleben und zu erfüllen, die Leben, Tod oder strategische Konsequenzen über Ihre Besoldungsgruppe hinaus mit sich bringt;
- stark zu sein, ohne sich über Stärke Gedanken machen zu müssen;
- über die Kraftausdauer zu verfügen, um schwere Objekte zu bewegen;
- außergewöhnliche Ausdauerfähigkeiten einzusetzen, um lange Strecken zurückzulegen;
- eine intensive Fähigkeit an den Tag zu legen, sich in explosiven Situationen wie der Brandbekämpfung oder anderen Krisen zu bewähren;
- Widerstandsfähigkeit und hohe Core-Kraft beizubehalten, ohne Verletzungen zu erleiden – Sie werden wissen, wie Sie die Leistungsbereitschaft des Körpers über längere Zeit erhalten;
- sich zu mentaler Stärke zu bekennen, wohl wissend, dass auch dafür Training notwendig ist.

Sie sehen, SEALfit ist viel mehr als nur ein Trainingsprogramm: Es ist eine Lebenseinstellung. Sie werden sich mit anderen Augen betrachten. Sie werden leistungsfähiger und selbstbewusster sein und ein Ausmaß an mentaler Stärke an den Tag legen, das es Ihnen erlaubt, jeder Herausforderung mit Entschlossenheit zu begegnen. Und Sie werden mir bald genau das erzählen, was ich neulich von Bobby Yates gehört habe: »Coach Divine, ich habe mich verändert.«

Es liegt an Ihnen. Seien Sie jemand Besonderes. Doch jetzt ist erst einmal Zeit für eine Pause. Der morgige Tag wird Ihnen in den Hintern treten.

Beachten Sie: Zu den meisten Übungen in diesem Buch gibt es ein Video auf www.sealfit/videos. Eine Übungsübersicht mit Verweisen und den Originalnamen der Übungen finden Sie im Anhang 6 ab Seite 266.

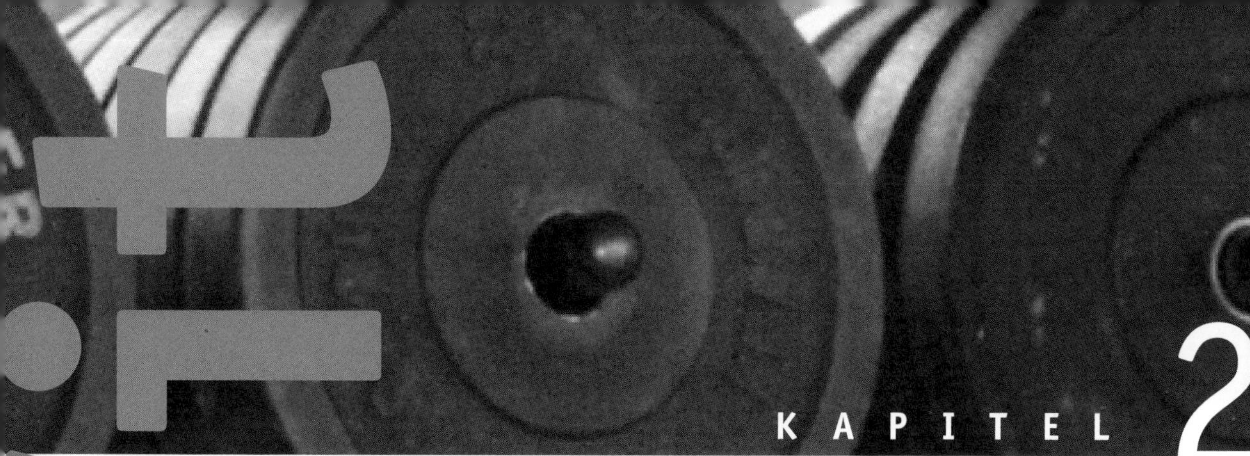

KAPITEL 2

MIT DER EINSTELLUNG EINES KRIEGERS

Nachdem Sie den Aufnahmetest absolviert haben, denken Sie womöglich, Sie wären nun bereit, sofort mit dem Training zu beginnen. Langsam – wir müssen erst an Ihrer Einstellung arbeiten, damit Sie ein Verbündeter sind und kein Feind.

Willkommen in der Hölle!

»Willkommen in der Hölle«, sagt Ausbilder Zinke mit schiefem Lächeln. »Ich nehme an, Sie checken im Hotel Höllenwoche ein, richtig? Oder sind Sie gekommen, um wie die anderen aufzugeben?

Höllenwoche? Ja, denken Sie, *ich bin hier zur Höllenwoche – und mache mir vor Angst fast in die Hose.* »Jawohl, ich bin hier zur Höllenwoche und nein, Sie müssten mich umbringen, bevor ich aufgebe.«

Sie bereuen Ihren Satz sofort. Zinke schaut durch Sie hindurch und sagt: »Kein Problem, wenn es das sein soll!«

70 von 180 Kameraden, die vor sieben Wochen anfingen, sind noch übrig. Sie stopfen Klamotten in Seesäcke, legen T-Shirts nach Schablone zusammen und bereiten sich auf die kommenden Herausforderungen vor.

Heimat, deine Sterne! Ich tue es wirklich. Ich bin kurz davor, in den Abgrund zu springen. Bin ich wirklich bereit dafür?, fragen Sie sich.

Nach einigen Witzchen legen sich Ihre Kameraden noch einmal aufs Ohr, bevor die Spiele beginnen. Fünf Tage und Nächte brutales Training rund um die Uhr. Sie sitzen auf Ihrem Bett und blättern in Ihrem abgenutzten Exemplar von *SEALfit in 8 Wochen*. Ihnen fällt ein, dass *kokoro* »Zusammenfluss von Herz und Seele in Aktion« bedeutet, und Ihnen wird klar, dass Sie allen Kokoro, den Sie auftreiben können, brauchen werden. Ihre Gedanken kreisen um Coach Divines Worte:

»Finde an einem ruhigen Ort die richtige Einstellung.«

Eine Stunde, bevor es losgeht, lenken Sie Ihre Schritte zum Strand …

Die mentale Auseinandersetzung

Es ist ungewöhnlich still, die Ruhe vor dem Sturm. Sie schauen auf die Wellen, schließen die Augen halb und gleiten in den meditativen Zustand, den Sie in *SEALfit* gelernt haben. Nach fünf Minuten Sitzen und Wellenbeobachten haben Sie den Punkt erreicht, an dem Ihr Geist tief und offen ist. Sie führen sich die physischen und psychischen Meilensteine der Vorbereitung vor Augen. Stunden um Stunden körperlichen Trainings vom Grundlagen- und Fortgeschrittenen- bis hin zum Hochleistungsniveau. Sie sind bereit. Was Sie über die Höllenwoche wissen, läuft wie ein Film vor Ihren Augen ab. Sie sehen sich selbst: stark, verletzungsfrei, wachsam, bereit zu führen, bereit zu folgen, niemals zu verzagen. Das sind Sie! Nun durchdenken Sie Ihre Strategie und Taktik für den Sieg:

- **WAS IST MEIN ZIEL?** Nicht nur zu überleben, sondern auch erfolgreich zu sein.
- **WARUM BIN ICH HIER?** Um mir zum ersten Mal selbst zu begegnen und die Ehre zu erlangen, den Dreizack zu tragen.
- **WIE KANN ICH DAS ERREICHEN?** Indem ich mich in jedem Moment außerordentlich anstrenge.
- **AUF WELCHE MITTEL KANN ICH MICH VERLASSEN?** Auf meinen starken Geist, meinen starken Körper, meinen unbezwingbaren Willen und auf meine Kameraden.

Es bleibt noch etwas Zeit. Gut, ich brauche sie, um weitere Aspekte zu beleuchten.

Sie stellen sich vor, wie Sie und Ihre Kameraden auf dem Grinder herumgescheucht werden. Sie lächeln. Videos einer Höllenwoche, die Sie auf YouTube gesehen haben, dienen Ihnen als Anhaltspunkt. Erfahrungen des SEALfit-Kokoro-Camps, in dem Sie sich die Einstellung eines Kriegers angeeignet haben, blitzen auf. Am Ende jedes Entwicklungsschritts sind Sie stolz und helfen Ihren Kameraden. Sie sind seit 48 Stunden auf den Beinen, aber Ihr Geist ist hellwach. Sie frieren im Meer, aber Ihre Atemtechnik kontrolliert Ihre mentalen und körperlichen Reaktionen. Beim Blick in den Spiegel fünf Tage später strahlen Sie. »Sie haben bestanden!«, schallt es, während Sie Ihre Kameraden dankbar umarmen. Euphorie und tiefer Friede erfassen Sie, nachdem Sie Ihre Ziele erreicht haben.

Die Zeit wird knapp. Sie nutzen die Spannung in sich und um sich herum. Zapfe alle Quellen an, sagen Sie zu sich. Sie werden sie in der nächsten Woche kanalisieren, indem Sie stets die richtige Einstellung finden. Sie wenden eine Atemtechnik an, was sofort Bilder von Hochleistungsmomenten der Vergangenheit hervorruft. Starke Gefühle von Schlachten und Siegen kommen auf. Ein positiver innerer Dialog wird wach; Energie durchströmt Sie. Sie werfen Anker in diesem positiven Meer und zitieren William Ernest Henleys Zeile aus seinem Gedicht *Invictus*: »Ich bin der Herr meines Schicksals: Ich bin der Hauptmann meiner Seele.«

Der Geist des Kriegers

Sie könnten einer der wenigen sein, die erleben, was ich oben beschrieben habe. Es gibt aber auch gute Chancen, dass das nicht der Fall ist. Das spielt keine Rolle. Ersetzen Sie das Wort »Höllenwoche« im Text oben durch jede andere Herausforderung, mit der Sie konfrontiert werden. Die Einstellung eines Kriegers bleibt die gleiche. Sie denken anders als gewöhnliche Männer oder Frauen. Die sehen zwar so aus wie Sie, aber innerlich unterscheiden sie sich sehr. Mit der mentalen Vorbereitung auf die Einstellung des Kriegers können Sie jede Herausforderung im Leben meistern.

- Sie sind konzentriert, entspannt und jederzeit reaktionsfähig.
- Sie wissen, dass Sie erfolgreich sein werden – es gibt keine Zweifel.
- Nutzen Sie Energien, die tief in Ihnen liegen, und erweitern Sie so Ihre Fähigkeiten um das Zwanzigfache des Erwarteten.
- Kontrollieren Sie Angst und verwandeln Sie Stress in Erfolg.
- Definieren Sie klare Ziele und seien Sie auf alles vorbereitet.
- Nehmen Sie Herausforderungen mit positiver Einstellung an und motivieren Sie sich und Ihr Team auch mit Humor.
- Seien Sie entscheidungsfreudig und selbstbewusst, ein echter Führer.

Ihre Aufgabe ...

Je größer das Hindernis, desto mehr Ruhm verdient dessen Überwindung – KONFUZIUS

Vor jeder Trainingseinheit absolvieren Sie eine sogenannte Standard Operation Procedure (SOP) – eine Standardvorgehensweise. Es ist der gleiche Ablauf wie vor einer großen Herausforderung. Suchen Sie sich einen Ort, an dem Sie niemand stört. Gehen Sie die Trainingsanweisungen im Detail durch, und verinnerlichen Sie sich den Trainingsplan mitsamt allen Übungen, bevor Sie beginnen. Ist Ihr Trainingsort richtig vorbereitet? Was haben Sie vor? Wollen Sie das Programm in einem Zug durchziehen oder doch lieber in einzelne Teile aufgliedern? Nehmen Sie sich neue Bestleistungen in den Bereichen Kraft oder Ausdauer vor? Liegen Handtuch, Trainingsbuch, Stift und Wasserflasche bereit? Was werden Sie essen, wenn Sie Nahrung brauchen? Welches spezielle Ziel wollen Sie mit dieser Trainingseinheit erreichen? Behalten Sie während des SEALfit-Trainings jeden dieser Aspekte im Auge.

Nun absolvieren Sie die Trainingseinheit wie beschrieben, individuelle Änderungen sind erlaubt. Stellen Sie sich vor, erfolgreich zu sein. Üben Sie mit perfekter Bewegungsausführung. Am Ende aktivieren Sie die Tiefenatmung und laden Ihren Körper mit positiver Energie und Emotionen auf, so, als hätten Sie eine persönliche Bestleistung aufgestellt oder einen wichtigen Durchbruch erzielt. Beginnen Sie einen positiven inneren Dialog, den Sie während der gesamten Trainingseinheit beibehalten. Fühlen Sie sich bereit? Brich nun auf, Krieger, um zu dominieren! Nach der Trainingseinheit lesen Sie den Rest des Kapitels.

AUFWÄRMEN: Schauen Sie sich die Videos von den Range-of-Motion-Übungen (ROM) und Drills sowie von Burpee und Air Squat auf der SEALfit-Webseite (www.sealfit.com/videos) an, und machen Sie 25 Kniebeugen.

LEISTUNGSFÄHIGKEIT: Fünf Durchgänge in bester Qualität

- 20 Air Squats
- 20 Burpees
- 200 m Laufen

COOL-DOWN: 1500 m lockeres Laufen, danach Dehnen

TRAINERANMERKUNGEN: Das war die Grundlage des ersten Trainingstags. Die nächsten fünf Trainingstage werden Sie auf die danach folgenden sogenannten On-Ramp- und Advanced-Operator-Einheiten vorbereiten. Sie erweitern die Basis und lenken Körper und Psyche. Lassen Sie sie nicht aus. Eine optimierte Technik führt oft zu außerordentlichen Leistungsverbesserungen. Abhängig von Ihrem Ausgangslevel müssen Sie nicht jeden Tag trainieren, sondern können auch einmal eine Pause einlegen.

Absolvieren Sie den **Air Squat** mit schulterbreit voneinander entfernten Füßen, die Fersen fest in den Boden gedrückt. Strecken Sie die Arme exakt nach vorne. Nun schieben Sie das Gesäß etwas nach hinten und setzen sich durch Beugen der Beine ab. Behalten Sie die Form der Lendenwirbelsäule bei, treten Sie weiter mit der ganzen Sohle auf, und führen Sie die Hüfte bis unter Kniehöhe. Bewegen Sie die Zehen, um zu prüfen, ob Ihr Gewicht auf den Fersen ruht. Strecken Sie nun die Beine explosiv, und schieben Sie die Hüfte in eine leichte Überstreckung. Die Schwerpunkte liegen auf der Hüftstreckung im Stand, der stabilen Lendenwirbelsäule, den fest auf dem Boden platzierten Fersen und der maximalen Absenktiefe des Gesäßes.

Beginnen Sie die **Burpees** im Stand. Lassen Sie Ihren Körper schnell fallen, indem Sie die Füße nach hinten wegschieben. Landen Sie im Liegestütz, und führen Sie die Brust rasch nach unten, bis sie den Boden berührt. Nun explodieren Sie förmlich über einen 15-cm-Sprung zurück in den Stand und klatschen anschließend einmal über Kopf in die Hände.

Das ist SOP

Was Sie absolviert haben, ist im SEALfit-Training die sogenannte Standard Operation Procedure (SOP), die Standardvorgehensweise für die mentale Vorbereitung. SEAL-Teams verwenden in der Vorbereitung auf gefährliche kriegerische Missionen die gleichen Techniken. Echte Krieger haben über Generationen festgestellt: Du musst die erste Schlacht gewinnen – in deinem Kopf –, um aus jedem anderen Kampf im Leben siegreich hervorgehen zu können. Denken Sie daran: SEALfit ist mehr als nur reines körperliches Training. Sie müssen die ganze Person einbeziehen und sich als komplette Einheit aus Körper-Seele-Geist betrachten. Sie trainieren diese Einheiten gleichzeitig, was in allen Bereichen zu optimaler Leistung und mehr Erfolg führt.

Im SEALfit-Training nehmen wir nichts auf die leichte Schulter. Den Körper zu trainieren ist im Vergleich zum Training des Geistes einfach. Eines meiner liebsten Mantras: »Wo der Geist führt, folgt der Körper.« Führen Sie Ihren Geist zum Sieg, den Sie vor sich sehen, den Sie fühlen und an den Sie glauben können – Ihr Körper wird Ihnen zur Hölle und wieder zurück folgen.

Die mentale Vorbereitung von SEALfit besteht aus vier Schritten, die im Verlauf des Programms immer profunder trainiert werden:

1. Bekommen Sie Ihren Kopf frei! Verbannen Sie Ablenkungen, und vergessen Sie alltäglichen Kleinkram. Entwickeln Sie eine tiefe positive Konzentration auf die Aufgabe, die vor Ihnen liegt.
2. Sie kennen das »Warum«, und Sie sind sich Ihrer Strategie und Taktik bewusst. Verändern Sie sie, wenn nötig.
3. Stellen Sie sich den Sieg vor, und üben Sie das. SEALs verwenden Methoden, die wir *envisioning* und *dirt dive* nennen (siehe rechte Seite, Punkt 3).
4. Laden Sie Ihre inneren Batterien auf, um optimale Leistung erbringen zu können.

Beachten Sie: Im Anhang 1 ab Seite 221 gibt es eine detaillierte Beschreibung der Rituale von SEALfit sowie der SOPs vor und nach dem Training.

Die vier grundlegenden Fertigkeiten

Beginnen Sie gleich damit, die folgenden vier grundlegenden Fertigkeiten zu üben. Je mehr Sie trainieren, desto mehr verbessern Sie sich:

1. **BOX-ATMUNG:** Übernehmen Sie die Kontrolle über Ihre Atmung. Dadurch werden Sie in der Lage sein, Angst und Stress zu kontrollieren und in Körper und Geist ruhig zu bleiben. SEALs nennen es *Erregungskontrolle*. Beginnen Sie mit dem kompletten Ausatmen. Dann atmen Sie in den Bauch ein, während Sie bis vier zählen. Halten Sie Ihren Atem an, und zählen Sie bis vier. Atmen Sie, während Sie bis vier zählen, komplett aus, und zählen Sie erneut bis vier, bevor Sie wieder einatmen. Dieses 4-4-4-4-Zählen bezeichnen wir als Box, daher der Name. Praktizieren Sie die Übung vor jeder Trainingseinheit für mindestens fünf Minuten.

2. **POSITIVER INNERER DIALOG:** Was und wie Sie zu sich sprechen ist von enormer Bedeutung. Diese Fertigkeit/Übung kann recht schwierig sein, da der innere Dialog von tief liegenden Faktoren bestimmt wird. Fangen Sie deshalb damit an, Ihre Gedanken aufmerksam zu verfolgen, und überschreiben Sie danach negative mit positiven. Meine Aussage während des SEAL-Trainings war immer: »Du siehst gut aus, du fühlst dich gut – du gehörst nach Hollywood!«

3. **VISUALISIERUNG:** Bildliche Vorstellungen sind ebenfalls enorm wichtig. Sie lernen einerseits, im Kopf zu üben, andererseits sich zukünftige Ergebnisse vorzustellen, die Sie sich inständig wünschen. Beginnen Sie, indem Sie den Ablauf der vor Ihnen liegenden Trainingseinheit vor dem geistigen Auge abspielen lassen. SEALs nennen das *dirt diving*.

4. **ZIELE SETZEN:** Sich angemessene Ziele zu setzen fördert die Konzentration, die richtige Richtung und die Dynamik. In Anbetracht einer monströsen Herausforderung wie der Höllenwoche gilt es, sich Kleinziele vorzunehmen. Sie können einen Elefanten nur stückweise und nicht auf einmal hinunterschlucken!

Vor vielen Jahren wurde ich während der Höllenwoche stärker. Meine Bootsbesatzung kam als Team durch, gewann jeden Abschnitt und sicherte den Sieg am Freitag schon, drei Stunden vor Ablauf. Die Einstellung von Kriegern war dafür eine wesentliche Grundlage. Mehr als 180 begannen, am Ende blieben 40 übrig. Mentales Training hat mein Leben verändert – und genauso wird es Ihr Leben verändern.

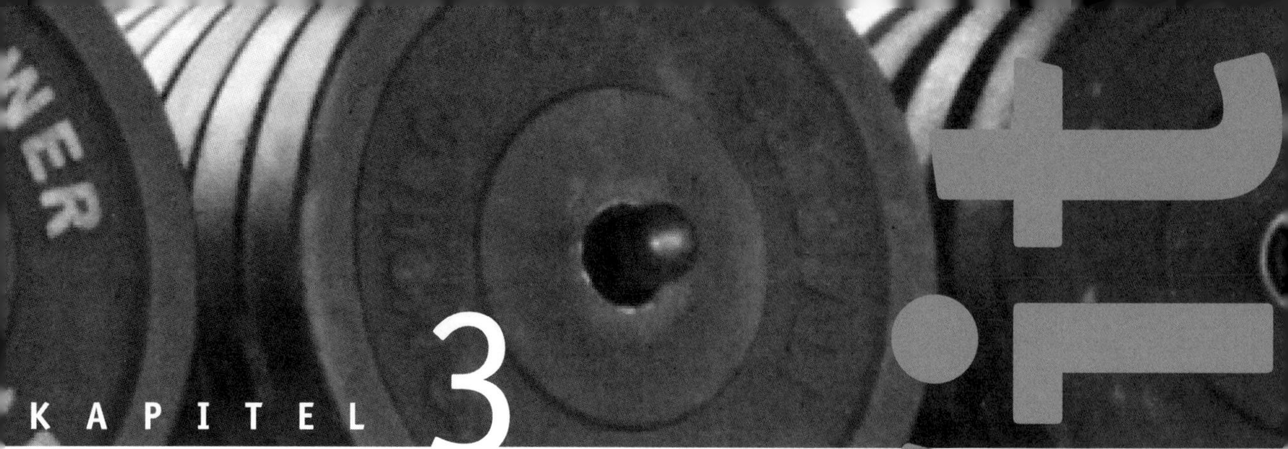

KAPITEL 3

IM KAMPF BLEIBEN

Keine Wiederholung!«, schrie Coach Smith. »Die Hüfte muss beim Squat unter Kniehöhe sein. Ich dachte, Sie wären vorbereitet. Sie werden den Eingangstest nicht schaffen, weil Sie nicht richtig trainiert haben!« *Gut,* dachte ich. *Das ist sein Job: uns auseinanderzunehmen und neu zusammenzusetzen.*

Erst eine Stunde im Kokoro-Camp, und der Typ musste schon kämpfen. Smith ging weiter zum nächsten Opfer. Aber nun kam Coach Cummings. »Was haben wir denn hier, den nächsten Aussteiger? Was wollen Sie hier? Warum gehen Sie nicht einfach? Strecken Sie die Hüfte am Ende des Squats … keine Wiederholung!« Der Teilnehmer stoppte auf der Stelle, riss sich das T-Shirt vom Leib, warf es Cummings ins Gesicht und verließ den Ort der Schmach.

Ich beobachtete die Szene aus der Nähe und war fassungslos. Kein Teilnehmer nimmt am Kokoro-Camp ohne die notwendige Vorbereitung teil. Ich zeige Videos (www.sealfit.com/videos), die die Absicht der Ausbilder erklären und darstellen, wie meisterhaft sie emotionale Schwächen ausnutzen. Mit Spott und verbalen Stichen streuen sie Salz in Kratzer und Wunden und provozieren die Teilnehmer, mit Entschlossenheit durchzuhalten.

Dabei hatten wir mit dem schwierigen Teil noch gar nicht begonnen, sondern befanden uns im Grundlagentest. Der Teilnehmer verlor die emotionale Kontrolle und gab auf. Hätte er seine Emotionen in diesem Moment im Griff gehabt, hätte er das Wochenende überstanden und wäre daran gewachsen. Doch nun wird er seine Schwäche auf ewig bedauern.

Mit dem Hammer auf den Musikantenknochen

Keine Frage, das Leben ist hart. Aber es ist noch viel schwieriger, wenn man dumm ist. Wenn man sich nicht vorbereitet und nicht vom Leben lernt – das ist dumm. Wie viele Desaster haben Sie im Leben schon angerichtet? Wie *Sie* darauf reagieren, macht den Unterschied. Wenn Sie den Kreislauf durchbrechen wollen, lernen Sie, selbst in den härtesten Herausforderungen Würde und Humor zu entdecken.

Ich sage: Der Hammer soll den Musikantenknochen treffen. Anstatt sich einzuigeln und zu verstecken, reitet man besser in den Sturm, relativiert die Situation und lernt daraus. Wenn ich während des Trainings leide, lächle ich, so gut es geht, und jaule den Howard-Dean-Schrei (findet man im Internet). Wenn mein Team leidet, ändert eine Prise Humor die emotionale Verfassung aller Mitglieder. Und schon lachen wir gemeinsam und johlen ob unseres geteilten Elends. Es gibt viel Kraft, wenn man merkt, dass man nicht allein ist.

Wenn es richtig schwierig wurde in den SEAL-Teams, sagten wir: »Zeit, sich anzustrengen oder den Mund zu halten.« Das bedeutete: Leiste jetzt einen positiven Beitrag oder halte zumindest den Mund. Stets der beste Beitrag ist Humor. Bis heute kann ich mich gut an Gelächter während der Höllenwoche erinnern. Sie war eine der lustigsten Wochen meines Lebens, denn sowohl die Ausbilder als auch die Anwärter verstanden, dass Humor die Bürden des Lebens erleichtert. Er entwickelt Würde durch emotionale Kontrolle.

Mangelnde physische Vorbereitung war nicht die Ursache für den frühen Ausstieg des Kokoro-Trainees. Er gab auf, weil es ihm an emotionaler Kontrolle und Biegsamkeit fehlte. Er hatte im entscheidenden Moment keinen Humor. Sie sind kein Kokoro-Versager, oder?

Ihre vier dominanten Emotionen

Erste Aufgabe für heute: Nehmen Sie Ihr Trainingstagebuch zur Hand und überlegen Sie, welche vier Emotionen Ihr Verhalten bestimmen. Handeln Sie aus Angst? Wut? Eifersucht? Liebe? Freude? Mut? Seien Sie brutal ehrlich. Niemand sieht Ihnen zu. Schreiben Sie die vier auf. Das ist sehr wichtig. Der Kokoro-Versager handelte aus Wut und Angst vor dem Versagen. Diese Emotionen konnten ihn besiegen.

Haben Sie die vier notiert? Gut. Nun beantworten Sie die folgenden Fragen:

1. Wovon halten mich diese Emotionen in meinem Leben ab?
2. Welcherufen diese Emotionen hervor?
3. Wie wäre ich, und wie wäre mein Leben, wenn ich diese Emotionen kontrollieren könnte?

Wir kommen voran. Nun möchte ich, dass Sie die Augen schließen und sich vier neue ideale Emotionen vorstellen, die sie sich inständig wünschen. Ersetzen Sie Angst durch Mut, Wut durch Freude, Eifersucht durch Akzeptanz, Pessimismus durch Vertrauen. Mit welchen vier Emotionen Sie sich auch immer beschrieben haben, wählen und notieren Sie jetzt positivere. Danach beantworten Sie diese Fragen:

1. Welchen Nutzen würde es mir und anderen bringen, wenn ich auf der Grundlage dieser idealen Emotionen handelte?
2. Welche Überzeugen muss ich ändern, und welche neuen Überzeugungen muss ich entwickeln, um mir die neuen Emotionen anzueignen?
3. Wie wäre es, und wie wäre mein Leben, wenn ich die ursprünglichen vier dominanten Emotionen durch die vier idealen Emotionen ersetzte?

Denken Sie in den nächsten Wochen täglich über Ihre Antworten nach. Nach 21 Tagen werden Ihre neuen Überzeugungen und Emotionen Gewohnheiten hervorbringen, die Ihren neuen Charakter definieren.

Tiefe und Weite

Die Tiefe und Weite Ihrer emotionalen Intelligenz bestimmt, ob Sie im Kampf bleiben und beenden, was Sie begonnen haben, oder ein Kokoro-Versager werden. Wir sind alle von Emotionen gebeutelt, positiven wie negativen. Wie bewusst sind Sie sich deren Komplexität (Tiefe) und Bandbreite (Weite)? Haben Sie eine gesunde Antwort auf negative Emotionen und eine gesunde Art, positive auszudrücken? Negative Emotionen lenken von Ihrem Engagement ab. Schlechte emotionale Kontrolle verhindert Spitzenleistung und lässt Sie leiden. Entweder Sie bewältigen Ihre Emotionen oder Ihre Emotionen überwältigen Sie.

SEALfit zu sein erfordert, sich der Tiefe und Weite Ihrer Emotionalität bewusst zu sein. Indem sich Ihr Bewusstsein vertieft, werden Sie mit emotionalen Reaktionen positiv umgehen und Verhaltensweisen entwickeln, die zu emotionaler Belastbarkeit führen.

Emotionale Belastbarkeit entwickeln

Nachdem Sie nun einen ersten Eindruck von Ihrer mentalen Stärke gewonnen haben, geht es um das wirkliche Ziel: emotionale Belastbarkeit. Sie ist die Kraft, wieder auf die Beine zu kommen, wenn die Umstände schwierig sind. Wie haben Sie reagiert, als Sie Ihren Job verloren haben oder Ihnen ein schlimmer Fehler unteraufen ist? Erlauben Sie negativen Emotionen, Ihre Gedanken negativ zu beeinflussen? Oder schöpfen Sie aus tiefem Optimismus?

Emotionale Belastbarkeit entwickeln Sie in vier Schritten. Ihr Ziel dabei ist, nicht nur im Kampf zu bleiben, sondern ihn jedes Mal gewinnen zu wollen!

1. **SELBSTKONTROLLE:** Entwickeln Sie die Fähigkeit, Ihre emotionalen Zustände zu beobachten und zu kontrollieren. Heben Sie positive Emotionen hervor, und unterdrücken Sie unkontrollierte Reaktionen auf negative Emotionen.

2. **SELBSTWERTGEFÜHL:** Entwickeln Sie aus den vier neuen idealen Emotionen Gewohnheiten und auf diese Weise Ihr Selbstwertgefühl. Glauben Sie an Ihre Tugenden und Werte.

3. **OPTIMISMUS:** Konzentrieren Sie sich täglich auf die positive Dinge, und notieren Sie sie am Abend. So schaffen Sie sich selbst eine tiefe Quelle an Optimismus, aus der Sie täglich schöpfen.

4. **SELBST UND ANDERE:** Lernen Sie, auf sich selbst genauso aufzupassen wie auf Ihre Kameraden. Diese Konzentration auf sich selbst und andere wird alle Bereiche Ihres Lebens beeinflussen. Sie werden Selbstwertgefühl und Motivation aus der Hilfe für andere ziehen und Ihre Egozentrik verringern.

Ihre Aufgabe …

AUFWÄRMEN: Betrachten Sie Videos von-Sit-ups, Kettlebell-Swings und Liegestützen (www.sealfit.com/videos). Absolvieren Sie zuerst ROM-Übungen, dann zehn perfekte Wiederholungen von jeder Übung, mit der Sie Ihre Leistungsfähigkeit trainieren.

LEISTUNGSFÄHIGKEIT: Machen Sie 21 – 15 – 9 schnelle, perfekte Wiederholungen von:

- Sit-ups
- Kettlebell-Swings
- Liegestütze
- 400 m Laufen nach jeder Serie der drei Übungen

COOL-DOWN: 1500 m Gehen oder lockeres Laufen und ausgiebiges Dehnen.

TRAINERANMERKUNGEN: Trinken und essen Sie. Notieren Sie Ihre Ergebnisse. Führen Sie 21 Wiederholungen von jeder Übung aus, dann 15, dann 9.

Absolvieren Sie die **Sit-ups** mit geschlossenen, dicht am Körper platzierten Füßen. Das isoliert die Bauchmuskeln besser und verhindert die Belastung von Hüfte und Quadrizeps. Die Füße sind nirgendwo fixiert, die Hände nicht an den Nacken gelegt. Strecken Sie vielmehr die Arme über den Kopf. Dann führen Sie sie gestreckt nach vorne und »ziehen« den Körper hoch in die Sitzposition. Halten Sie den Sitz, und berühren Sie die Zehen mit den Händen. Legen Sie ein zusammengerolltes Handtuch unter Ihre Lendenwirbelsäule, denn dies steigert den Erfolg der Übung enorm.

Nehmen Sie die **Liegestützposition** ein. Senken Sie den Körper ab, bis Ihre rechte Wange den Boden berührt, und explodieren Sie dann aufwärts, bis die Arme gestreckt sind. Wiederholen Sie den Liegestütz, diesmal berührt Ihre linke Wange den Boden.

Achten Sie während der Trainingseinheit sehr genau auf jede Emotion, die aufkommt, und Ihre Reaktion darauf. Notieren Sie alles in Ihrem Trainingsbuch. Fangen Sie an, Ihre emotionalen Reaktionen genauso zu kontrollieren wie Ihren inneren Dialog. Bald wird sich Ihr Allgemeinzustand aus einer kraftvollen Kombination von Überzeugungen, Körpersprache, Gedanken und innerem Dialog zusammensetzen. Über den Gedanken, ein Kokoro-Versager zu sein, lachen Sie nur noch.

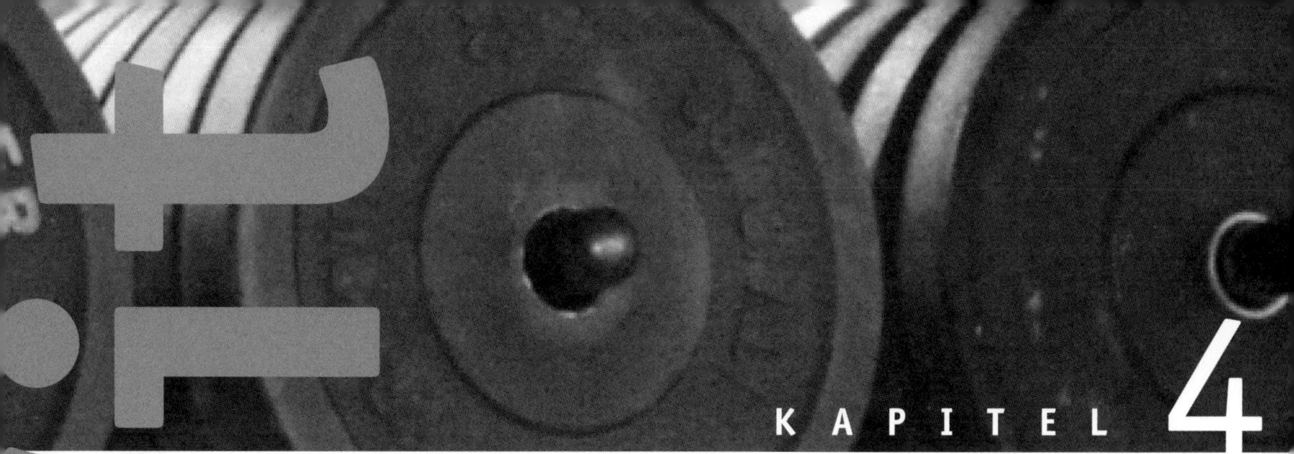

KAPITEL 4

TRAINING IST NICHT GYMNASTIK

Meine Wirbelsäule kribbelte. In meinem Magen stampften tausend Nashörner. Dunkelheit kroch immer tiefer in den Himmel. Mein Platoon und ich überzogen den verschneiten Kamm wie Ameisen. Anstatt sich zu einem Plateau zu öffnen, wie ich dachte, wurde das Gelände steiler. Eine tiefe Schlucht mit einer 250 Meter hohen Steilwand öffnete ihren Schlund zu unserer Rechten. Ich beobachtete Swanson, wie er 20 Meter über mir in Schwierigkeiten geriet. Planänderung! … Zu spät!

»Verdammt, Cyborg, ich rutsche!« (Cyborg war mein Spitzname bei den SEALs.)

Swanson glitt aus und glitt auf mich zu. Jede Faser Konzentration und Jahre körperlichen Trainings ließen mich wie einen Tiger verharren, bereit, zuzuschlagen. Ich hieb meinen Eispickel in den Schnee. Swanson wurde schneller und rammte mich wie ein Lastwagen. Wir taumelten Richtung Wandabbruch, das Team sah hilflos zu.

Während ich um Kontrolle rang, setzte sich ein tiefes Bewusstsein, das ich nur als surrealen Flow beschreiben kann, über meine Angst hinweg und hielt förmlich die Zeit an. Ich legte mich auf den Eispickel, der sich genauso in den Boden grub wie in meine Brust. Mentale Konzentration kontrollierte den Schmerz. Kurz vor dem Abgrund kamen wir zum Stehen. Ich atmete tief und kontrolliert. Während wir kurz dalagen, war mein Körper ganz ruhig. Swanson schaute mich an. »Danke, Cy, du hast mir das Leben gerettet … schon wieder!«

Ein ums andere Mal ging es als SEAL um Leben und Tod. Achtsamkeit half mir, eine Krise nach der anderen mit ruhigem, ausgeglichenem Verhalten zu bewältigen. Ich hatte nie Zeit zum Überlegen, und nur körperliche Vorbereitung allein hätte nicht ausgereicht. Ja, ich war außerordentlich fit, aber hätte ich mich nicht auf meine tiefe Achtsamkeit verlassen können, die Geist und Atmung kontrollierte, wäre das Ergebnis ganz anders gewesen. Diese Fertigkeiten müssen trainiert werden.

»SEALFIT IST FANTASTISCH, ABER ICH werde noch ein paar Monate in Gold's Gym trainieren, um besser in Form zu kommen.«

»Bill, das Training mit uns ist kein Fitnessstudio. Was du mit SEALfit anstrebst, findest du weder bei Gold's noch anderswo. Ich will dir nichts verkaufen, aber in drei Monaten stehst du am selben Punkt wie jetzt. Wenn du heute mit SEALfit beginnst, bist du in drei Monaten ein anderer Mensch.«

»Aber SEALfit ist sehr hart, und ich will nicht für zwei Mitgliedschaften bezahlen.«

»Okay, Bill, viel Glück! Und sag Bescheid, wenn du bereit für Fortschritt bist.«

Bill schlich davon. Ihm fehlte jegliche Idee, was er, hin- und hergerissen zwischen seinen üblichen Reaktionen, wirklich wollte. Ich konnte das Pferd zum Wasser führen, aber nicht zum Trinken zwingen. Ralph Waldo Emerson sagte: »Wenn ein Mann gestoßen, gepeinigt und besiegt wird, hat er die Chance, etwas zu lernen.« Würde Bill jemals merken, welche Chance vor ihm lag?

Zwei Jahre später, ich betrachtete gerade auf dem Markt eine Banane, rief jemand hinter mir: »Hey, Mark!« Da stand Bill, älter und runder.

»Wie geht's, Bill? Schön, dich zu sehen! Wie läuft das Training?«

Sein Körper schrie die Antwort, egal, was er sagte. Er »trainierte« auf einem todsicheren Weg ins Nichts. Bill war nicht bereit. Würde er es jemals sein?

»Ist das hier nicht ein Trainingsratgeber?«

Nein. Es ist ernsthaftes Training für ernsthafte Leute wie Sie.

»Was meinen Sie denn mit ›Training‹?«, fragen Sie.

Training bedeutet, sich mit Leidenschaft sorgfältig erdachte Prinzipien anzueignen, um sich körperlich, mental und geistig zu entwickeln. Es kultiviert ein tiefes Bewusstsein Ihrer inneren und äußeren Welt und vereinigt sie zu erheblicher Kraft. Sie sind und erscheinen jeden Tag außergewöhnlich.

»Klingt anders als Gymnastikübungen«, sagen Sie.

Das will ich doch hoffen. Schauen Sie sich nun die vier Schlüsselelemente eines Weltklassetrainingsprogramms genauer an.

ZWECKORIENTIERT

Ohne solides Fundament, ohne Sinn und Zweck gibt es keine Hingabe. Mit Anfang zwanzig dachte ich, mein langweiliges Leben wäre alles. Dann fand ich mit Karatemeister Kaicho Tadashi Nakamura einen Mentor. Er brachte mir bei, ganzheitlich zu trainieren. Er vervollkommnete die mentalen, emotionalen und geistigen Fertigkeiten, die ich brauchte, um als SEAL erfolgreich zu sein. Mein Beitritt zu den SEALs setzte meine Reise als Krieger und bessere Person fort. Nun ist es Zeit, etwas zurückzugeben und Sie auf diesem Weg zu betreuen. Mit SEALfit-Training verfolge ich die Absicht, Ihre körperlichen, mentalen, emotionalen, intuitiven und geistigen Fähigkeiten ein Leben lang wachsen zu lassen.

Das Ausrichten auf diesen Zweck wird Ihr Training auf kurze und lange Sicht befeuern. Bill war nicht klar, dass er keinen echten Grund für seine Anstrengungen hatte. Er dachte, gelegentlich bei Gold's zu erscheinen, würde zu mehr Fitness führen. Er wanderte durch die Fitnesswüste, vertrödelte auf einem Laufband seine Zeit, während er TV schaute und ein bisschen schwitzte. Wenn Sie genauso sind, wird es Zeit, das zu ändern.

Im Leben wird einem nichts geschenkt. Die Fertigkeiten, die Ihnen am wichtigsten sind, verlangen die größten Anstrengungen. Das Gleiche gilt für SEALfit. Ihr Mut, damit zu beginnen, und Ihre Hingabe, durchzuhalten, wird Sie auf allen Levels stärken und zu einer besseren Person machen.

Aber beantworten Sie zuerst diese Frage: »Warum trainiere ich mit SEALfit?« Es könnte etwas Äußerliches sein wie »am Strand gut aussehen« oder »abnehmen« oder »an den CrossFit Games teilnehmen«. Oder Sie finden einen tieferen Grund wie »der bestmögliche Ehemann und Vater sein« oder »jeden Tag besser und gesünder werden«. Welcher Grund, glauben Sie, wird Sie länger stützen?

Schreiben Sie die Antworten in Ihr Trainingstagebuch. Werden Sie sich über Ihre Absichten klar, bevor Sie weiterlesen. Sie müssen daraus schöpfen, wenn die Zeit gekommen ist, die Qualen anzunehmen.

LEIDENSCHAFTLICH

Leidenschaft ist mehr als Sex und Eiscreme. Sie kann sogar etwas Schmerzhaftes sein wie das Training. Leidenschaft setzt Sie förmlich mit dem Enthusiasmus des Strebens in Brand. Sie können gar nicht einfach so weitermachen wie Bill. Sie brauchen jede Faser für das Training. Und das gelingt so:

- **FINDEN SIE FREUDE.** Für mich ist Freude Kameradschaft, das Hochgefühl, schwierige Aufgaben gut zu erledigen, und das Vergnügen, etwas Neues zu lernen. Was bedeutet Freude für Sie? Erkennen und lieben Sie die einfachen, guten Dinge im Leben, die Sie lachen und/oder weinen lassen. Und nun übertragen Sie diese Leidenschaft auf Ihr Training.
- **SCHÄTZEN SIE HÄRTE.** Sie werden wohl nie Schmerzen, gelegentliche Verletzungen oder das Gefühl der Niederlage lieben, aber Sie können lernen, die Lehrstunden einzuordnen, die damit einhergehen. Betrachten Sie sie als Teil des Trainings und des Lebens. Gehen Sie damit um, lernen Sie, sie zu schätzen, dann steigt Ihre emotionale Belastbarkeit.
- **KONZENTRIEREN SIE SICH JEDEN TAG.** Machen Sie die Trainingsdisziplin zur Gewohnheit. Auch die Pausentage sind wichtig. Seien Sie beständig, Woche für Woche. Training, Essen und Atmen sind die drei Säulen optimaler Gesundheit, kommen Sie also in die Gänge! Lassen Sie keine Trainingseinheit ohne ernsthaf-

ten Grund sausen. Was sein muss, muss sein. Auch wenn Sie reisen, trainieren Sie. Wenn es schneit, trainieren Sie. Und selbst wenn Sie verletzt sind, trainieren Sie. Verstanden?

- **MESSEN SIE IHREN FORTSCHRITT.** Viele arbeiten mit einem Privattrainer, der den Leistungsfortschritt notiert. Gut. Aber es ist besser, den eigenen Fortschritt selbst zu verfolgen und ihn anschließend zu feiern. Mit SEALfit messen und vergleichen Sie Ihren Fortschritt täglich und wöchentlich und dokumentieren Ihre stete Weiterentwicklung.
- **WACHSEN SIE.** Fallen Sie nicht auf den Irrglauben herein, jünger wäre besser. Seien Sie kein Bill, der mit der Zeit verfällt. Jetzt, mit 50, fühle ich mich stärker und besser als mit 30. Nehmen Sie das Heft in die Hand. Lernen Sie zu wachsen. Fügen Sie neues Wissen, neue Fertigkeiten und frisches Bewusstsein zu einer Aufwärtsspirale zusammen. Bald denken Sie wieder wie ein Kind, und die Welt ist Ihr Spielplatz!

AUF PRINZIPIEN BASIEREND

SEALfit-Training beruht auf festen Prinzipien, die jeder Überprüfung standhalten. Ich habe sie auf allgemeine Gültigkeit getestet. Tausende und Abertausende haben ihr Leben durch SEALfit verbessert – und bis heute haben 1200 Menschen die Unbilden des Kokoro-Camps überstanden. Alle Prinzipien, die funktionieren, habe ich beibehalten, der Rest wurde ausrangiert – auf der Grundlage meiner Erfahrungen mit Ausdauersport, Powerlifting, Gewichtheben, Navy-SEAL-Training, P90X, TRX, Yoga, Pilates, CrossFit, Kampfkünsten und sogar ein wenig Aerobic. Hier einige davon:

- **KRAFTAUFBAU** (nicht Bodybuilding) ist ein Fundament für das Durchhaltevermögen. SEALfit setzt die Kraftaufbautechniken von Powerlifting, Gewichtheben und Schwerathletik ein. Diese Techniken schaffen Selbstvertrauen in Ihnen und Ihrem Team, besonders in schwierigen Situationen. Wenn Sie kein Team brauchen, keine Krise erwarten und ein Superheld ohne Schwächen sind, vergessen Sie es.
- **FUNKTIONELLE BEWEGUNGEN** erlauben Ihrem Körper, so zu agieren, wie er geschaffen ist. SEALfit zieht das Beste aus CrossFit, Yoga, Kampfkünsten und Navy-SEAL-Training, und es erweitert das Paket um eigene Innovationen.
- **KRAFTAUSDAUER UND LEISTUNGSFÄHIGKEIT** halten Sie im Kampf, wenn es schwierig wird.

- **AUDAUERTRAINING** gewährleistet, dass Sie die langen Strecken bewältigen.
- **DURCHHALTEVERMÖGEN UND MENTALE STÄRKE** tragen dazu bei, Verletzungen zu vermeiden, trotz Verletzungen zu trainieren und ein Leben lang dabeizubleiben.

Diese Prinzipien werden sich neben anderen entscheidenden auf den folgenden Seiten entfalten. Sie werden sich nie wieder mit Bill identifizieren.

SORGFÄLTIG GEPLANT

Während des Sports an der Highschool hat nicht jeder gemacht, was er wollte, sondern der Coach gab Anweisungen, die auf einem Plan beruhten. In einem Yoga- oder Kampfkunststudio folgt niemand seinem eigenen Programm, denn ein Lehrer vermittelt seine Kenntnisse. Genauso ist es mit Ernährung und Training. Sein eigener Gesundheits- und Fitness-Coach sein zu wollen ist Zeitverschwendung.

In diesem Buch bin ich Ihr Cheftrainer. Womöglich finden Sie für den Trainingsalltag einen persönlichen Betreuer. Achten Sie darauf, dass er die Prinzipien dieses Buches versteht und damit einverstanden ist. Falls nicht, stiftet es nur Verwirrung.

Das Training von *SEALfit in 8 Wochen* ist

- **PROGRAMMIERT**, um Kraft, Kraftausdauer, Leistungsfähigkeit, Widerstandsfähigkeit und Durchhaltevermögen in ein Gleichgewicht zu bringen.
- **PERIODISIERTES** Training, damit durch das Verschieben von Schwerpunkten Erholung möglich ist.
- **ANGETRIEBEN DURCH NÄHRSTOFFE**, damit Sie Essen als wesentlichen Bestandteil Ihres Trainings betrachten. Man sollte einen Maserati nicht mit Badezusätzen befeuern wollen.
- **NACH WICHTIGKEIT SORTIERT**, damit Sie Ihre Anstrengungen auf das richten, was in Ihrem Leben von Bedeutung ist. Es wird Sie in eine neue Richtung bewegen und den SEALfit-Lebensstil integrieren.

Letzter Punkt: SEALfit ist flexibel! Ich erwarte und ich will auch keine Perfektion. Ich nenne das die 80 : 20-Regel. Streben Sie an, 80 Prozent Ihrer Trainings- und Ernährungsziele zu erreichen. Erlauben Sie sich einen Puffer von 20 Prozent für spontane trainingsfreie Tage und »Mogel-Mahlzeiten«. Das Leben ist zu kurz, um starr und langweilig zu sein. Genug Theorie. Lassen Sie uns mit dem Training beginnen.

Bewusst atmen

Wie Sie vielleicht schon mitbekommen haben, nehme ich Atmung sehr ernst. Das mag dumm klingen. Jeder atmet. Aber es verblüfft mich, wie viele Leute niemals über ihre Atmung nachdenken. Etwas für das Leben so Wichtiges erfordert zumindest vorübergehende Aufmerksamkeit. Ich helfe Ihnen, so viel wie möglich darüber zu lernen ... und Ihre Atmung in den Griff zu bekommen.

Wirklich? Kommen wir endlich zu den verflixten Trainingseinheiten!

Langsam. Hol erst mal Luft, mein Freund. Tiefes Bewusstsein und Kontrolle über den eigenen Atem zu erlangen ist eines der wichtigsten Hilfsmittel im Leben: eine geheime Methode alter Yogis und Kampfkünstler, um mehr Power, Präsenz und mentale Kontrolle zu entwickeln.

In Kapitel 2 habe ich Ihnen die Box-Atmung vorgestellt (siehe Seite 25). Nun gebe ich Ihnen weitere Atmungsprinzipien und -tipps für Ihr Training an die Hand. Setzen Sie sie gleich in der heutigen Einheit ein. Hier Ihre Marschbefehle:

ATMUNG AUF SEALFIT-ART

1. Absolvieren Sie vor der Trainingseinheit fünf Minuten lang die Box-Atmung. Das erdet Sie, lädt mentales Gepäck ab und gibt Ihnen Energie für die vor Ihnen liegende Arbeit.

2. Wenn Sie mit dem Training beginnen, verlagern Sie Ihre Aufmerksamkeit auf Ihr Atemmuster. Atmen Sie länger und tiefer. So bleiben Sie konzentriert und begegnen in das Bewusstsein eindringendem Schmerz entspannt.

3. Atmen Sie während der gesamten Einheit tief und unter Einsatz des Zwerchfells, auch wenn Sie erschöpft sind. Versuchen Sie am Ende jedes Einatmens, die Luft tief in die Lungen zu drücken, indem Sie den Bauch hinausschieben. Atmen Sie durch die Nase ein und auch wieder aus. Falls Sie die Atemfrequenz erhöhen müssen, atmen Sie durch den Mund aus.

4. Während leichter Belastungen (Ihre Herzfrequenz ist nicht höher als 50 Prozent der Maximalleistung) halten Sie am Ende des Einatmens kurz die Luft an. Gute Gelegenheiten dafür ergeben sich während Langzeitausdauerleistungen oder kurzer Abschnitte von Kraftausdauerübungen bei niedriger Intensität.

5. Versuchen Sie während eines Trainings mit hoher Intensität wie Sprints und Intervalltraining nicht durch den Mund einzuatmen. Wenn Sie das Gefühl haben, nicht genügend Luft zu bekommen, nehmen Sie über den Mund einige Extra-Atemzüge, und kehren Sie dann zur Nasenatmung zurück. Im Gegensatz zum Atmen durch den Mund stimuliert Atmen durch die Nase die Erregungskontrolle. Es reinigt und wärmt die Luft und erlaubt tiefere Atemzüge unter Einsatz des Zwerchfells.

6. Zu Beginn einer Pause – egal, ob im Intervalltraining oder nach einer Serie – kehren Sie zum tiefen rhythmischen Atmen zurück, mit der Absicht, Körper und Geist komplett zu entspannen. Behalten Sie absolute Achtsamkeit für den Moment bei. Atmen Sie in die nächste Serie hinein.

7. Regulieren Sie Pausen während des Intervalltrainings mithilfe einer vorher festgelegten Anzahl tiefer Atemzüge. Beispiel: Wenn Sie 100 Kettlebell-Swings absolvieren und nach 20 eine Pause planen, gestehen Sie sich fünf tiefe Atemzüge zu. Während des Atmens konzentrieren Sie sich ganz auf die Entspannung. Richten Sie die Aufmerksamkeit nach innen, kümmern Sie sich nur um sich, und stellen Sie sich dabei das Verlangsamen der Herzfrequenz und das Regulieren der Körperfunktionen vor. Fünf Atemzüge dauern nicht lange, aber sie genügen, um die Erholung in Gang zu setzen und Ihre Präsenz, Ihre Gegenwärtigkeit, zu verstärken. Präsenz gibt Ihnen mitten im Schmerz und Stress mehr Kraft und Ruhe. Mit der Zeit lernen Sie, wie Sie sich schnell erholen können, indem Sie sich meditativ auf die Atmung konzentrieren, Ihren Körper komplett entspannen und ihn regelrecht für die Wiederherstellung vorbereiten.

Ihre Aufgabe ...

AUFWÄRMEN: Betrachten Sie Videos vom Rudern und von den Kastensprüngen (www.sealfit.com/videos). Absolvieren Sie zuerst ROM-Übungen, dann 50 Air Squats, anschließend 25 Hocksprünge (Knie zur Brust).

LEISTUNGSFÄHIGKEIT: Fünf Durchgänge in bester Qualität

- 15 Kastensprünge (50 oder 60 cm hoch)
- 18 Sit-ups
- 20 Air Squats

- 500 m Rudern (ersatzweise 500 m schnell laufen, wenn Sie nicht über ein Rudergerät verfügen)

COOL-DOWN: 1500 m lockeres Laufen oder Gehen, danach Dehnen oder SEALfit-Yoga (siehe Seite 59)

TRAINERANMERKUNGEN: Trinken und essen Sie. Notieren Sie Ihre Ergebnisse. In dieser Trainingseinheit geht es um nachhaltige Belastung über längere Zeit. Sie sollte etwa 30 Minuten dauern. Achten Sie darauf, in allen Durchgängen mit der gleichen Geschwindigkeit zu operieren. Sie wollen weder jegliche Energie schon am Anfang verpulvern noch die meisten Körner bis zum Schluss aufheben. Der Kastensprung ist gut, um starke Knochen und Explosivkraft zu entwickeln. Verringern Sie die Höhe, um sicherzugehen, dass Sie die Plattform erreichen und sich nicht die Schienbeine stoßen. Wenn Sie auf dem Deckel der Box landen, »öffnen« Sie die Hüfte und stehen vollkommen gestreckt. Es gibt auch eine Plyometrie-Version des Sprungs, aber ich will, dass Sie lernen, die Hüfte über die ganze Strecke zu öffnen, was unerlässlich ist für die Techniken des olympischen Gewichthebens, die Sie später lernen. Es spielt keine Rolle, ob Sie hinunterspringen oder hinabsteigen.

GUT GEMACHT. NOTIEREN SIE IHRE Erfahrungen. Achten Sie auf den Unterschied, den Atmung und Bewusstsein mit sich bringen. Sie haben begonnen, für einen Zweck zu trainieren. Wenn die Krise da ist, schauen Sie der Situation in die Augen, ohne mit der Wimper zu zucken. Sie beschwören Mut von ganz tief unten herauf und beobachten, wie Ihr Körper tut, was Sie befehlen. Sie werden nie wieder zu normaler Trainingsgymnastik zurückkehren. Wenn nur Bill bereit gewesen wäre, bei uns mitzumachen!

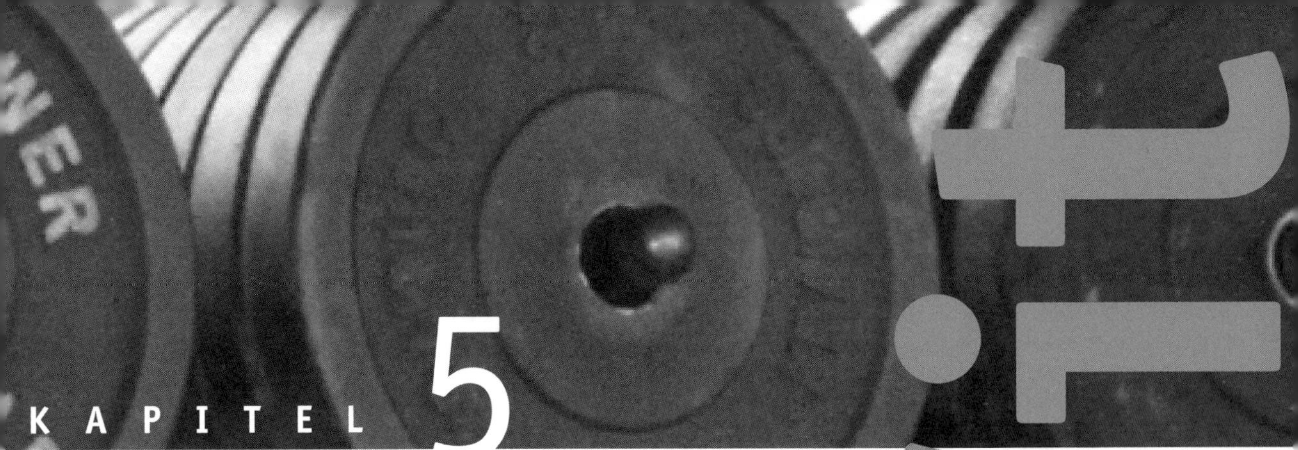

KAPITEL 5

DIE FÜNF BERGE

»Ich möchte eine Woche mit euch trainieren.« Kyle Bass war hartnäckig. Eigentlich suchte er einen SEAL für seine persönliche Sicherheit, aber nun wollte er das Ganze persönlich erfahren. Wäre das nicht ein Tritt in den Hintern, fragte ich mich. Aber als ich über meine eigenen Erfahrungen nachdachte, wurde mir klar, dass ich die wichtigsten Trainingserfahrungen in Veranstaltungen gesammelt hatte – wenn ich über eine längere Zeit in einem Team aß, atmete, schlief und trainierte – mit BUD/S als extremem Beispiel. Dort hatten sich mein Herz und meine Seele mit meinem Handeln verbunden.

Dieser Kokoro-Spirit hatte mir nicht nur geholfen, BUD/S zu überstehen, sondern er befähigte mich, andere SEALs zu führen. In jedem Auftrag war mein Leitfaden. Und nun wollte Kyle, was ich von meinen Mentoren vor so vielen Jahren bekommen hatte.

Doch hatte ich das Zeug dazu?

Ich horchte für einen Moment in meine Gedanken und Gefühle hinein.

Die Art des Trainings der Kampfmönche im Westen wiedereinzuführen reizte mich. Man lernt schnell, wenn man ganz bei der Sache ist, und entwickelt sich körperlich, mental, emotional und geistig. Ich werde damit Kyle testen und danach das Programm für Spitzenmilitärs und -athleten anbieten. Der Funke ist entfacht! Ich bin dabei!

»Okay, Kyle, du bist dabei!«, sagte ich. »Komm am Sonntagnachmittag um drei und sei auf alles vorbereitet!«

Die SEALfit-Academy war geboren.

Die Academy

Meine SEAL-Erfahrungen haben mir gezeigt, was der menschliche Körper aushält. Ich erinnere mich, dass während der Höllenwoche der Navy SEALs (sechs Tage Training mit insgesamt nur vier Stunden Schlaf) ein Ausbilder zu mir sagte: »Sie sind zu 20-mal mehr fähig, als Sie glauben.« Das verstand ich besser, als ich mir vor Augen führte, was wir Absolventen geschafft hatten. 180 hatten begonnen, 40 blieben übrig. Die Arbeitslast, die wir bewältigt hatten, war eigentlich menschenunmöglich – was zu widerlegen war.

Ich war mir nicht sicher, wie viel ich einem Zivilisten wie Kyle aufbürden konnte. Also begann ich vorsichtig – zehn Stunden am Tag, unterbrochen von Mahlzeiten. Er und sein Team durften sogar schlafen. Danach zog ich die Zügel an und suchte nach neuen Methoden, damit die Absolventen den ominösen 20x-Faktor erreichen. Die Suche hält an.

Vier Jahre nach dem ersten Tag mit Kyle sah ein Tag in der SEALfit-Academy so aus.

- 05:00 – 06:30 Uhr: Meditation und Yoga
- 07:00 – 09:00 Uhr: Advanced-Operator-Training
- 09:30 – 11:00 Uhr: LSD (Long Slow Distance) Dauerlauf des Teams
- 11:00 – 12:00 Uhr: Unterricht Körperkontrolle
- 13:00 – 14:30 Uhr: Unterricht Kraft und Schnellkraft
- 15:00 – 16:00 Uhr: Training Teamentwicklung

- 16:00 – 18:00 Uhr: Mentale Stärke, Vorlesung und Übungen
- 18:00 – 19:00 Uhr: Funktionelles Hochintensitätstraining
- 21:00 – 22:00 Uhr: Lesen, Besinnung, Aufzeichnungen
- 22:00 Uhr: Licht aus
- 24:00 – 03:00 Uhr: Training Krieger-Spirit
- 05:00 Uhr: Wecken, Waschen, Wiederholen

Das moderne Äquivalent von Spartas Agoge – oder das zivile SEAL-Training – nahm Fahrt auf. Die Erfolgsrate von 90 Prozent unserer SEAL-Kandidaten entsprach meinem Ziel, die Auszubildenden durch Spezialtraining gegen das Scheitern zu impfen. Aber die wertvollste Belohnung: Normalbürger, die uns mit einem Neustart ins Leben und unbändigem Kampfgeist verließen.

Die SEALfit-Academy ist menschliche Alchemie. Die Kandidaten kommen in Angst vor dem Unbekannten mit einem Kaninchen-vor-der-Schlange-Ausdruck an. Manche verschwinden, ohne sich je auf dem Grinder zu zeigen. Diejenigen, die Tag 1 aushalten, wirken euphorisch. Dann kommt Tag 2, dann Tag 3. Das Training ist unerbittlich. Um Tag 4 verändert sich etwas – Körper, Seele und Geist passen sich der neuen Wirklichkeit an. Angst ist ausgelöscht, wird ersetzt durch die Begeisterung, die die explodierende Zunahme der persönlichen Leistungsfähigkeit auslöst. Die Kandidaten begrüßen jeden neuen Abschnitt mit Enthusiasmus; ein Durchbruch nach dem anderen gelingt. Die Gruppe schweißt sich zum Team zusammen, öffnet den 20x-Blick, der über die Einzelleistung hinausschaut. Ich beobachte, wie das Team die fünf Berge des menschlichen Potenzials besteigt: Physis, Mentalität, Emotionalität, Bewusstheit und Geist – Schritt für Schritt.

Vom Grad der Veränderung, die ich beobachtete, fasziniert, begann ich, menschliche Leistung in anderen Bereichen zu studieren. Als Ergebnis umfassender Studien der alten Geheimnisse früherer Meisterkrieger entwickelte ich einen Leistungsbeschleuniger. Er forderte moderne Krieger auf mehreren Ebenen gleichzeitig und provozierte dabei ungeahnt schnelle Fortschritte. Weltanschauungen und Glaubenssysteme wandelten sich entlang der fünf Berge.

Die fünf Berge

Die fünf wichtigsten Potenziale oder »Berge« des Menschen, die Krieger und Führer bis zur Spitze entwickeln müssen, sind:

- körperliche Kontrolle und Entwicklung
- mentale Stärke und Entwicklung
- emotionale Wahrnehmung und Belastbarkeit
- Achtsamkeit und Intuition
- Kokoro-Spirit

Ich habe Sie im ersten Kapitel darauf hingewiesen, dass SEALfit mehr ist als ein Fitnessprogramm. Es ist ein ganzheitliches Lebenstraining für alle der fünf genannten Berge. Das Ergebnis: Sie entwickeln sich auf ausgeglichene und rasche Art und Weise und erzielen allein durch das Training Durchbrüche in allen Lebensbereichen.

Die zehn Elemente der Überlegenheit

Obwohl sich dieses Buch auf den ersten Berg, körperliche Entwicklung, konzentriert, werden Sie auch die anderen vier Berge besteigen, wenn Sie es nur wollen. Die Informationen und Übungen in den Kapiteln 2 bis 4 sind eine Anleitung für das Entwickeln von Mentalität, Emotionalität und Achtsamkeit. Der fünfte Berg, Kokoro-Spirit, taucht durch Feuerproben wie das SEALfit-Kokoro-Camp auf.

Wenn Sie den Pfad der fünf Berge begehen, hängt Ihre Leistung von zehn Fähig- und Fertigkeiten ab. Ich nenne sie die »Zehn Elemente der Überlegenheit«. Sie können sie für Fortschritte nutzen, egal, wo Sie beginnen oder auf welchem Leistungsstand Sie sich befinden. Lassen Sie uns jeweils einen kurzen Blick darauf werfen.

1. **AUSDAUER:** Eine unserer *grundlegenden Fähigkeiten*. Andere Fähigkeiten hängen von ihr ab. Sie müssen sie und die drei folgenden Elemente zuerst aufbauen.

   - Auf körperlicher Ebene entwickeln Sie Ausdauer, wenn Sie lange Zeit- und/oder Wegstrecken zurücklegen. Langes Laufen, Marschieren mit Gepäck, Schwimmen, Rudern oder Radfahren sind typische Ausdauerbelastungen. Sauerstoff ist dafür der wesentliche Nährstoff. Oft spricht man in diesem Zusammenhang von Kardiotraining, weil Ausdauer das Herz-Kreislauf-System trainiert.

- Auf der mentalen und emotionalen Ebene bedeutet Ausdauer, dass Sie in der Lage sind, eine Aufgabe über lange Zeit zu verfolgen. Um den Schwarzen Gürtel zu erlangen, die Universität abzuschließen oder ein SEAL zu werden, ist emotionale Ausdauer unerlässlich. Genauso braucht man mentale, emotionale und geistige Ausdauer, um ein Kind zu erziehen oder die kranken Eltern zu pflegen.

2. **KRAFT:** Die zweite grundlegende Fähigkeit. Mit ihr können Sie Widerstände überwinden.

    - Auf der körperlichen Ebene profitieren Sie sehr von gutem Krafttraining. Mein Mentor in dieser Disziplin, Mark Rippetoe, drückte es einmal so aus: »Starke Leute sind schwieriger zu töten als schwache und im Allgemeinen nützlicher.« Dem stimme ich zu. Aber Scheitern ist in den meisten Fällen nicht nur das Ergebnis körperlicher Schwäche. Je stärker Sie mental, emotional und geistig sind, desto mehr Wert legen Sie darauf, über umfassende Kraft zu verfügen. Warum? Sie können tatsächlich im Leben nützlicher sein und obendrein mehr Spaß haben!

3. **DURCHHALTEVERMÖGEN:** Die dritte grundlegende Fähigkeit. Sie erlaubt Ihnen, Widerstand immer und immer wieder zu überwinden. Etwas aufheben oder getroffen werden – wieder und immer wieder. Wenn Sie das über längere Zeit anstandslos tun können, verfügen Sie über Durchhaltevermögen.

    - Mentales Durchhaltevermögen steht für Belastbarkeit und das Vermögen, trotz Chaos und Erschöpfung konzentriert zu bleiben. Emotionales Durchhaltevermögen zeichnet sich auch durch schnelles Wegstecken von Rückschlägen aus. Selbstverständlich wollen Sie auch diese Fähigkeit erlangen.

4. **BEWEGLICHKEIT:** Die vierte und letzte grundlegende Fähigkeit, die im Training oft vernachlässigt wird. Auf der körperlichen Ebene führt sie zu einem größeren Bewegungsumfang, zu mehr Bewegungseffizienz und zum Vermeiden von Verletzungen.

    - Bei den SEALs verwendeten wir den Begriff *semper gumby* für das Entwickeln einer flexibleren Einstellung, die dazu beiträgt, sich an schnell ändernde Bedingungen anpassen zu können. Schauen Sie sich einmal um. Eine schnelllebige Umgebung ist die neue Normalität.

5. **SCHNELLKRAFT:** Die Fähigkeit, Widerstand *explosiv* zu überwinden, beispielsweise 90 Kilogramm zu reißen.

   - Sie können die körperliche Komponente als *Kraftschnelligkeit* betrachten. Wie schnell können Sie eine Last aus der Ruhe vom Boden über den Kopf beschleunigen? Schnellkraft entwickeln Sie mit Kettlebell-Swings oder Gewichtheben.
   - Mentale Schnellkraft entwickeln Sie durch unbedingte Konzentration auf eine Aufgabe, während Sie das Lernen der Fähigkeiten beschleunigen, die mit dieser Aufgabe verbunden sind.
   - Emotionale Schnellkraft entwickelt sich, wenn Sie, mit Ihrem Herzen verbunden, die Energie eines Teams vervielfachen. In Krisen wird das oft als Führung wahrgenommen.

6. **SCHNELLIGKEIT:** Schnelles Wiederholen bei leichter Belastung. Die meisten Leute müssen nicht Speedy Gonzales sein, aber Schnelligkeit zu entwickeln führt zu mehr Selbstvertrauen und ist in bestimmten Situationen nützlich.

   - Sie können Ihre Laufgeschwindigkeit steigern, indem Sie Ihre Schrittfrequenz erhöhen. Pose Running ist effektiv, wenn es darum geht, Schnelligkeit mit geringerem Energieeinsatz zu entwickeln (www.sealfit.com/videos).
   - Mentale Schnelligkeit steht für die Fähigkeit, schnell angemessen zu handeln, da Sie gelernt haben, zu unterscheiden und das Ergebnis rasch in Ihre Entscheidungen einfließen zu lassen. Entschlusskraft erfordert klare Gedanken und Geschick in der Kommunikation. Ich lehre für diese Zwecke die Observe-Orient-Decide-Act-Schleife (OODA). Das bedeutet: beobachten – sich orientieren – entscheiden – handeln.

7, 8, 9 und 10. **GENAUIGKEIT, AKTIONSSCHNELLIGKEIT, KOORDINATION, GLEICHGEWICHT:** Sie entwickeln die vier letzten Bereiche als Ergebnis neurologischer Anpassung an das Training. Eine weitere Methode: draußen in der wirklichen Welt spielen – *funktionelles Training*. Auf mentaler, emotionaler und geistiger Ebene sind diese vier letzten Bereiche unabdingbar, um Spitzenleistungen zu erzielen.

Respekt

Als junger Kerl rannte ich die Adirondack Mountains im Staat New York hinauf. Keine Frage: Es streichelte mein Ego, schwerfällige Wanderer zu überholen. »Schaut auf mich! Bin ich nicht toll?«, schrie mein Handeln. Je öfter ich aber mit den Jahren in die Berge zurückkehre, umso stärker steigt mein Respekt vor ihnen. Respekt bedeutet buchstäblich etwas überdenken oder mit anderen Augen betrachten. Wenn Sie in Ihren fünf Bergen trainieren, werden Sie sie Tag für Tag immer wieder sehen. Betrachten Sie sie aber immer wieder aus unterschiedlichen Perspektiven, werden Sie großen Respekt vor ihnen, aber auch vor sich selbst gewinnen. Wenn Sie sich selbst respektieren, werden Sie andere mehr respektieren. Die Spirale von persönlichem und sozialem Wachstum und Erfolg dreht sich aufwärts.

Lernen Sie, die Reise genauso zu schätzen wie das Ziel. Ich bin verblüfft, was mir in den Adirondacks seinerzeit entgangen ist. Auf denselben Wegen zu wandern, die Luft zu atmen, die Bäume und Tiere zu genießen ist wie ein ganz anderes Buch zu lesen. Je mehr Sie Ihr Training respektieren, desto mehr Können und Dynamik entwickeln Sie.

»Langsam ist geschmeidig, geschmeidig ist schnell«

Bei den SEALs wird jede neue Fertigkeit mithilfe eines Vortrags eingeführt, dann langsam unter Anleitung eines Ausbilders praktiziert. Das ist die »Krabbel-Phase« des Trainings, in der wir Genauigkeit betonen. Später kehren wir zu der Fertigkeit zurück und praktizieren sie schneller. In dieser »Gehen-Phase« minimieren wir das Risiko und beurteilen die Reaktion. Nach Stunden des »Krabbelns« und »Gehens« genießen wir die Freiheit, in der »Renn-Phase« zu explodieren. Die Fertigkeit hat sich entwickelt aus *unbewusster Unfähigkeit* (vor dem Training) zu *bewusster Unfähigkeit* (»Krabbel-Phase«), hin zu *bewusster Fähigkeit* (»Gehen-Phase«) und schließlich zu *unbewusster Fähigkeit* (»Renn-Phase«, Vorstufe zur Meisterschaft).

Die Erfahrung ist vergleichbar mit derjenigen, die Sie machen, wenn Sie das Schießen mit einer Waffe lernen. Die ersten Male ballern Sie auf dem Schießstand herum, ohne Technik und Kontrolle. Das Schussbild ist wirr. Sie müssen erst das Tempo drosseln, um Körper und Geist in Einklang zu bringen und so den Abzug kontrolliert betätigen zu können. Bald werden Sie besser, und Sie treffen das Zentrum der Scheibe. Doch wenn Sie sich jetzt einbilden, Sie wären Chuck Norris, geht Ihr Schussbild den Bach runter, und dann treffen Sie nicht einmal mehr die Scheibe.

Mit körperlichem Training verhält es sich genauso. Sie vermeiden aber peinliche Lektionen, wenn Sie dieses Mantra aktivieren: *Langsam ist geschmeidig, geschmeidig ist schnell.*

Dynamik

Wählen Sie eine mittlere Trainingsgeschwindigkeit. Seien Sie methodisch, zweckorientiert und entspannt aufmerksam. Widerstehen Sie dem Drang zur Eile. Atmen Sie tief und langsam. Ihre Genauigkeit und Geschicklichkeit werden sich enorm steigern. Das ist Ihre Effizienzzone, in der Sie sich mit akzeptabler Geschwindigkeit effektiv und effizient bewegen. Mit der Effizienz können Sie in der Folge auch die Intensität steigern. Die Kunst beruht auf persönlicher Erfahrung. Geduldiges Training führt auf diesem Aufmerksamkeitslevel zu beträchtlicher Dynamik.

Wenn Sie mit 100 km/h loslegen, holen Sie sich nur Frust und lassen nach. Womöglich trainieren Sie ein paar Wochen kaum oder gar nicht. Nachdem Sie der Ärger über die eigene Faulheit übermannt hat, übertreiben Sie es mit der Intensität. Der Schmerz am nächsten Tag ist Grund für weitere drei Wochen Auszeit. So fehlt es Ihnen an Dynamik. Zwischen null und einhundert zu schwanken bringt nicht mehr als Gymnastik.

Langsam ist geschmeidig, geschmeidig ist schnell. Bald werden Sie acht Wochen soliden Trainings absolviert haben. Einen schlechten oder freien Tag merken Sie kaum. Echte Dynamik wird Sie mit Disziplin, Schwung und Zielstrebigkeit erfüllen. Sie hat Einfluss auf alle fünf Berge und bringt Ihnen auch in anderen Bereichen des Lebens Erfolg. Die Aufwärtsspirale dreht sich schneller.

Kommen wir zur heutigen Trainingseinheit. Konzentrieren Sie sich weiterhin nicht nur auf körperliche, sondern auch auf mentale, emotionale und geistige Aspekte sowie auf die Aufmerksamkeit. Notieren Sie, was Sie entdecken. Viel Glück!

Ihre Fünf-Berge-Aufgabe ...

Schmerz ist Schwäche, die den Körper verlässt. — NAVY SEALS

AUFWÄRMEN: Betrachten Sie Grinder-PT(Physical Training)-Videos, Einführung und Aufwärmen (www.sealfit.com/videos). Dann absolvieren Sie SOP- und ROM-Übungen.

LEISTUNGSFÄHIGKEIT UND KRAFTAUSDAUER: Grinder PT – ein, zwei oder drei Runden des Folgenden, so schnell wie möglich und mit guter Bewegungsqualität:

- 10 x Laufen und Fallenlassen
- 10 Sprungkniebeugen mit Kurzhanteln (10–20 kg)
- 20 Liegestütze
- 20 x Beinheben
- 15 Burpees
- 15 x 4-count* Hampelmann in der Hocke
- 15 Hocksprünge
- 20 Kurzhantel-Thrusters
- 20 Liegestütze (enge Handstellung)
- 20 x Hampelmann mit Überkreuzen der Beine

COOL-DOWN: 1500 m lockeres Laufen oder Gehen, danach Dehnen oder SEALfit-Yoga

TRAINERANMERKUNGEN: Notieren Sie Ihre Ergebnisse. Das ist Ihre erste Grinder-PT-Session; setzen Sie sich zwei oder drei Runden als Ziel. Wenn Sie mit der Belastung noch nicht zurechtkommen, hören Sie nach Runde 1 oder 2 auf. Der Grinder ist ein offener Trainingsplatz auf dem Navy-SEAL-BUD/S-Gelände. Auf ihm »schleifen« wir unsere Leute und bauen sie wieder auf. Es scheint, als handle es sich hier um eine einfache Trainingseinheit nur mit dem eigenen Körpergewicht. Aber geführt von trainierten Ausbildern, wird sie rasch zur Feuerprobe für das ganze Team, wobei hier auch ein Schwerpunkt auf der mentalen Stärke liegt. Sie verwenden hier das Grinder-PT-Training, um Leistungsfähigkeit, Durchhaltevermögen und Core-Kraft zu entwickeln. Grinder-PT-Einheiten finden im Training der Fortgeschrittenen jeden Mittwoch für 20 bis 45 Minuten statt.

In unserem SEAL-Hauptquartier kann Grinder PT jede Übung enthalten, die Trainer spontan entwickeln. Ein klassisches Beispiel der Grinder-Sessions ist das Karten-Training: Jede Farbe steht für eine Übung, deren Wert für die Anzahl der Wiederholungen. Schnippen Sie eine Karte, absolvieren Sie die Anzahl der vorgeschriebenen Übungen (As, Bube, Dame, König zählen jeweils 11, 12, 13, 14). Die besten Grinder-PT-Sessions sind von einem inspirierten Coach improvisiert und genährt durch die Energie des Teams. Zu den typischen Übungen gehören Hampelmann, Liegestütz und Sit-up in allen Variationen, Klimmzüge, Beinheben, Flutter Kicks, Arm Haulers, Bergsteiger, 8-count Bodybuilders, Burpees, Squats, Ausfallschritte, Bärengang, Prisoner Walks etc.

**Beachten Sie:* Das englische »count« bedeutet »zählen«. Eine »4-count«-Übung zum Beispiel besteht aus 4 Teilbewegungen, die zusammen eine Wiederholung ergeben.

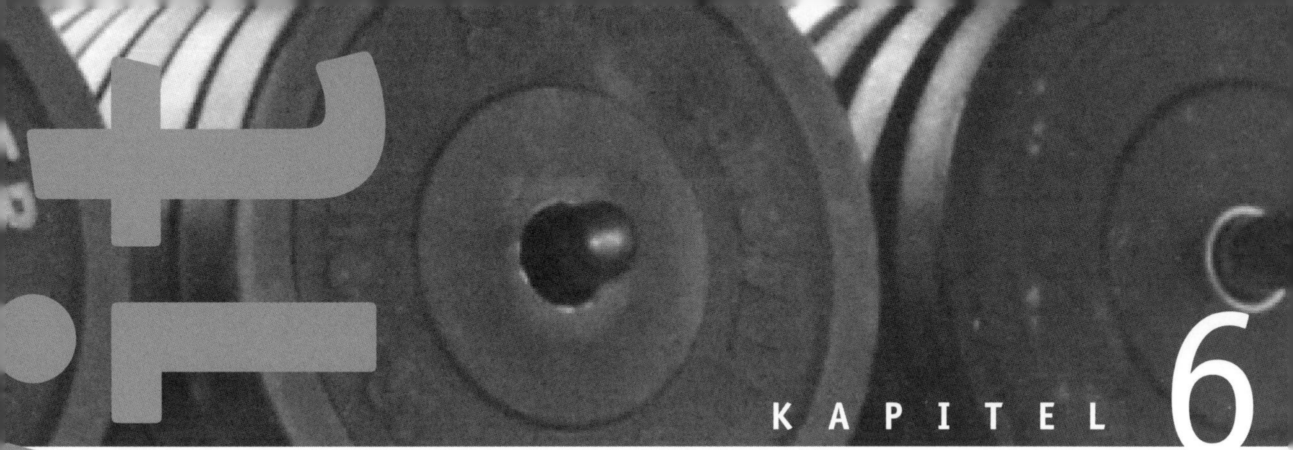

KAPITEL 6

SEAL-ERNÄHRUNG

In meinen frühen Jahren im SEAL-Team lebte ich von Pizza, Milch und gelegentlich Bier. (Okay, ich gebe zu: Das Bier floss in Strömen.) Es war die klassische Junggesellendiät – nicht gut, aber bequem. Meine Leistung litt erheblich. Wenn ich aufwachte, fühlte ich mich elend. Nach zwei Stunden Training ging es mir besser, aber nach dem Mittagessen war ich wieder fertig. Meine Energie fuhr Achterbahn. Wenn ich nicht jeden Tag so viele Kalorien verbrannt hätte, man hätte es mir ansehen können. Keine Ahnung, wie ich das überlebt habe.

Erst eine sechsmonatige Stationierung auf den Philippinen brachte mein System wieder in die Spur. Ich aß wie die Einheimischen: Fisch und Huhn – möglichst frisch –, dazu viel Gemüse und etwas Reis. Ich trank reichlich Wasser, um in der drückenden Hitze hydriert zu bleiben. Ich bemerkte, wie gesund ich mich fühlte und wie gesund die Einheimischen aussahen. Diese Erfahrungen mit SEAL-Ernährung änderten meine Einstellung grundlegend.

Wir springen in den Januar 2009.

»Hallo Michael, Sie sind am SEALfit-Lifestyle interessiert?« Meine Mitarbeiter hatten seine ersten 20 Fragen abgefangen. Sie gaben auf und mir den Hörer in die Hand. Michael war Lobbyist in Washington, D. C., und stümperte in Kampfkunst. Der Krieger in ihm wollte, dass er im nächsten Jahr drei Wochen die SEALfit-Academy besuchte und am Kokoro-Camp teilnahm.

»Erzählen Sie mir von sich: Trainingshintergrund, Gewohnheiten. Wie ernähren Sie sich?« Ich wollte seine wichtigsten Indikatoren abfragen: Ernährung, Fitness und Einstellung. Ich konnte ihm mit den ersten beiden helfen. Den dritten musste er selbst einbringen.

»Ich bin nicht fit und ernähre mich lausig ... Ich weiß, ich kann das besser ... Ich will es wirklich lernen, aber ich bin viel unterwegs und immer beschäftigt«, antwortete er.

Schon nach wenigen Tagen begann Michael, mit einem SEALfit-Coach zu trainieren. Ich wollte, dass er schon einige Erfahrungen gemacht hat, bevor die Gretchenfrage der richtigen Ernährung anstand. Ich wusste, dass er mit Ernährungsplänen herumexperimentierte und Nahrungmittelzusätze verwendete. Er war bereit zuzuhören. Irgendwie. 2009 verlangten unsere Ernährungspläne noch viel Vertrauen.

»Kein Getreide und keine Milch!?«, fragte er.

Schweigen.

Und dann: »Wie kann ich mit so hoher Intensität trainieren, ohne Getreide und Milch zu mir zu nehmen?«

»Michael, vergessen Sie jede konventionelle Meinung über Ernährung, die Sie in der Schule gelernt oder sich irgendwo im Lauf der Zeit angeeignet haben. SEALs sind unkonventionell; wir übernehmen, was funktioniert, und eliminieren den Rest. Die übliche High-Carb-Low-Fat-Diät ist Mist und verursacht die meisten Gesundheitsprobleme unserer Gesellschaft.«

Er hörte weiter zu.

»Kohlenhydrate und Zucker treiben die Insulinproduktion an. Insulin ist das Fetteinlagerungshormon. Getreide funktioniert fast wie Zucker. Und mit Zucker überladene Nahrung führt zu Insulinstörungen, die von Hypoglykämie bis zu Diabetes reichen. Das öffnet anderen Problemen die Tür, inklusive Fettleibigkeit. Also, Höhlenmensch, weg mit Zucker und Getreide! Dein Stoffwechsel kommt wieder ins Gleichgewicht. Und Fett wird, anstatt im Körper abgelagert zu werden, wieder zu einem wichtigen Energielieferanten.«

»Aber ich vermeide Lebensmittel mit Zusätzen und Konservierungsstoffen. Warum muss ich Getreide und Milch aufgeben? Was ist mit Brot, Cornflakes und Nudeln? Enthält Milch nicht Vitamin D und Kalzium? Was ist mit den Nudelpartys vor großen Ausdauerveranstaltungen? Was mit dem Cholesterinrisiko?«, konterte er.

Ich ließ die Proteste zu. In einem Gespräch kann man Jahre mentalen Programmierens nicht ändern. »Michael, ich bin ein Höhlenmensch. Wenn Sie auf hohem Niveau erfolgreich sein wollen, müssen Sie auch wie ein Höhlenmensch denken. 30 Tage unseres Ernährungsplans lassen Ihnen Haare auf der Brust wachsen und Sie die Stirn runzeln. Sie werden Ihre Gesundheit und Vitalität komplett wandeln.«

Er stimmte widerwillig zu. Ich ließ die Sache für die nächsten zwei Monate auf sich beruhen. Gerade wollte ich ihm eine E-Mail schreiben, als mein Mobiltelefon klingelte.

»Coach Höhlenmensch!« Es war Michael. »Die Veränderungen in meinem Körper … meine Leistungen. Ich habe seit 45 Tagen weder Milch noch Körner angerührt. Ich fühle mich großartig!«

»*Hooyah*.«

»Ich habe schon sieben Kilo abgenommen und durch Muskeln ersetzt. Mein Geist erscheint mir klarer. Meine Energiekurve verläuft über den Tag gleichmäßig. Ich fühle mich gesünder. Meine Lungen sind nicht verstopft, mein Magen ist nicht aufgebläht.«

»Wow. Beindruckende Liste von Nebeneffekten für einen frischgebackenen Höhlenmenschen.« Wir sprachen noch eine Weile und legten dann auf. Ich habe zuvor schon so viele Körper wie den Michaels reagieren sehen. Das passiert, wenn man sich ganz auf SEAL-Ernährung einlässt. Die Dinge ändern sich zum Besseren. Und zwar so:

Drei Regeln für richtige Ernährung

Zwar versuchte ich Michael mit meiner Höhlenmenschenaussage zu schockieren, aber die Wahrheit ist ohnehin oft merkwürdiger als die Fiktion. SEAL-Ernährung ist Höhlenmenschendiät, gerne auch Paläo-Diät genannt. 2009 hatte diese Diät durch die Arbeit von

Dr. Loren Cordain und seinem Studenten Robb Wolf (siehe robbwolf.com) in Militärkreisen gerade ein wenig Fuß gefasst. SEAL-Ernährung als modifizierte Paläo-Diät leitet sich vom angenommenen Essensplan des Paläolithikums ab. Ohne Nahrungsspeicher verspeisten Menschen wilde Pflanzen und Tiere gemäß Jahreszeit, wenn der »Laden« geöffnet war. Es gab keine Fabriken zum Kochen, Konservieren und Einfrieren. Man musste das Essen verzehren, bevor es schlecht wurde. In Höhlenmenschensprache: »Frisches Essen macht guten Höhlenmenschen.«

Heutzutage findet man Höhlenmenschennahrung so gut wie in jedem Lebensmittelladen. Was gehört dazu? Wichtige Eiweißquellen sind Fisch, Geflügel und Wild. Komplexe Kohlenhydrate und pflanzliches Eiweiß bieten Blattgemüse, Nüsse, Samen und Früchte. Gutes Fett ist die womöglich wertvollste Nahrungsquelle – von Fleisch, Nüssen und Öl.

Paläo-Regeln in Kürze: Für behandelte Lebensmittel, Milch, alle Arten Getreide, Stärke, Hülsenfrüchte (meistens Bohnen, Erbsen, Linsen und Ähnliches, aber auch Erdnüsse, die eigentlich keine Nüsse sind) gilt: »Nicht essen. Kochen geht. Nachbehandeln und Konservieren mit Salz und Chemikalien macht nicht glücklich.«

Okay, zurück zur modernen Sprache. Auf der Grundlage meiner Erfahrungen mit SEALfit-Ahtleten hier meine drei Paläo-Modifizierungen:

Mod. 1: 80:20. Krieger und SEALfit-Athleten sind Abenteurer und befinden sich oft an abgelegenen Orten. Es ist schwierig, die perfekte Mahlzeit in einem Zelt am Mount McKinley oder über die Feiertage zu Hause zu sich zu nehmen. Manchmal ist es nur eine Ein-Mann-Ration – und die schmeckt ausgezeichnet. Ich empfehle die 80:20-Regel. 80 Prozent der Zeit halten Sie sich an die SEAL-Ernährung im Paläo-Stil. Der Rest spielt keine Rolle. Ihr Stoffwechsel bleibt im Fettverbrennungsmodus. Gelegentlicher Zucker stört die Balance nicht.

Mod. 2: Mehr Kohlenhydrate. Sie arbeiten härter als durchschnittliche Personen. Eine strikte Diät mit viel Eiweiß und wenig Kohlenhydraten wie die Paläo-Diät kann dann zu glykämischem Ausbrennen führen. Um das zu vermeiden, nehmen Sie mehr Kohlenhydrate auf als nur aus Gemüsequellen. Das funktioniert mit der 80:20-Regel ganz gut, wenn die 20 Prozent aus einer Ausnahme alle fünf Tage bestehen.

Mod. 3: Reis und Bohnen. Robb würde Nein sagen. Ich sage: Probieren Sie es aus und notieren Sie, wie Sie sich fühlen. Bohnen sind Hülsenfrüchte. Reis ist Getreide. Aber ganze Völker gedeihen auf dieser Grundlage und fügen so dem Fleisch und Gemüse Kohlenhydrate und Masse hinzu. Und: Sie leben lange und gesund. Ich mag keinen Absolutismus, erst recht nicht beim Essen.

Man kann keinen Ernährungsplan einhalten, der zu rigide ist. Ich trinke sogar von Zeit zu Zeit Milch. Ich leide nicht unter Laktoseintoleranz, und Milch kann nach einem harten Trainingstag in einem Shake eine gute Eiweißquelle sein. Wichtig ist hier die Sensibilität. Oder in Höhlenmenschensprache: »Zu viel Strenge macht schlechten Geschmack. Gekeult durch Paläo-Diät.«

»Okay, Mark, ich glaube Ihnen jetzt, aber wie lautet das Fazit, wie werde ich schnell ein Höhlenmensch?«, wollen Sie wissen. Gute Frage. Betrachten wir uns also die Details.

Fünf Schritte zur SEAL-Ernährung

Tipp: Ein Ernährungstagebuch parallel zum Trainingstagebuch zu führen ist hilfreich, vor allem am Anfang. Probieren Sie mein SEALfit-Trainingstagebuch, das viele notwendige Informationen enthält, genauso aus wie die entsprechenden Seiten auf www.shop.navyseals.com.

SCHRITT 1: Verbannen Sie Zucker und Junkfood, einschließlich allen mit Additiven und Konservierungsstoffen (Zucker, Soda, Zuckersirup, Glutamat, Aspartam etc.) hoch bearbeiteten Schrotts. Verbinden Sie dazu die Schritte 1 und 2.

SCHRITT 2: Während 80 Prozent der Zeit essen Sie keine Getreideprodukte. Dazu gehören, wie erwähnt, Müsli, Brot und Nudeln. Wenn Sie wegen der Schritte 1 und 2 unter Entwöhnungssymptomen leiden, halten Sie durch! Essen Sie mehr frisches Gemüse, Saisonfrüchte, Nüsse und Samen. Sorgen Sie dafür, dass Ihnen das Essen gut schmeckt, damit Sie sich nicht nach den alten Tagen zurücksehnen müssen.

SCHRITT 3: Verbannen Sie Kuhmilch und hocherhitzte Käse und Joghurts. Wenn Sie gesund sind und auf Milch nicht negativ reagieren, ist es in Ordnung, wenn Sie Vollmilch (20 Prozent der Zeit), Rohkäse und minimal behandelte Hochfettjoghurts wieder einführen. Sie werden Kokosnuss- und Mandelmilch lieben lernen, neben weiteren wunderbaren Paläo-Produkten, die heute allgemein erhältlich sind.

SCHRITT 4: Vermeiden Sie Stärke und Hülsenfrüchte (weiße Kartoffeln, Mais, Bohnen etc.) in den meisten Fällen. Verwenden Sie Gemüse und Saisonfrüchte, inklusive Süßkartoffeln, als Kohlenhydratquellen. Reis ist auf 20-Prozent-Basis okay.

SCHRITT 5: Ersetzen Sie behandelte Pflanzenöle durch Olivenöl. Kochen Sie damit auf kleiner Flamme. Für größere Hitze verwenden Sie Kokosnussöl. Avocados sind eine prima Quelle für gutes Fett, genauso wie Walnüsse und Mandeln.

Im Anhang 3 (ab Seite 253) finden Sie eine Einkaufsliste. Sie hilft Ihnen, die optimale SEALfit-Ernährung zusammenzustellen.

Eine letzte Anmerkung zum Zeitpunkt des Essens: Der Höhlenmensch aß, wenn Essen zur Verfügung stand. Drei volle Mahlzeiten am Tag sind ein Mythos. Variieren Sie Ihre Essenszeiten und verteilen Sie kleinere Portionen über den Tag. Nach einer intensiven Trainingseinheit sollten Sie innerhalb von 20 Minuten die Energiespeicher wiederauffüllen. Sonst werden Sie vom Höhlenmenschen zum Kannibalen: Ihre Muskeln fangen auf der Suche nach Aminosäuren an, sich selbst aufzuzehren.

Falls Sie keine weiteren Fragen haben, wird es Zeit, ein paar Haare auf die Brust zu bekommen (sorry, meine Damen). Hier ein Auftrag zur Begleitung der heutigen Trainingseinheit. Viel Glück mit Ihrem Ernährungsplan!

Ernährungsauftrag

Wie ist Ihre Einstellung zur Ernährung? Schreiben Sie die Antworten in Ihr Tagebuch:

- Essen Sie zur Teambildung gemeinsam mit anderen, oder ziehen Sie sich aus Termingründen Fast Food hinein?
- Sind Sie sich dessen bewusst, woher Ihr Essen kommt, oder spielt das keine Rolle?
- Ist Ihr Essen nur Nahrung für Ihren Körper, oder nährt es auch Geist und Seele?
- Schlingen Sie Ihr Essen hinunter, aus Angst, der Höhlenmensch neben Ihnen könnte es Ihnen wegnehmen, oder genießen Sie es?

Außer Sie sind sich absolut sicher darüber, was Sie essen, ist es sehr aufschlussreich, die eigene Nahrungsaufnahme zu notieren. Oft unterschätzt man die Menge und die Qualität dessen, was man in seinen Körper hineinstopft.

DOKUMENTIEREN SIE EINE WOCHE LANG IHRE TÄGLICHE NAHRUNGSAUFNAHME

- Wann und wo aßen Sie jede Mahlzeit oder jeden Snack?
- Was aßen Sie zu jeder Mahlzeit oder jedem Snack?
- Beschreiben Sie Ihre Gedanken während jeder Mahlzeit oder jedes Snacks.
- Wie fühlten Sie sich nach jeder Mahlzeit – körperlich, emotional, energetisch und mental?

Das Bewusstsein, das durch das ernste Erledigen der Aufgabe geschaffen wird, erweitert Ihren Horizont und hilft, den SEAL-Ernährungsplan umzusetzen. Wenden Sie sich an uns, wenn Sie Unterstützung brauchen. Wir helfen Ihnen genauso gerne wie Michael.

Übrigens: Michael absolvierte die drei Wochen SEALfit-Academy und das Kokoro-Camp mit 45 Jahren. Er ist nun einer unserer Unbeatable Mind Coaches. Ihm sind beträchtlich viele Haare auf der Brust gewachsen!

Ihre Aufgabe ...

AUFWÄRMEN: ROM-Übungen, dann jeweils 20 Wiederholungen Air Squats und Liegestütze sowie 5 Klimmzüge aus dem Streckhang.

LEISTUNGSFÄHIGKEIT: So viele Durchgänge, wie in 20 Minuten möglich sind

- 5 Klimmzüge (ersatzweise Band-Klimmzüge oder Sit-ups, wenn Sie noch keine Klimmzüge können)
- 10 Liegestütze
- 15 Air Squats. Das ergibt einen Durchgang.

COOL-DOWN: 1500 m lockeres Laufen oder Gehen, Ganzkörperdehnen

TRAINERANMERKUNGEN: Notieren Sie Ihre Ergebnisse. Ihr Ziel sind 15 Durchgänge oder mehr. Ein voller Bewegungsumfang ist unabdingbar. Fünf Durchgänge mit großem Bewegungsumfang sind besser als zehn Runden halbherziger Squats und Liegestütze. Senken Sie die Hüfte während der Air Squats unter Kniehöhe. Berühren Sie während der Liegestütze mit der Brust den Boden, und strecken Sie in der Endstellung die Arme. Während der Klimmzüge muss das Kinn oben über der Klimmzugstange sein, im Hang ist der Körper vollständig gestreckt. Greifen Sie in dieser Trainingseinheit an. Versuchen Sie jeweils nicht länger als zehn Sekunden Pause zu machen. Und jetzt ran an den Speck!

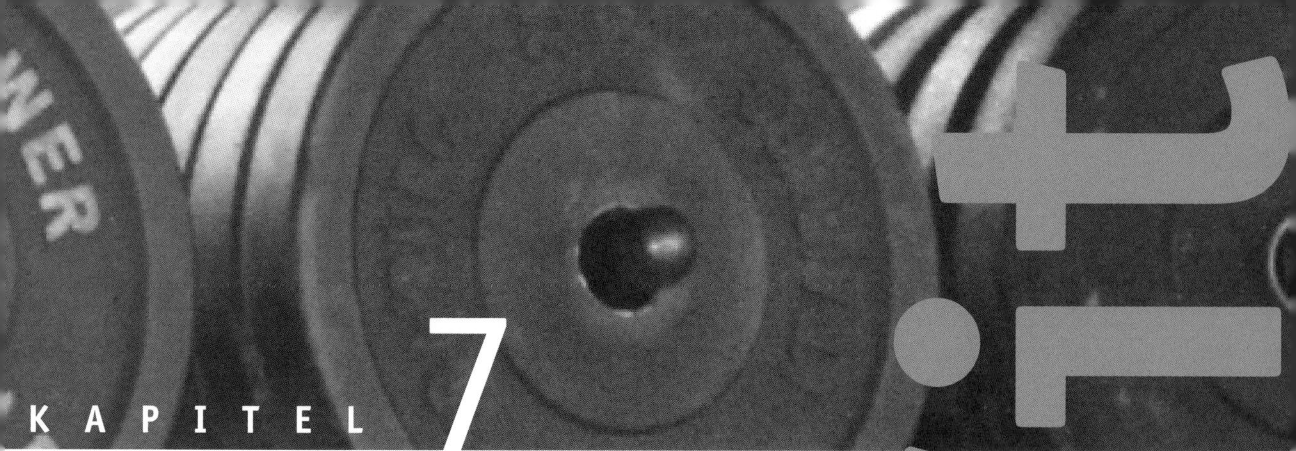

KAPITEL 7

ON-RAMP-TRAINING

SEALfit bietet vier verschiedene, progressive Trainingspläne an. Dieses Buch beginnt mit dem vorbereitenden On-Ramp-Training und fährt fort bis zum achtwöchigen Advanced-Operator-Training. Absolvieren Sie zuerst den On-Ramp-Trainingsplan, egal, auf welchem Leistungsniveau Sie sich befinden. Sie mögen ihn als Unterforderung empfinden, doch betrachten Sie das als Chance, Ihre Basistechniken zu verbessern.

Kein professioneller Athle,t erreicht je den Level, auf dem er oder sie darauf verzichten kann, Grundlagen zu trainieren und diese zu optimieren. Wenn Sie das On-Ramp-Training ernst nehmen, werden Sie Durchbrüche in Ihrer Trainingsleistung erleben.

Sollte Sie jedoch bereits das On-Ramp-Training an die Grenzen bringen, empfehle ich Ihnen, zunächst die Einheiten des Basistrainings zu absolvieren anstatt nach dem On-Ramp- zum Advanced-Operator-Training überzugehen. Das Programm zum Basistraining finden Sie im Anhang 2 ab Seite 266. Die Übungen arbeiten an der Ganzkörper-, Oberkörper- und Unterkörperkraft und dienen als Vorbereitung auf den gesteigerten Umfang und die gesteigerte Intensität des Advanced-Operator-Trainings.

Wenn Sie ein Special-OPS-Kandidat sind, machen Sie sich mit dem Programm zur Vorbereitung von Special-Operations-Kandidaten vertraut, und kombinieren Sie es mit dem Advanced-Operator-Training. Wichtig ist, das eigene Niveau richtig zu beurteilen und nicht zu schnell vorzugehen. Übertraining wird Sie zurückwerfen. Halten Sie also Ihr Ego im Zaum.

Die drei grundlegenden Trainingseinheiten bestehen aus fünf Komponenten:

- Basis
- Kraft
- Kraftausdauer
- Leistungsfähigkeit
- Durchhaltevermögen

Obwohl die Abschnittsüberschriften selbsterklärend sind, erläutere ich jede Woche einen Abschnitt, um alle Fragen zu beantworten. Wenn Sie alles im Voraus wissen möchten, blättern Sie ruhig weiter. Ich habe den Abschnitt über *Durchhaltevermögen* am Ende des On-Ramp-Trainingskapitels eingefügt und erkläre bei dieser Gelegenheit auch gleich unser einzigartiges SEALfit-Yoga.

Für das Krafttraining gilt: Technik geht vor Gewicht. Erinnern Sie sich: Ihr Ego ist unter Kontrolle. Die Struktur der Wiederholungen und Sätze ist einfach: 5 x 5 (5 Serien à 5 Wiederholungen). Der erste Satz ist leicht, danach laden Sie vor jedem Satz mehr Gewicht auf, bis …

- die Technik leidet,
- Sie scheitern oder der letzte Satz nahe am Scheitern ist.

Im Falle von Hantelübungen erläutern wir immer wieder die Grundlagen: Stand, Griff und Haltung.

Bitte passen Sie die Bewegungen Ihrem Leistungsstand an – siehe Anhang 4 über das Anpassen und Ersetzen von Übungen (ab Seite 258). Verwenden Sie beispielsweise Widerstandsbänder für Klimmzüge, und absolvieren Sie Liegestütze mit Bodenkontakt der Knie etc. Die Trainingswoche beginnt am Montag und endet am Freitag. Donnerstag steht aktive Erholung mit dem Training zur Langzeitausdauer auf dem Programm. Samstag und Sonntag sind Pausentage. Yoga, Schwimmen oder eine andere milde Aktivität bieten sich als gute Optionen für Pausentage an, aber arbeiten Sie nicht zu hart.

Durchhaltevermögen

Wenn Sie ans Ende des Seils kommen, binden Sie einen Knoten und bleiben Sie dran. – FRANKLIN D. ROOSEVELT

Lassen Sie uns, bevor Sie weitermachen, über *Durchhaltevermögen* sprechen, also über Ihre Fähigkeit, am Ball zu bleiben. Um durchhalten zu können, sind nicht nur Hard Skills (Fachkenntnisse), sondern auch Soft Skills (soziale Kompetenzen) vonnöten. Sie schaden dem Team, wenn Sie sich vor einem Auftrag verletzen. Schlimmer noch: Sie sind eine absolute Belastung, wenn Sie sich während eines Auftrags verletzen. Auch wenn Sie die Lust oder die Motivation verlieren, laufen Sie Gefahr, zur Belastung für sich *und* das gesamte Team zu werden. Verinnerlichen Sie sich unsere Konzepte zum Training von Durchhaltevermögen, gefolgt von SEALfit-Yoga, bevor Sie auf das Advanced-Operator-Training losgehen.

Die meisten Verletzungen und Unfälle passieren, weil der Kandidat an Aufmerksamkeit verliert, müde wird, schlecht vorbereitet ist oder einfach herumgammelt. Das Training von Durchhaltevermögen erfordert Aufmerksamkeit, Core-Einsatz, Beweglichkeit, richtiges Essen und Trinken, Verletzungsvermeidung und Erholung.

CORE-EINSATZ UND -KRAFT: Bei SEALfit steht der Begriff »Core« als Synonym für den Rumpf. Alles andere bezeichnen wir als Extremitäten. Core-Kraft wird mithilfe von Ganzkörperübungen entwickelt, zu denen Overhead Squats, Squat Cleans und Kreuzheben gehören. Die Arbeit mit dem Sandsack ist aufgrund der erforderlichen Rotationsarbeit mit instabilem Gewicht besonders effektiv, um Core-Kraft zu entwickeln. Mehrmals in der Woche 15 Minuten Get-ups mit dem Sandsack führen zu einem felsenfesten Rumpf. Wir trainieren Durchhaltevermögen speziell im letzten Segment von SEALfit. Core-Übungen in den Cool-down einzubauen sorgt dafür, dass sie nicht vergessen werden.

BEWEGLICHKEIT: Der möglicherweise am meisten unterschätzte Aspekt des Krafttrainings ist die Beweglichkeit. Doch der Bewegungsumfang ist entscheidend, wenn es um das Durchhaltevermögen über einen langen Zeitraum geht.

VERLETZUNGSVERMEIDUNG: »Richtige Vorbereitung verhindert schlechte Leistung« lautet das SEAL-Mantra – sich zu Beginn mehr Zeit nehmen, damit man später keine Probleme hat. Verwenden Sie deshalb Zeit darauf, Ihre Füße auf einen langen Gepäckmarsch oder Ihre Hände auf 100 Klimmzüge vorzubereiten, um üblen und quälenden Verletzungen vorzubeugen. Blasen und gerissene Schwielen behindern die Leistung und schaden dem Team. Aufwärmen und ROM-Übungen vor dem Hauptteil des Trainings tragen dazu bei, schlimme Verletzungen wie Muskelrisse zu verhindern.

FLÜSSIGKEITSZUFUHR UND NAHRUNG: Trinken Sie viel frisches Wasser und verwenden Sie Elektrolyte, um Krämpfe zu vermeiden. Generell: Trinken Sie die Hälfte Ihres Körpergewichts x 30 Milliliter Wasser über den Tag verteilt. Zusätzlich trinken Sie großzügig vor, während und nach einer Trainingseinheit. Füllen Sie Ihre Energiespeicher mit einem Eiweiß-Snack innerhalb von 30 Minuten nach dem Ende der Einheit wieder auf. Dauert das Training länger als eine Stunde, nehmen Sie zwischendurch einen Snack zu sich. Flüssigkeits- und Nahrungsaufnahme muss zu einer Disziplin werden. Dehydratation und Hungerast führen zu schlechter Motivation, miserabler Leistung und möglichen Verletzungen.

PAUSE UND ERHOLUNG: Planen Sie Pausen und Erholungsphasen ein, denn sie sind genauso wichtig wie die Flüssigkeits- und Nahrungsaufnahme. Ermutigen Sie Ihr Team, Trainingspausen oder trainingsfreie Tage einzulegen, wenn es erschöpft ist. Genießen Sie acht Stunden erholsamen Schlaf. Für SEAL-Führer ist das nicht immer möglich, für alle anderen aber gilt: Macht es! Wachstumshormone werden nur in der REM-Phase freigesetzt, dem dritten Zyklus des Schlafes. Vermeiden Sie vor dem Zubettgehen Zucker und Alkohol, da sie das Schlafmuster stören und sowohl die Muskelerholung als auch das Muskelwachstum behindern.

SEALfit-Yoga

SEALfit-Yoga verwendet, je nach Ziel jeder Trainingseinheit, eine Reihe von Haltungen und Stellungen. Die Einheit kann sowohl der Erholung dienen als auch intensiv sein. Zu den wichtigsten Yoga-Funktionen gehören:

- **BALANCIEREN:** Überwiegend Standposen, die Balance in Körper und Seele entwickeln.
- **KRÄFTIGUNG:** Rumpfposen, die sich auf die Armbalance konzentrieren oder darauf beruhen. Sie sind typischerweise am schwierigsten.
- **VERLÄNGERN UND AUSDEHNEN:** Stellungen, die man mit Yoga verbindet und die seit Langem als Dehnübungen in den Trainingsprogrammen von Sportlern vorkommen.
- **WIEDERHERSTELLEN UND KONTRAHIEREN:** Stellungen, die die Wirbelsäule verlängern und eng mit Dehnposen verwandt sind. Für jede Dehnstellung gibt es auch eine Kontraktionsstellung.
- **REINIGEN:** Posen, die typischerweise aus Drehungen bestehen. Die Drehungen komprimieren die inneren Organe und wringen sie aus.
- **INVERSION:** Stellungen, zu denen der Pflug gehört, dazu Kopfstand, Handstand, Schulterstand nebst Varianten. In diesen Posen fließt das Blut entgegen den üblichen Schwerkräften, und die Organe »hängen« umgekehrt. Das ist sehr gesund für Ihren Körper.
- **PAUSE:** Stellungen, die als Abschlussposen verwendet werden. Beispiel: Shavasana (Totenstellung), die jede Einheit beendet.

SEALfit-Yoga – Körperbewusstsein und Kontrolle

SEALfit-Yoga vermittelt dem Ausführenden ein tiefes Bewusstsein darüber, wie der Körper funktioniert und sich bewegt. Die Sinne »hören und fühlen« mit feinen Antennen nach innen. Diese Praxis vertieft Ihre Intuition. Achtsamkeit erfüllt Ihr Fitnesstraining, damit Sie sich zweckorientiert, sensibel und mit größtmöglicher Qualität bewegen. Das kann bis zur Virtuosität führen.

CORE-ENTWICKLUNG: Yoga verwurzelt die Rumpfkraft tief im Körper. Sie führt zu den scheinbar magischen Kräften der Armstützposen, wodurch man mit dem Körper, gestützt auf die Hände, 30 Zentimeter über dem Boden schweben kann. Core-Kraft ergänzt die Core-Entwicklung, die mit funktionellem Krafttraining einhergeht.

KONZENTRATIONSENTWICKLUNG: Einer der größten Nutzen von Yoga ist die Verbesserung der Konzentration. SEALfit-Yoga ist nichts anderes als Konzentrationsübungen in Bewegung, zu denen auch die Konzentration im Sitzen zwischen Atemkontrolle und Visualisierung gehört.

BALANCE: Gleichgewicht beginnt mit innerer Ruhe und setzt sich fort bis zum Rumpf, der vollkommen geerdet ist. Balance im Yoga ist feiner als die typische Balance in der Athletik und kann allgemein zu mehr körperlicher Anmut führen.

FLUSS: Yoga-Bewegungen gehen so fließend ineinander über, dass die Aneinanderreihung einem Tanz oder einer Kata ähnelt. Dieser Fluss schürt innere Hitze und erlaubt die Verbindung von Bewegung mit Atmung.

ENERGIEBEWEGUNG: Schwerpunkt der Atemübungen ist es, Ihre innere Energie (Prana, Chi, Kraft) mit Absicht zu bewegen. Dies ist Teil des Flusses Ihrer Yoga-Aktivität, geht einher mit großem gesundheitlichen Nutzen und erlaubt Ihnen, diese innere Energie zu bündeln und zu nutzen.

ENTGIFTUNG: Drehen und Krümmen massiert Ihre inneren Organe wie eine Waschmaschine, was zur Entgiftung und Reinigung der Organe führt.

MEHR PRÄSENZ: Die von SEALfit-Yoga geforderte intensive Konzentration kann zu Momenten vollständigen Loslassens führen, in denen Ihr Geist frei von Gedanken ist und Sie vollkommen auf den Moment konzentriert sind. Diesen Zustand im Yoga zu erreichen hilft Ihnen, diese esoterische Befähigung in das Fitnesstraining und den Alltag zu übertragen. Sie finden in der Folge mehr Ruhe und Aufmerksamkeit im Chaos einer Trainingseinheit oder im Leben allgemein.

Übungsreihe A (siehe www.sealfit.com/videos – Warrior Yoga Short Form A)

- 5 x Sonnengruß A (siehe Seite 64–65), halten Sie den Hund fünf Atemzüge lang
- Übergangsatemübungen
- Windmühle
- fließender Übergang zu sitzenden Posen
- Vorwärtsbeugen – fließender Übergang
- Tisch – fließender Übergang
- Drehung 1
- 5 Zyklen Box-Atmung
- Totenstellung

Übungsreihe B (siehe www.sealfit.com/videos – Warrior Yoga Short Form B)

- 3 x Sonnengruß A (siehe Seite 64–65), halten Sie den Hund fünf Atemzüge lang
- 3 x Sonnengruß B (siehe Seite 66–67), halten Sie den Hund fünf Atemzüge lang
- Übergangsatemübungen
- Windmühle
- fließender Übergang zu sitzenden Posen
- Vorwärtsbeugen – fließender Übergang
- Tisch – fließender Übergang
- Drehung 1
- 5 Zyklen Box-Atmung
- Totenstellung

Hüftbeweglichkeitsübung (siehe www.sealfit.com/videos – Hip Mobility Drill)

- Vorwärtsbeugen im Stand
- Liegestützposition
- heraufschauender Hund zu herabschauendem Hund
- Ausfallschritt, linkes Bein nach hinten
- Einwärtsdrehung
- Samson-Stretch
- Auswärtsdrehung
- Taube
- Liegestützposition
- heraufschauender Hund zu herabschauendem Hund
- Ausfallschritt, rechtes Bein nach hinten
- Einwärtsdrehung
- Samson-Stretch
- Auswärtsdrehung
- Taube

- Liegestützposition
- heraufschauender Hund zu herabschauendem Hund
- Vorwärtsbeugen im Stand

Schulterbeweglichkeitsübung (mit einem PVC-Rohr oder Besenstiel)

(siehe www.sealfit.com/videos – Shoulder Mobility Drill)

- Kopf- und Schulterkreisen in alle Richtungen
- 5 Shoulder Push-pulls und Passovers: das PVC-Rohr an beiden Enden zusammendrücken, dann daran ziehen und schließlich vor und hinter dem Kopf bis zur Hüfte führen
- 3 x eine 8 zu jeder Seite
- 1 Shoulder Opener, zu jeder Seite
- 1 x mit dem PVC-Rohr hinter dem Kopf auf den Schultern nach vorne beugen
- 10 Overhead Squats
- Einwärts-/Auswärtsdrehung mit dem PVC-Rohr, zu jeder Seite

Gratulation! Sie haben die erste Woche SEALfit-Training geschafft. Bleiben Sie dran für jede Menge mehr Fun!

SONNENGRUSS A

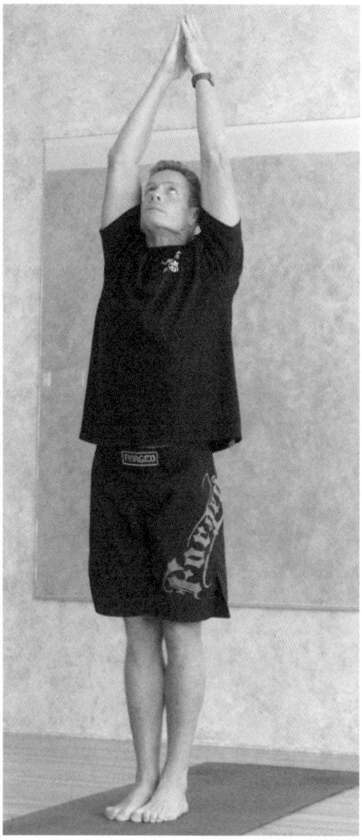

A1

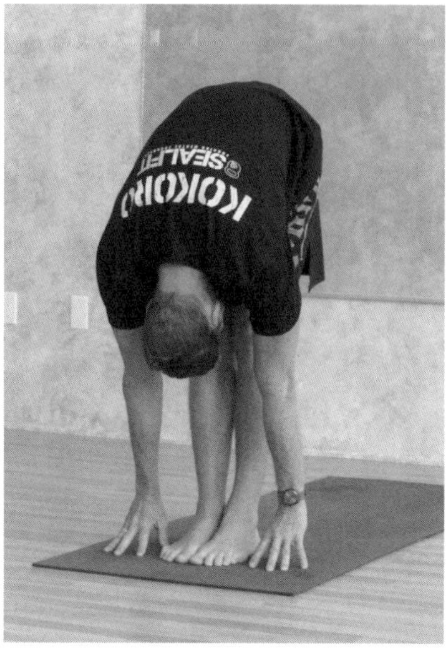

A2

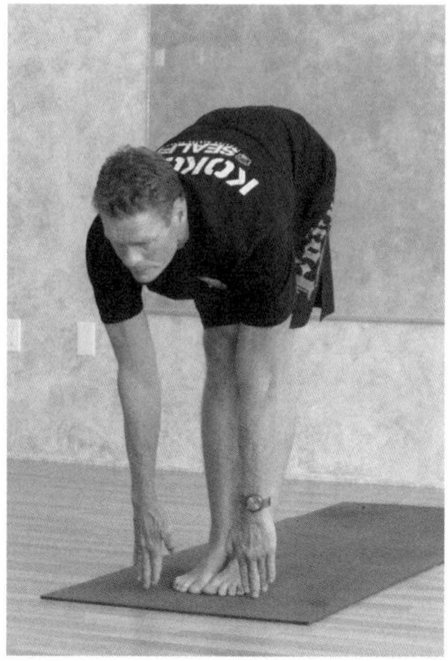

A3

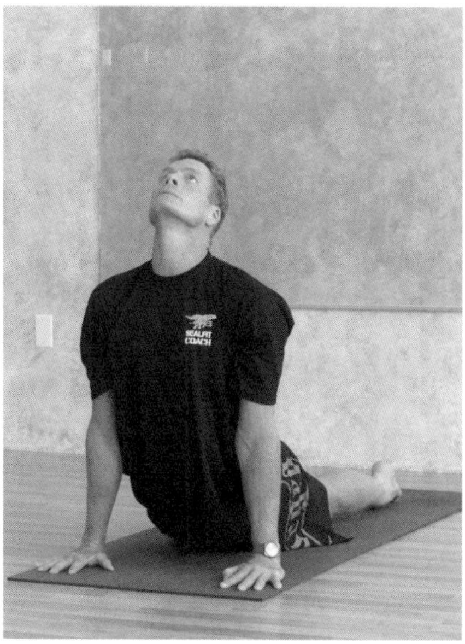

A6

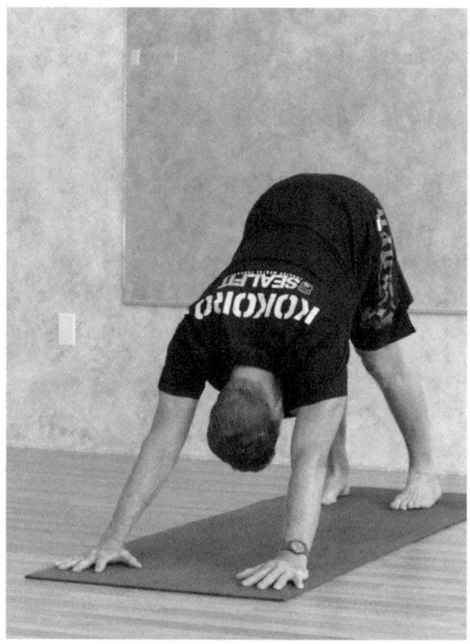

A7

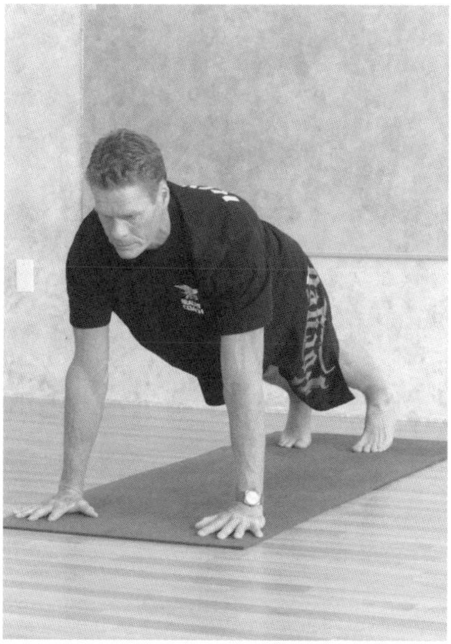

A4

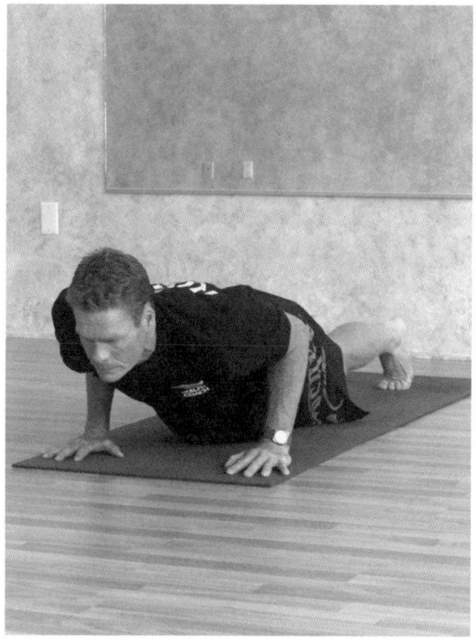

A5

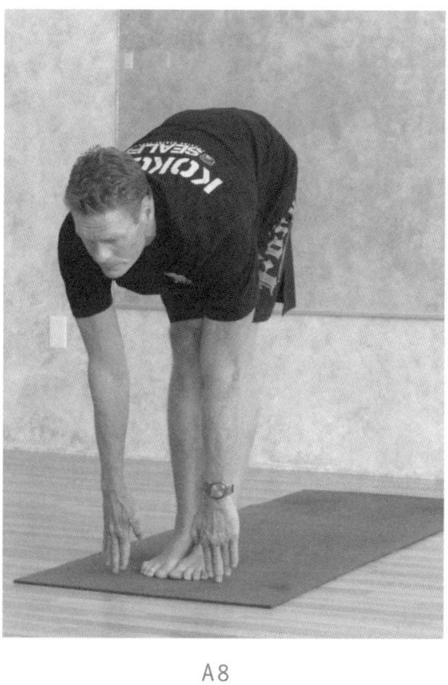

A8

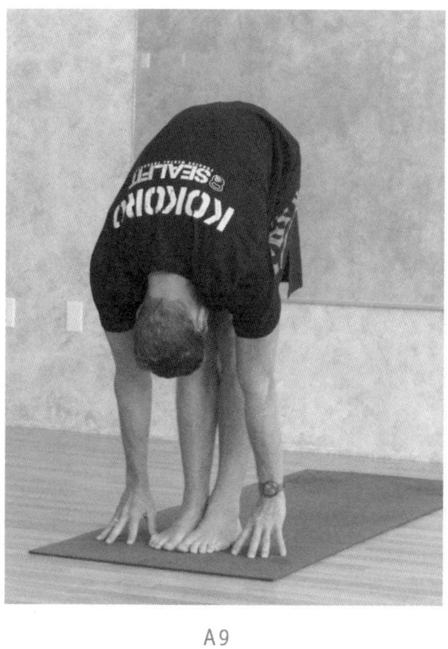

A9

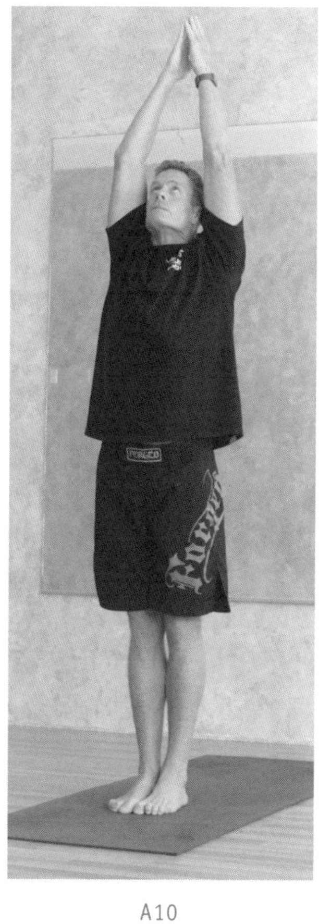

A10

SONNENGRUSS B

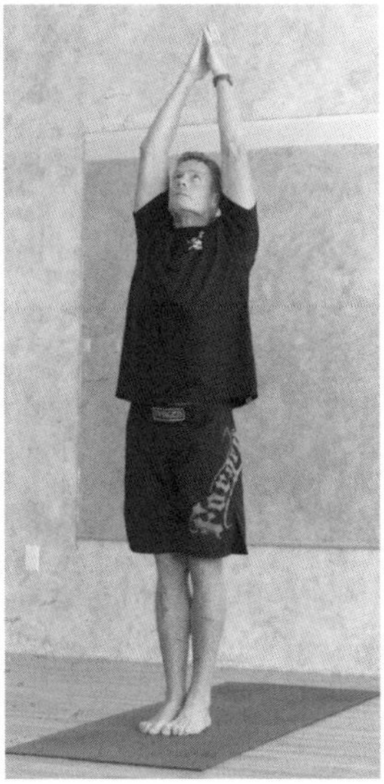

B1

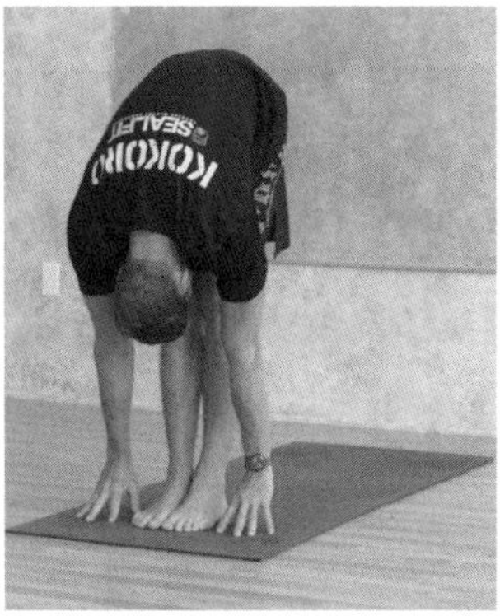

B2

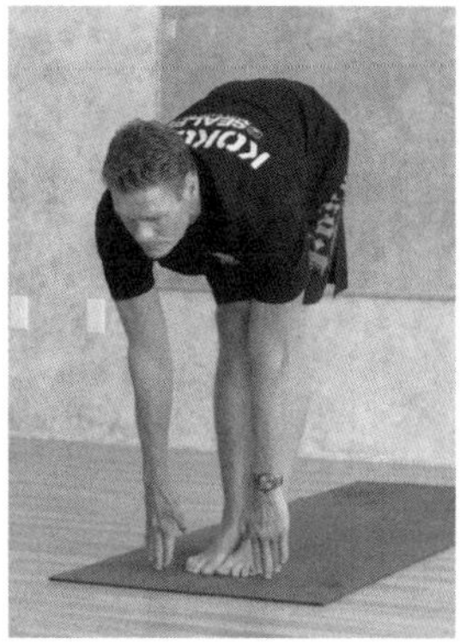

B3

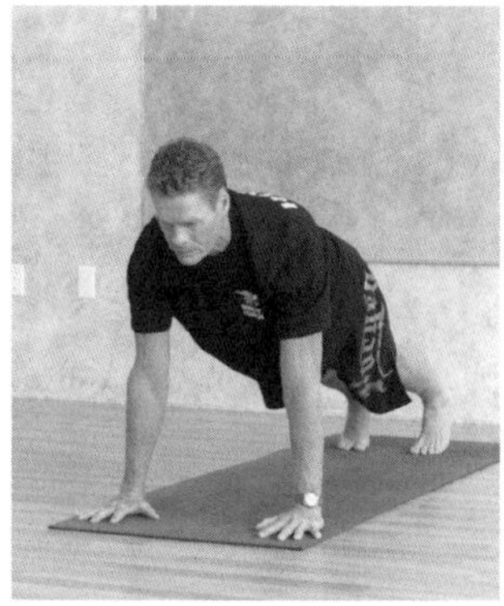

B4

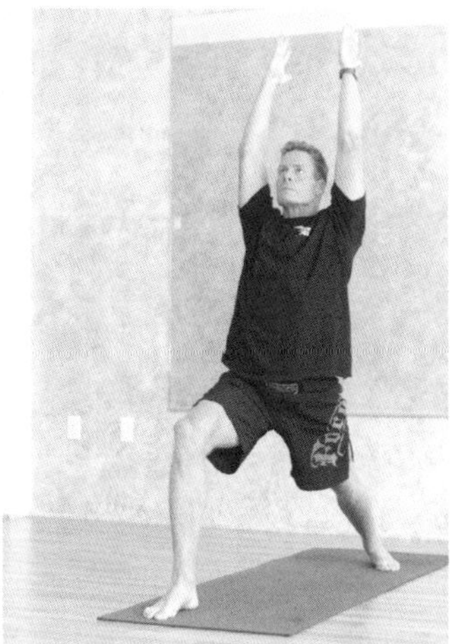

B8

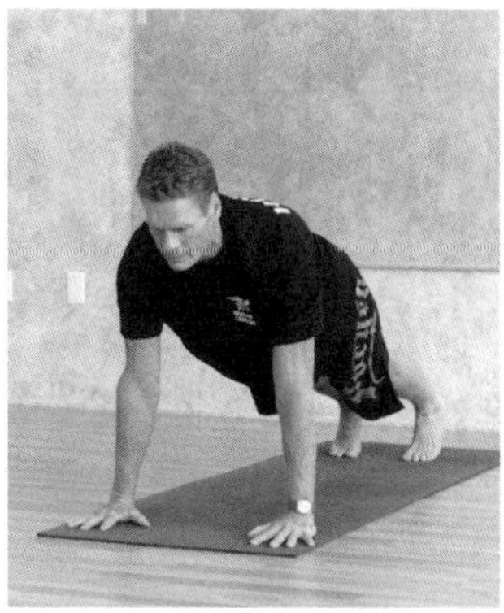

B9

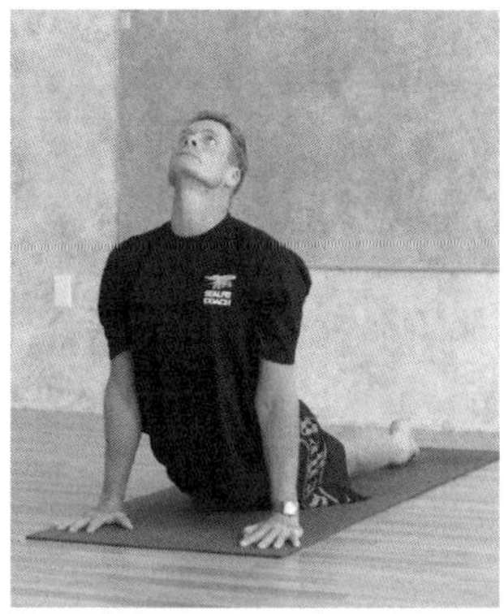

B10

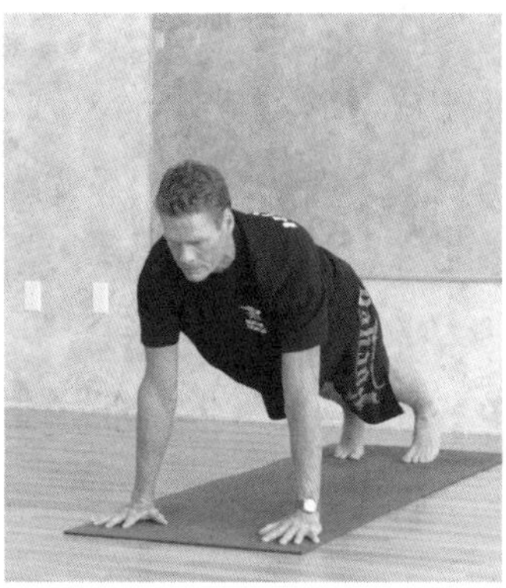

B13

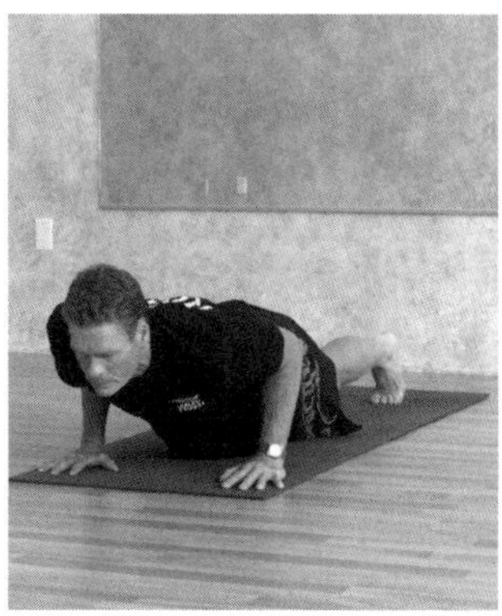

B14

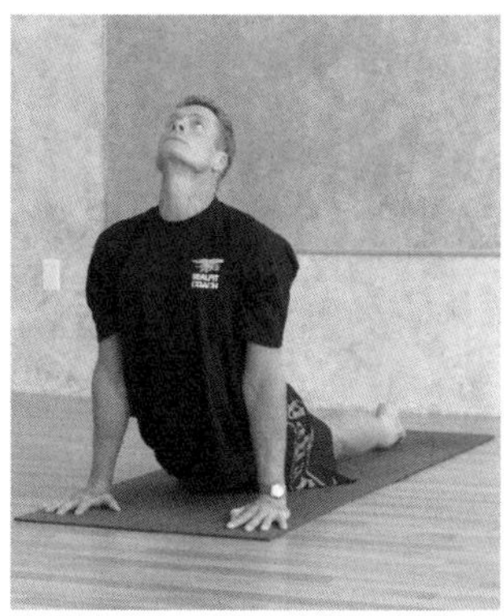

B15

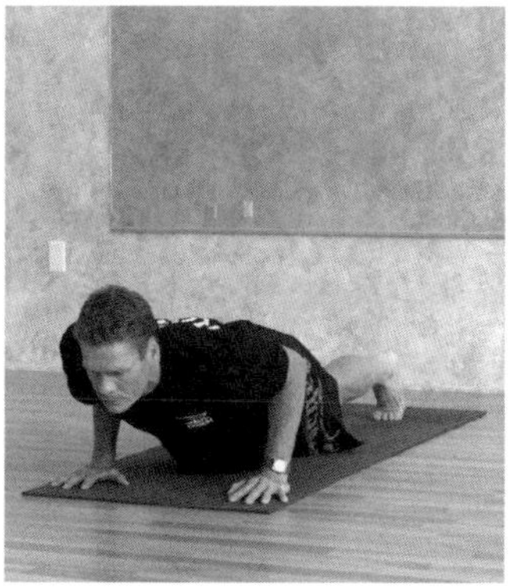

B5

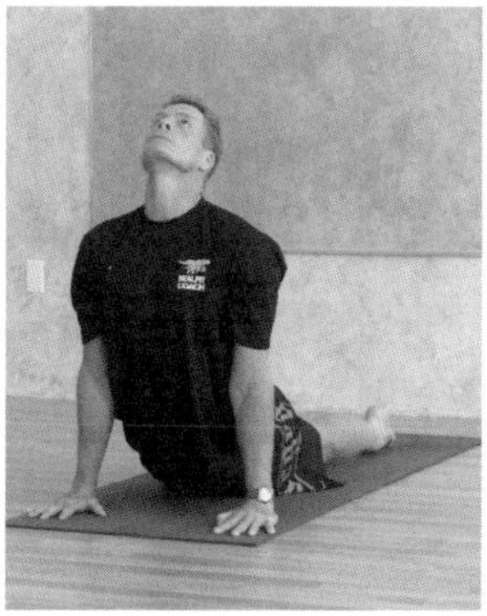

B6

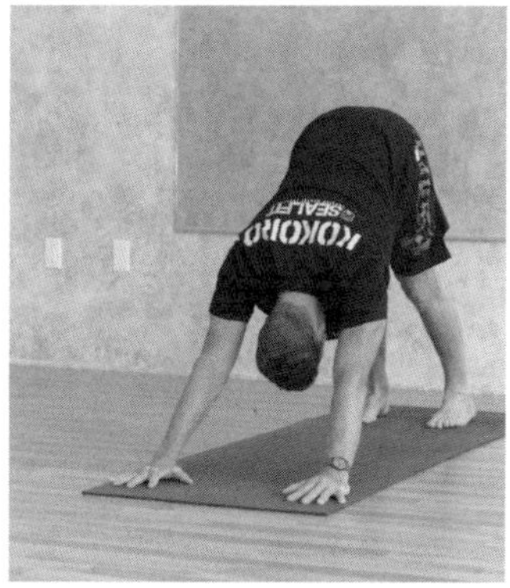

B7

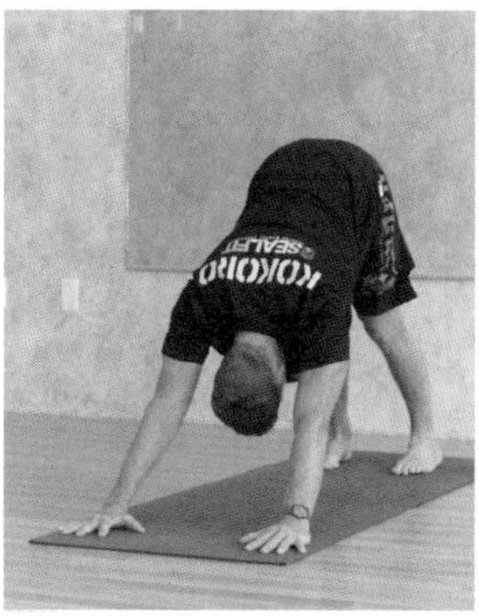

B11

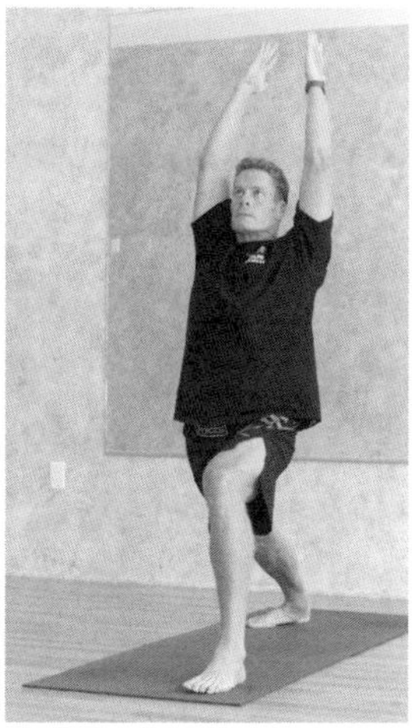

B12

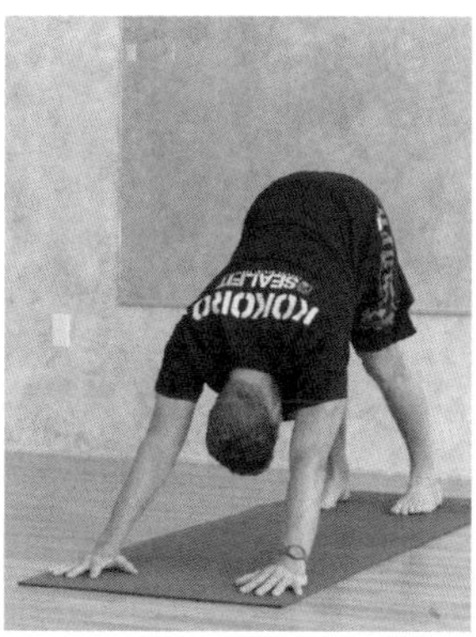

B16

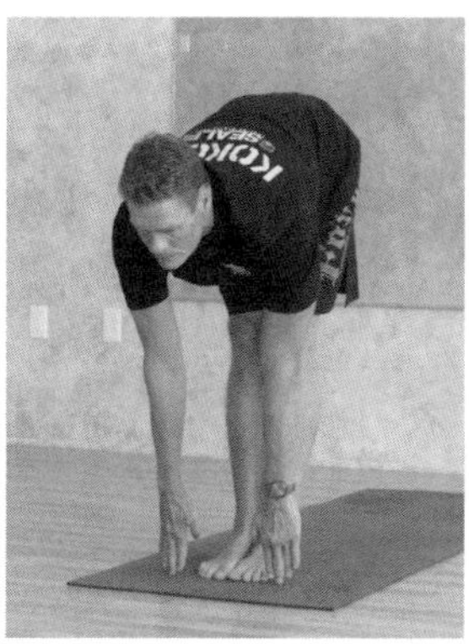

B17

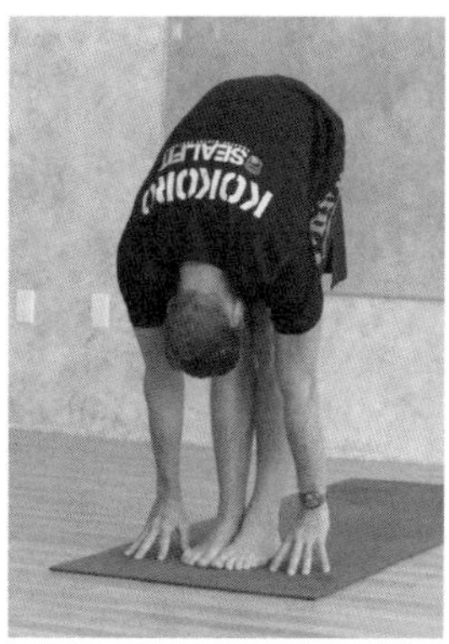

B18

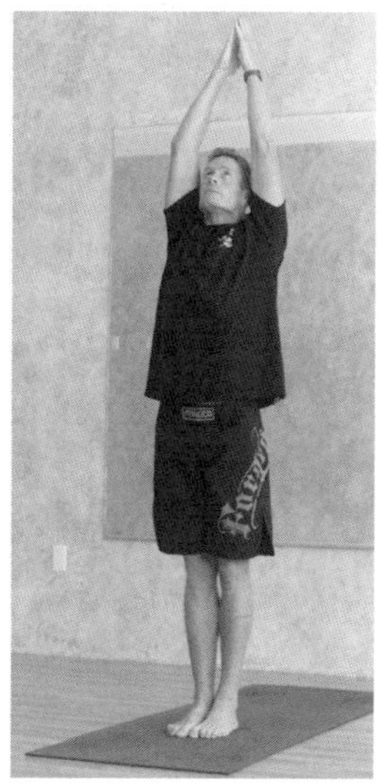

B19

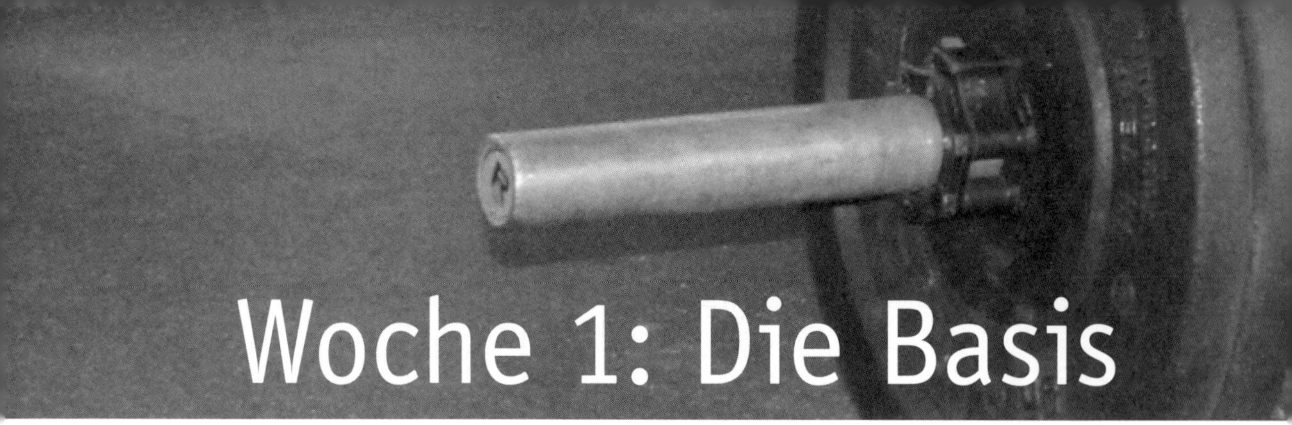

Woche 1: Die Basis

Jede Trainingseinheit beginnt mit der Basis. Sie ist mehr als nur Aufwärmen. Sie dient als Vorbereitungsphase, in der neue Mitglieder begrüßt, das Training besprochen und Fragen beantwortet werden. Außerdem werden die richtige Technik, Funktion und Haltung gezeigt. Ich beginne gerne mit der Box-Atmung, gefolgt von einer Serie von ROM-Übungen (siehe www.sealfit.com/videos) und einem kurzen intensiven Lauf- oder Rudertraining. An Krafttrainingstagen führt SEALfit an die Gewichte heran, die benutzt werden. Wenn es kein Krafttag ist, bereitet SEALfit auf die *Leistungsfähigkeits-* oder *Ausdauereinheiten* vor. Die *Basis* hat ihren Namen von dem Umstand, dass sie allen Kandidaten die Grundlagen für die Anforderungen der Realität vermittelt.

Denken Sie daran, eine SEALfit-Trainingseinheit besteht nicht nur aus Leibesübungen. Wir schlendern nicht in den Trainingsraum und fangen an, sondern SEALfit ist so wichtig, dass wir bedeutende Details auf keinen Fall übersehen. SEALfit findet meistens im Team statt. Das Team beginnt pünktlich, hat einen präzisen Plan, und es gibt eine Vor- und Nachbesprechung jeder Session. Ich trainiere in jeder Einheit gerne die fünf Berge und nutze Möglichkeiten, den Schwerpunkt auf mentale Stärke, emotionale Kontrolle und den Kriegergeist zu legen. Ein guter Coach erkennt, wenn in einer Trainingseinheit die Gelegenheiten dafür günstig sind. Je mehr Energie Sie in Ihre Trainingsanstrengungen stecken, desto mehr holen Sie aus jeder Trainingseinheit heraus. Dabei behalten Sie Konzentration, Intensität und den Teamwork-Gedanken bei.

WOCHE 1, NEUE BEWEGUNGEN: Rudern, Sit-up, Klimmzug, Back Squat, Knie zu den Ellenbogen, Front Squat, Overhead Squat und Step-up

Beachten Sie: Im Anhang 5 ab Seite 263 finden Sie eine Liste aller Abkürzungen.

Disziplin

Es war einmal ein starker und selbstbewusster junger Mann, der von Großartigkeit träumte. Eines Tages, nachdem er »Zero Dark Thirty« gesehen hatte, erzählte ihm ein Freund von einem Mann in Kalifornien, der ihm die begehrte Aufnahme zu den SEALs so gut wie garantieren konnte. Seine Augen strahlten. So lange er zurückdenken konnte, begehrte er diese Trophäe. Ultimative Männlichkeit und Anerkennung warteten auf ihn!

Er schnallte sich seinen Ranzen über und machte sich auf den langen Weg, um herauszufinden, ob die Legende wahr war. Herausforderungen pflasterten seinen Weg, er musste Berge überwinden, aber der junge Mann war stark. Er wollte nicht mehr länger als notwendig warten. Er hielt sich an den Highway, ungeduldig und hungrig, und wurde immer schneller. Schließlich fand er den weisen Mann und wurde vorstellig.

»Ich will alles von Ihnen lernen und den Navy-SEAL-Dreizack verdienen!«

»Ich verstehe«, sagte der alte Mann freundlich. »Trinken Sie etwas Tee, wir sprechen darüber.«

Der alte Mann drehte sich zu seinem Teekessel und wartete darauf, dass das Wasser kochte. Der junge Mann rutschte auf seinem Stuhl unruhig hin und her. Unfähig, noch länger zu warten, brach es aus ihm heraus: »Was empfehlen Sie mir zu tun? Jemand hat mir erzählt, ich solle 65 Kilometer in der Woche laufen. Welche Flossen soll ich benutzen? Wie kann ich meine Klimmzüge steigern? Ich schaffe gerade einmal 15 …«

Der Teekessel begann zu singen. Während der junge Mann weiterplapperte, schwieg der weise Mann. Er nahm den Kessel und begann einzugießen. Der Tee erreichte den Rand der Tasse; er goss weiter. Als der Tee sich auf dem Tisch breitmachte, lächelte er freundlich. Dann lief das Getränk dem jungen Mann über den Schoß. Zuerst sagte er nichts, fragte sich aber, ob der alte Mann vielleicht senil sei.

»Sir, hören Sie auf zu gießen. Sie verschütten den Tee überall!«

«Tatsächlich, nicht wahr? Interessant. Genau wie Ihr Geist läuft alles über und überallhin.«

Als der alte Mann fortfuhr, wurde der junge Mann wütend.

»Ihr Geist ist so voller Ideen … wie stark und athletisch Sie sind … dieser Tipp … dieser Trick. Es ist kein Platz für mich da, Ihnen zu helfen. Bitte leeren Sie Ihre Tasse. Und kommen Sie wieder, wenn Sie bereit sind zu lernen.«

Welches Spiel spielt der Typ?, dachte der junge Mann. Seine Gefühle reichten von Wut über Frustration bis zu Niedergeschlagenheit. Bislang war ihm in seinem Leben alles in den

Schoß gefallen, und nun erzählte ihm so ein Spinner, er solle seine Tasse leeren. *Was, zum Teufel …!* Er stürmte vondannen und beschloss, auf eigene Faust ein SEAL zu werden.

Neun Monate später, am Tag 2 der Höllenwoche, lag der Körper des jungen Mannes darnieder. Er konnte kaum seine Arme heben. Geist und Seele waren erschöpft. Er versuchte tief in sich nach mehr Kraft und Ausdauer zu graben. Aber da war nichts mehr. Sein Helm kam zu denen der anderen Aussteiger und ergänzte die Linie des Versagens.

MIR BEGEGNET DAS IMMER WIEDER. Wir leben in geschäftigen Zeiten mit vielen Verpflichtungen. Aber Disziplin erfordert eine neue Art des Denkens und Handelns, eine, in der man Geist und Gefühle zuerst einmal kontrolliert. Läuft Ihre Tasse über? Müssen Sie kämpfen, um Zeit und Energie für das Training aufzubringen? Ist Ihr Geist unruhig und ständig mit diesem oder jenem Nahrungsergänzungsmittel und diesem oder jenem Trainingshilfsmittel beschäftigt?

Das biblische Konzept des Zehnten verlangt, dass Sie zuerst Gott bezahlen, dann sich selbst, dann den Händler und dann den Steuereintreiber. Probieren Sie es aus, um daran zu wachsen – disziplinieren Sie sich, und verwenden Sie die ersten zehn Prozent des Tages für Ihr mentales, emotionales und geistiges Training. Leeren Sie Ihre Tasse, um zu lernen. Füllen Sie sie mit weit mehr Werten, um sie der Welt zu geben. Und nun gehen wir an die Arbeit!

MONTAG

BASIS: Vorbereitungs-SOP und 5 Minuten Box-Atmung

- ROM-Übungen
- 3 Durchgänge: 200 m Laufen, 10 Air Squats, 10 x Armkreisen (10 x vorwärts und 10 x rückwärts)

KRAFT: Back Squat: 5 Wiederholungen × 5 Sätze mit geringem Gewicht (20–45 kg)

LEISTUNGSFÄHIGKEIT: 1 Durchgang auf Zeit

- 500 m Rudern (wenn kein Rudergerät zur Verfügung steht: Laufen)
- 40 Air Squats
- 30 Sit-ups
- 20 Liegestütze
- 10 Klimmzüge (wenn Sie keinen Klimmzug schaffen, absolvieren Sie Sprungklimmzüge oder verwenden Sie ein Band)

DURCHHALTEVERMÖGEN: SEALfit-Yoga: Hüft- und Schulterbeweglichkeitsübungen. Essen und trinken Sie innerhalb von 30 Minuten nach dem Training. Notieren Sie Ihre Ergebnisse (Nachbereitungs-SOP).

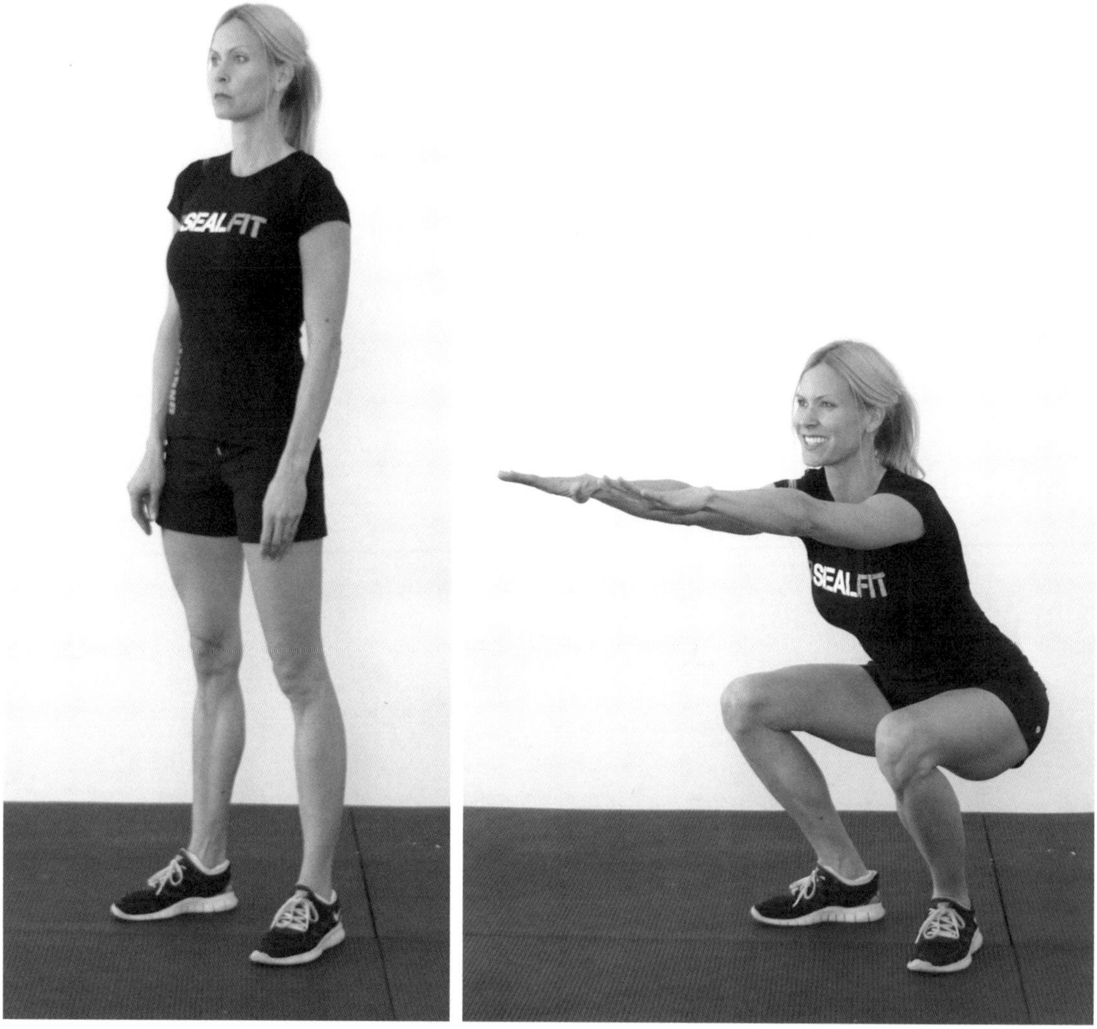

AIR SQUAT

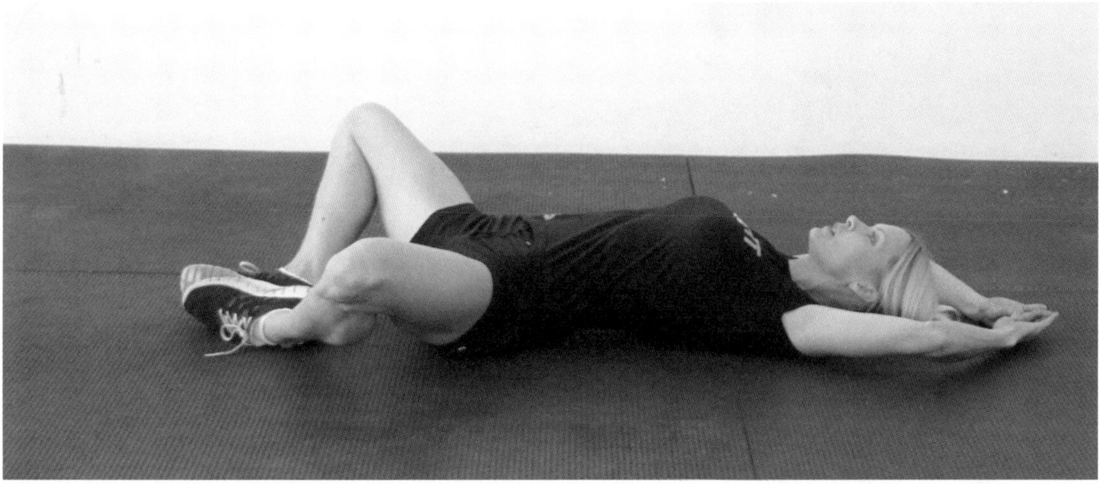

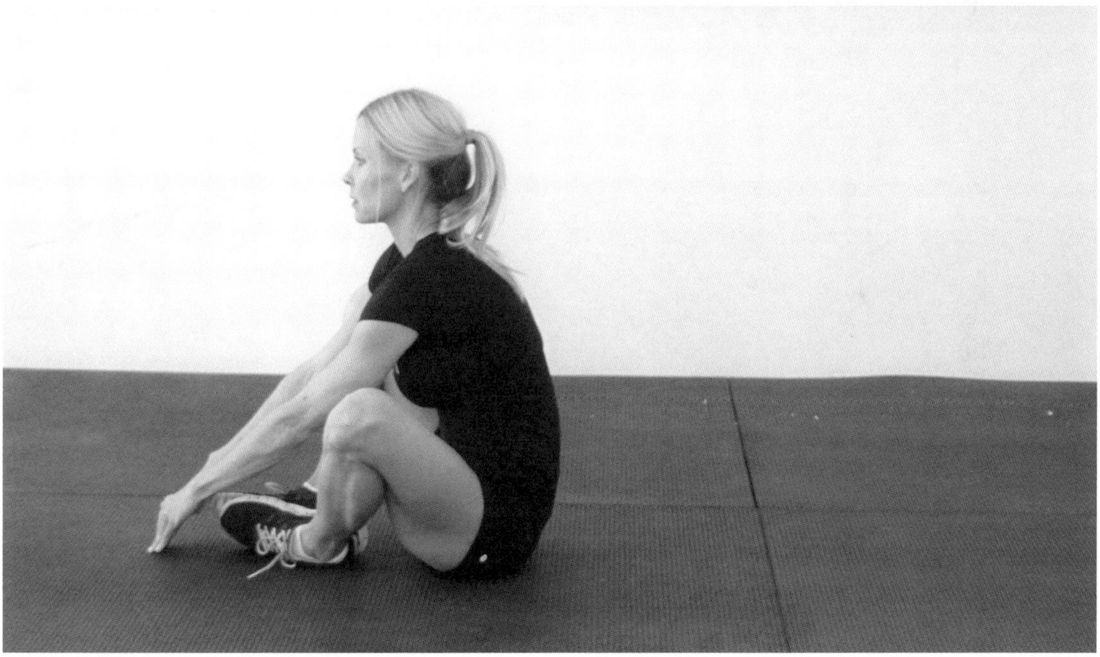

SIT-UP

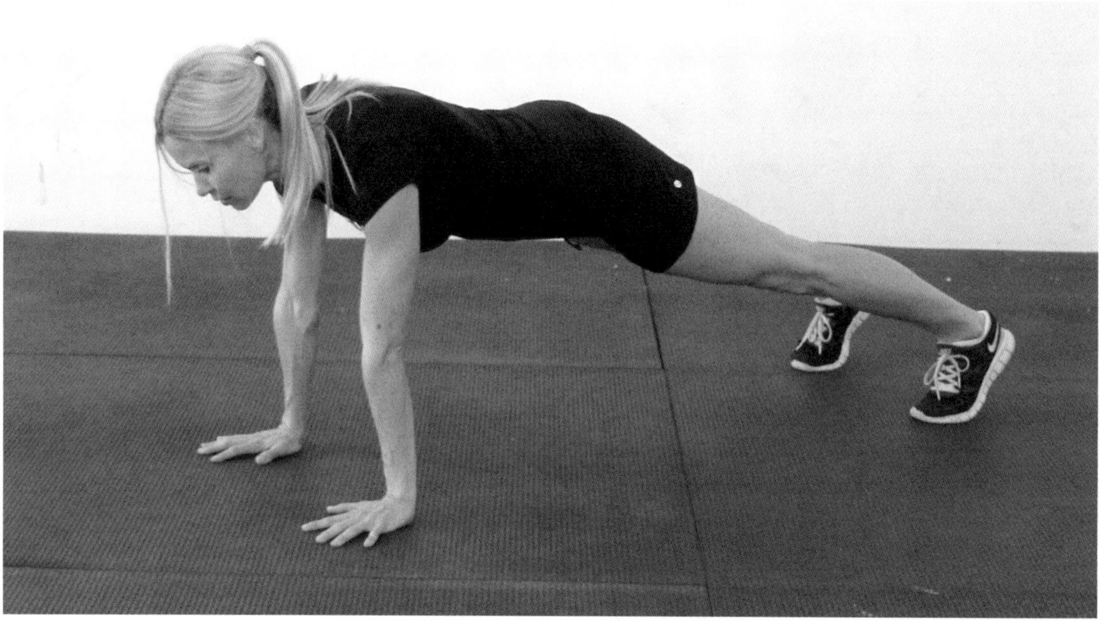

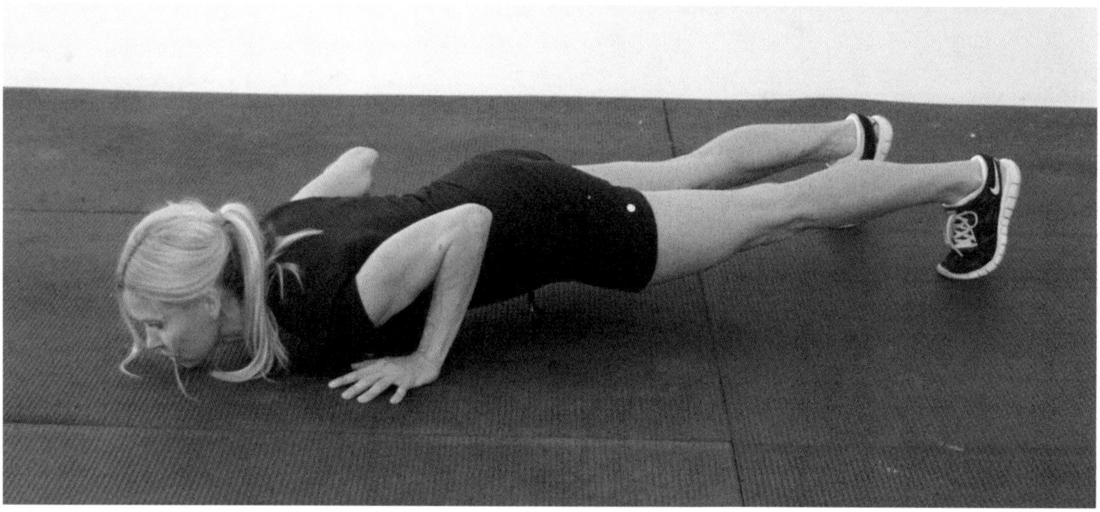

LIEGESTÜTZ

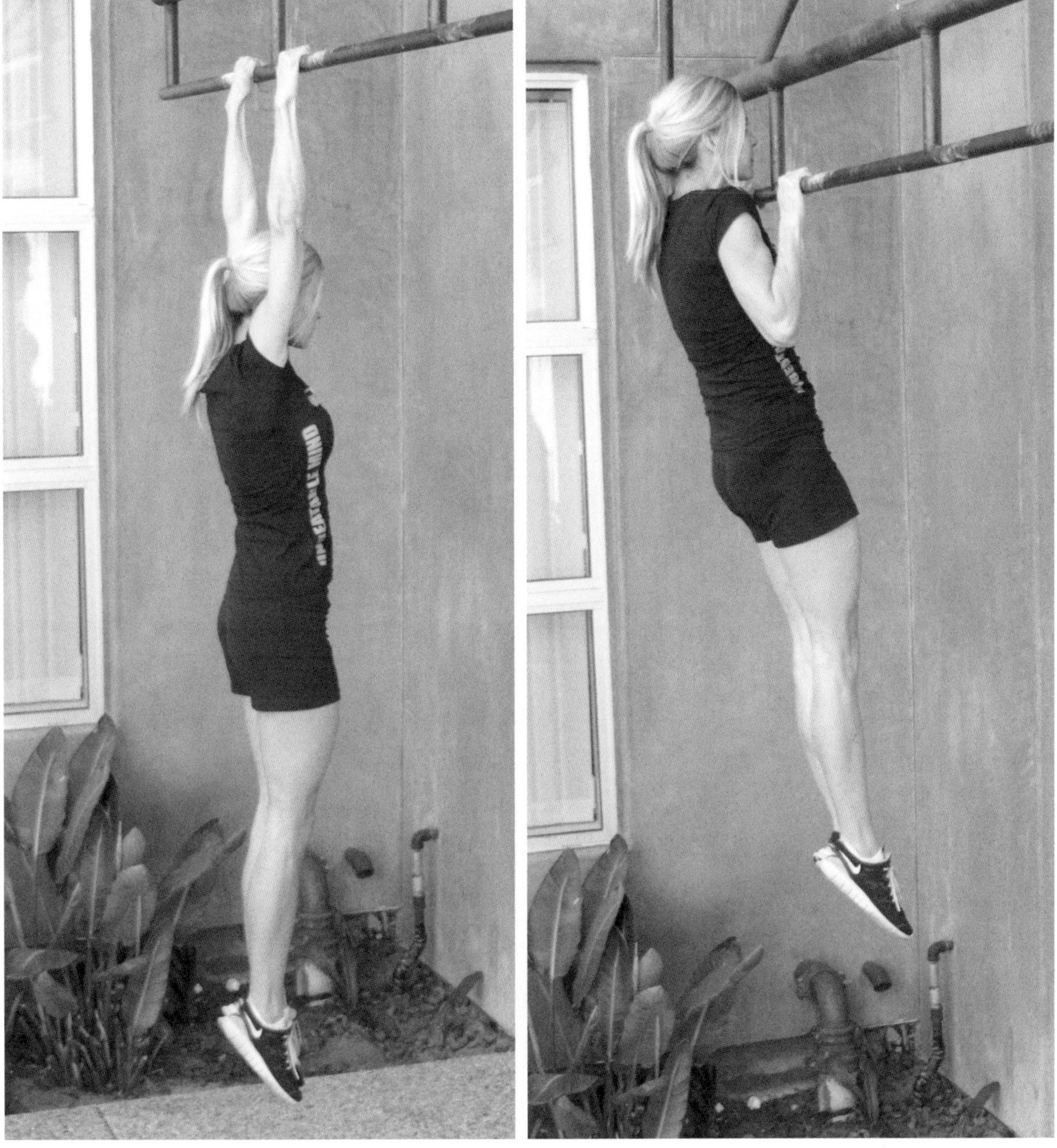

KLIMMZUG

DIENSTAG [WOCHE 1: DIE BASIS]

BASIS: Vorbereitungs-SOP und Box-Atmung

- ROM-Übungen
- 200 m Laufen
- 20 x 2-count Bergsteiger
- 200 m Laufen
- 20 Liegestütze

LEISTUNGSFÄHIGKEIT: 3 Durchgänge auf Zeit

- 400 m Laufen
- 10 Burpees
- 10 Back Squats (45 kg/16 kg)
- 10 x Knie zu den Ellenbogen

DURCHHALTEVERMÖGEN: SEALfit-Yoga: Übungsreihe A oder aktives Dehnen. Essen und trinken Sie innerhalb von 30 Minuten nach dem Training. Notieren Sie Ihre Ergebnisse (Nachbereitungs-SOP).

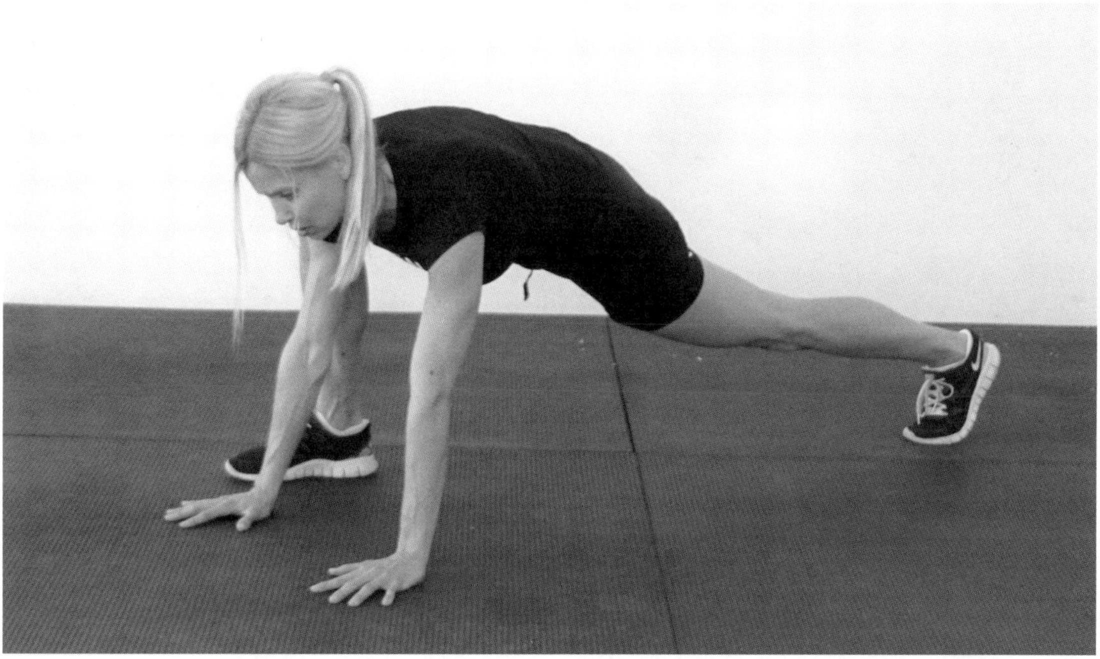

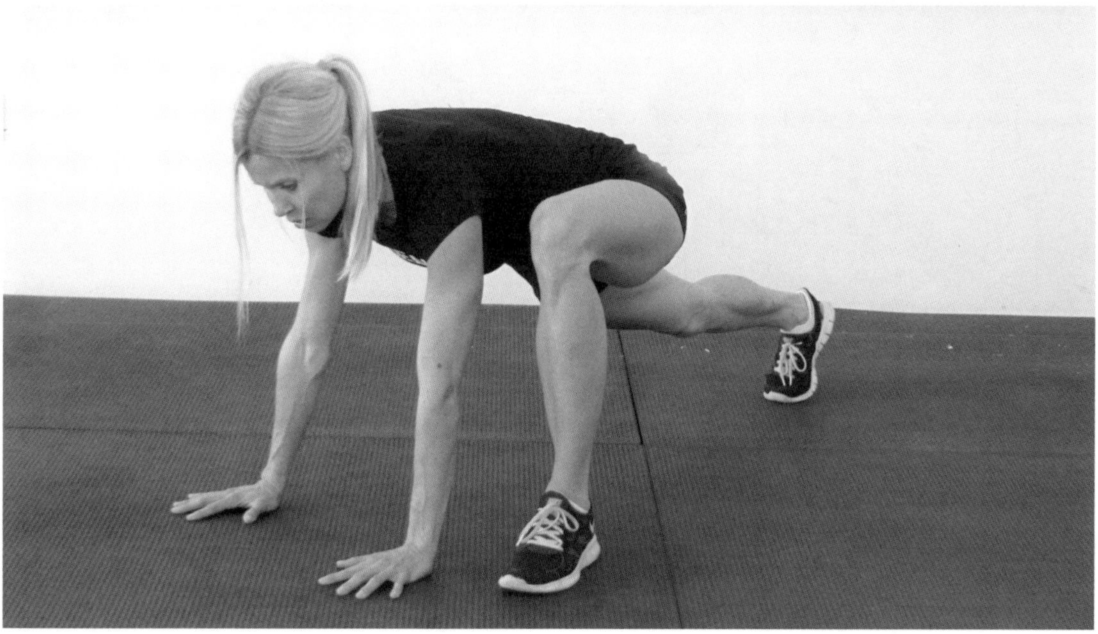

BERGSTEIGER

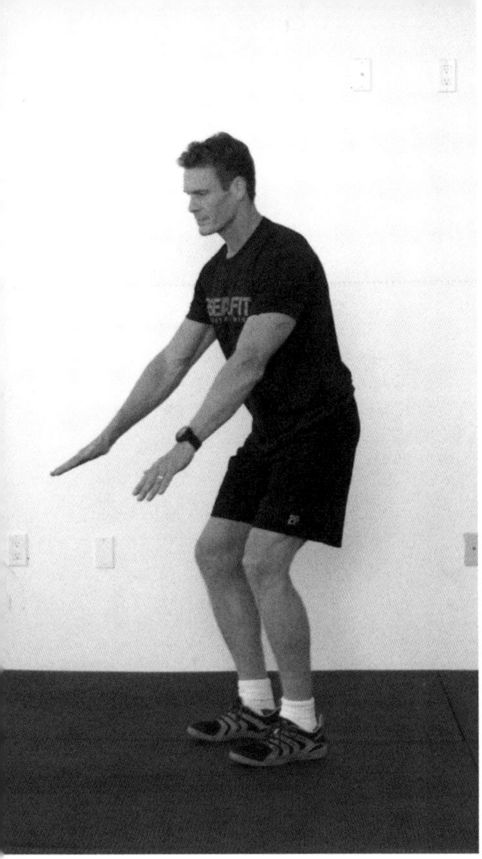

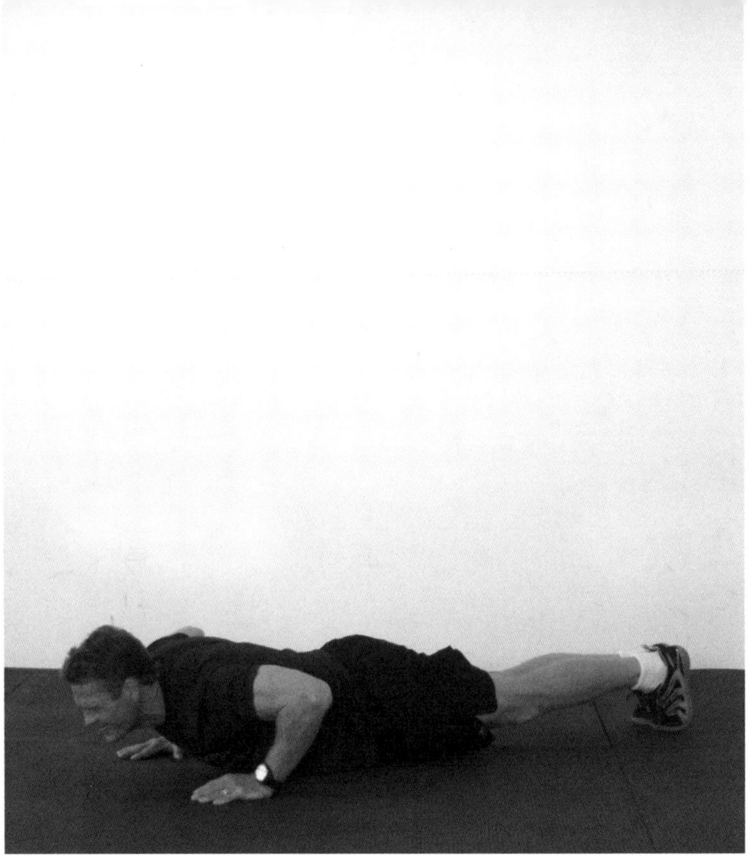

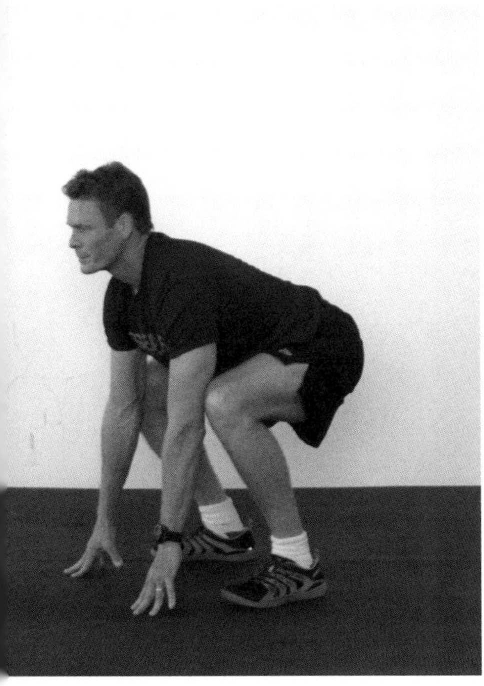

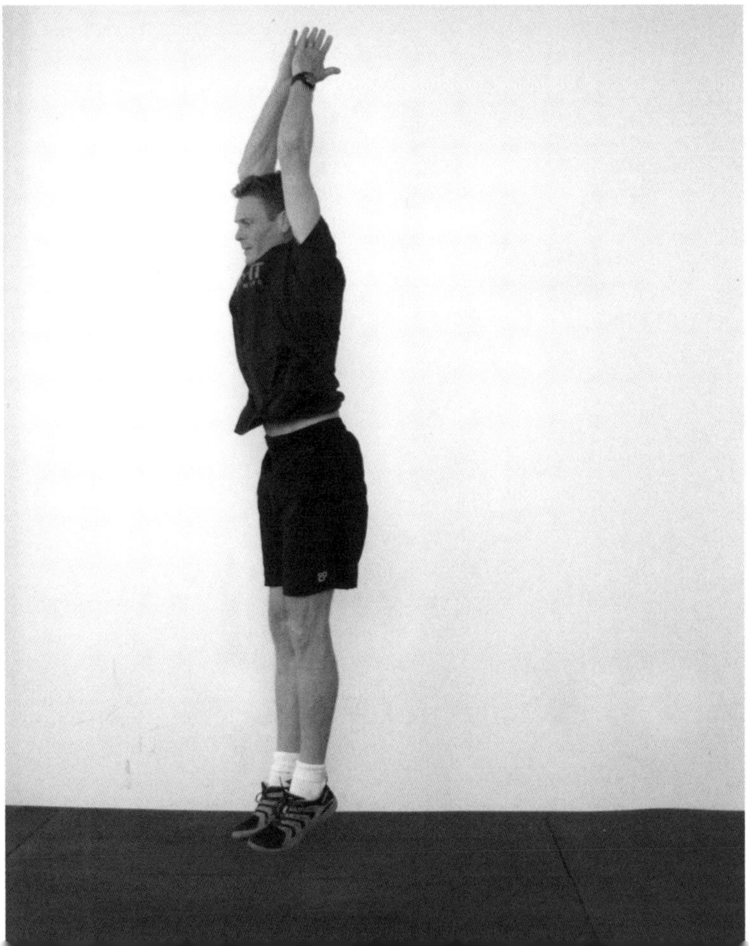

BURPEE

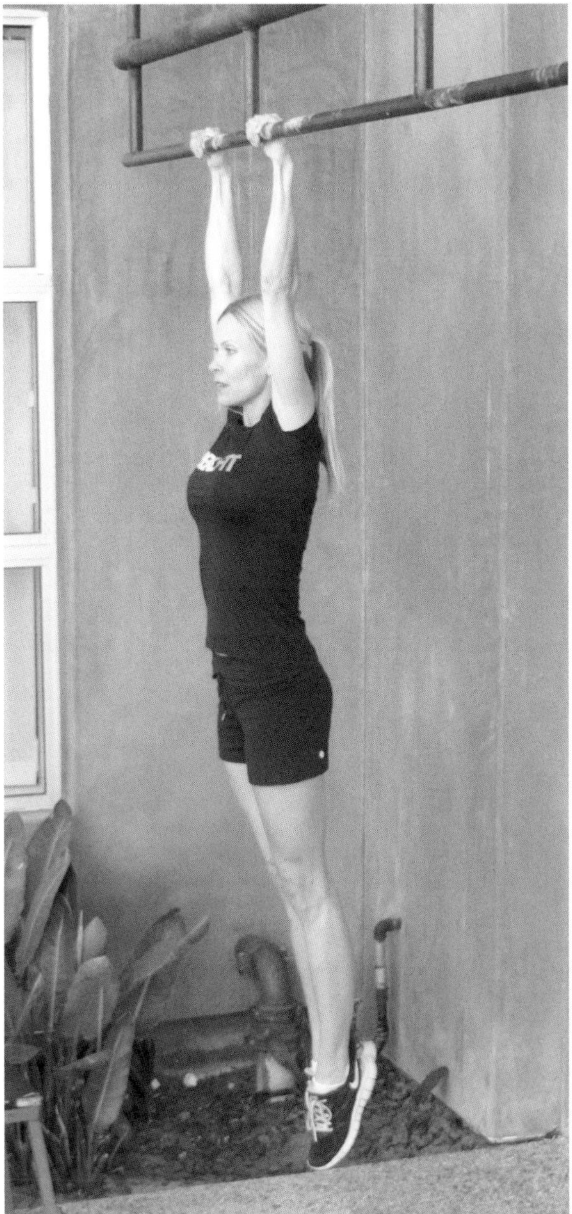 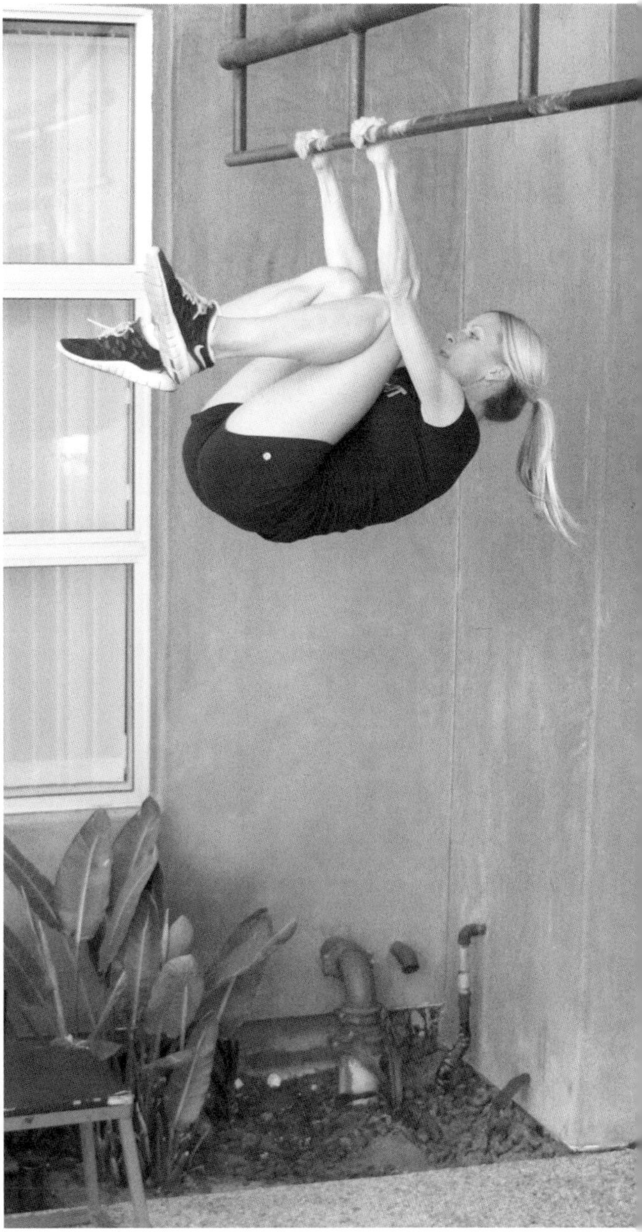

KNIE ZU DEN ELLENBOGEN

MITTWOCH [WOCHE 1: DIE BASIS]

BASELINE: Vorbereitungs-SOP und Box-Atmung

- ROM-Übungen
- 400 m Laufen
- 5 Durchgänge: 5 Air Squats, 5 Back Squats (Langhantel), 5 Liegestütze, 5 Sit-ups

KRAFT: Front Squat: 5 Wiederholungen × 5 Sätze

LEISTUNGSFÄHIGKEIT: So viele Durchgänge wie möglich (AMRAP) in 10 Minuten

- 5 Klimmzüge (je nach Bedarf anpassen)
- 7 Liegestütze
- 9 Front Squats (20 kg/16 kg)

DURCHHALTEVERMÖGEN: SEALfit-Yoga: Übungsreihe B oder aktives Dehnen. Essen und trinken Sie innerhalb von 30 Minuten nach dem Training. Notieren Sie Ihre Ergebnisse (Nachbereitungs-SOP).

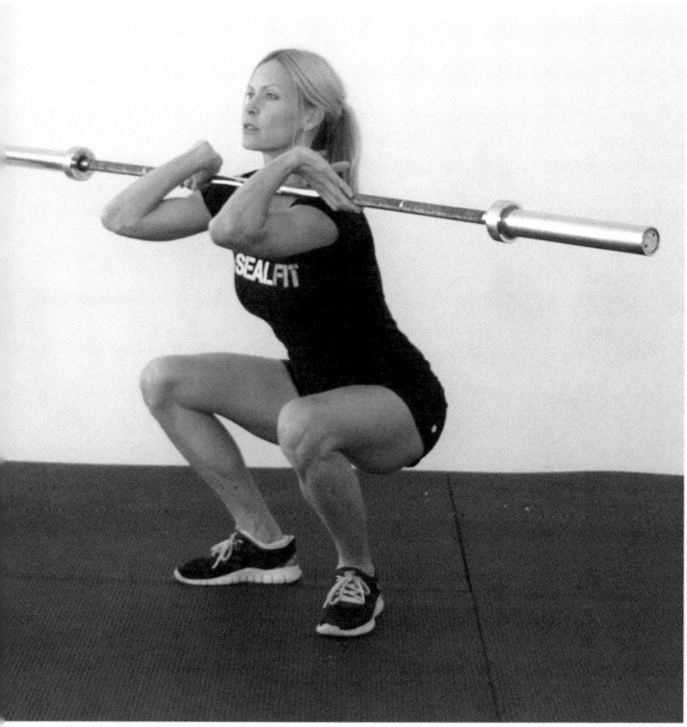
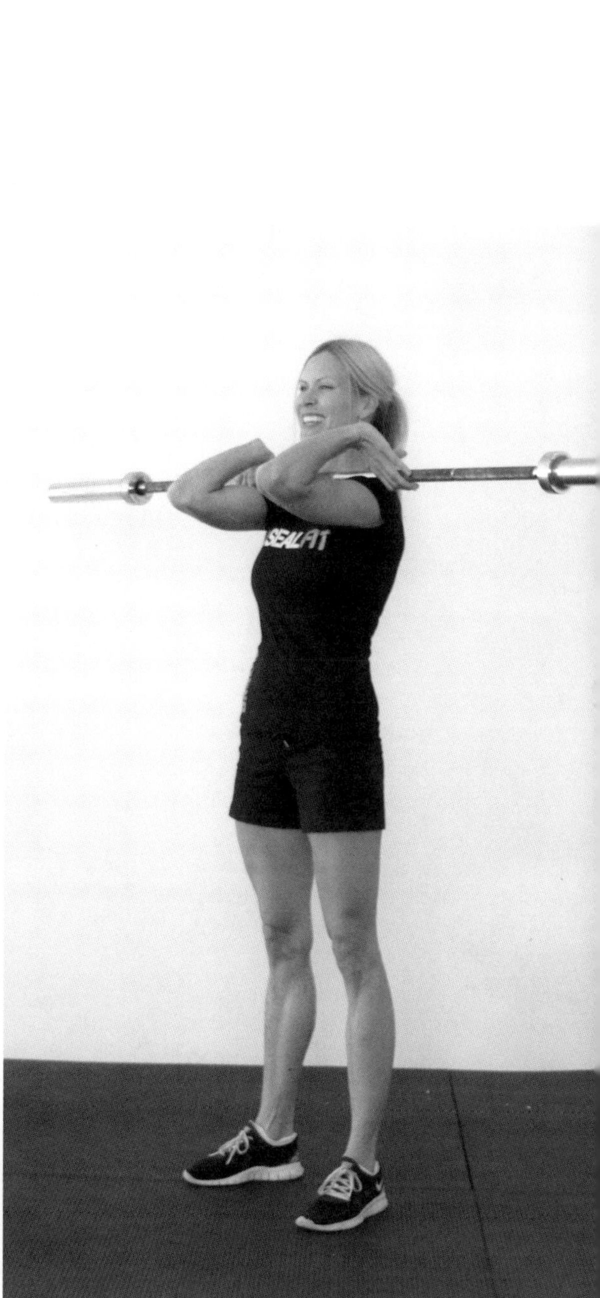

FRONT SQUAT

DONNERSTAG [WOCHE 1: DIE BASIS]

BASIS: Vorbereitungs-SOP und Box-Atmung

- ROM-Übungen
- 20 Minuten Grinder PT

AUSDAUER: 10 Minuten langsames Laufen, Gepäckmarsch oder Schwimmen.

DURCHHALTEVERMÖGEN: SEALfit-Yoga oder aktives Dehnen. Essen und trinken Sie innerhalb von 30 Minuten nach dem Training. Notieren Sie Ihre Ergebnisse (Nachbereitungs-SOP).

FREITAG

BASIS: Vorbereitungs-SOP und Box-Atmung

- ROM-Übungen
- 3 Durchgänge: 150 m Rudern, 10 Air Squats, 10 Front Squats (Langhantel)

KRAFT: Overhead Squat: 5 Wiederholungen × 5 Sätze

LEISTUNGSFÄHIGKEIT: 10 – 9 – 8 – 7 – 6 – 5 – 4 – 3 – 2 – 1 (10 Wiederholungen jeder Übung, gefolgt von 9 Wiederholungen jeder Übung etc.)

- Overhead Squats (Langhantel, leichte Langhantel oder PVC-Rohr)
- Step-ups mit jedem Bein (40 cm hohe Box)
- Sit-ups

DURCHHALTEVERMÖGEN: SEALfit-Yoga: Übungsreihe A oder aktives Dehnen. Essen und trinken Sie innerhalb von 30 Minuten nach dem Training. Notieren Sie Ihre Ergebnisse (Nachbereitungs-SOP).

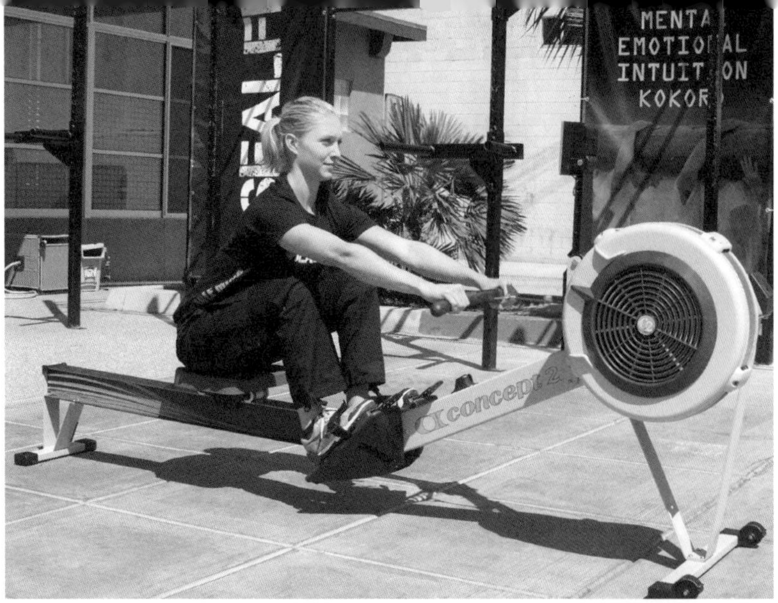

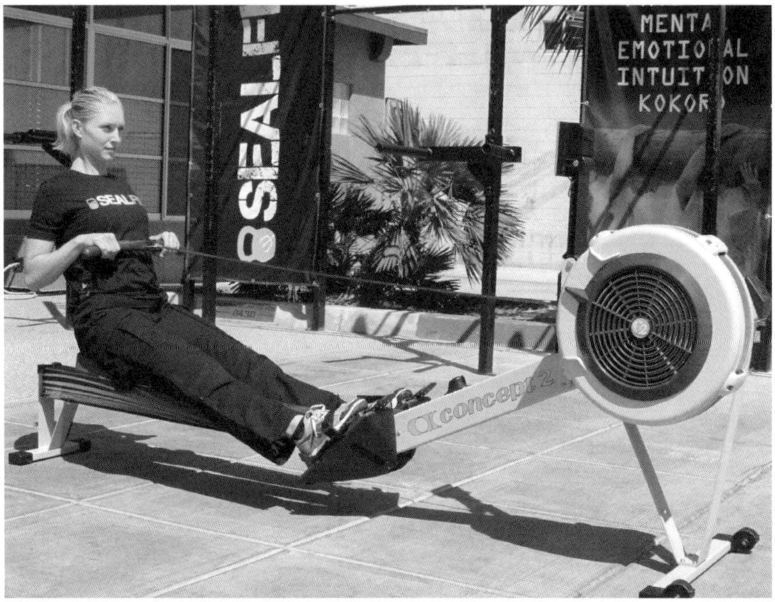

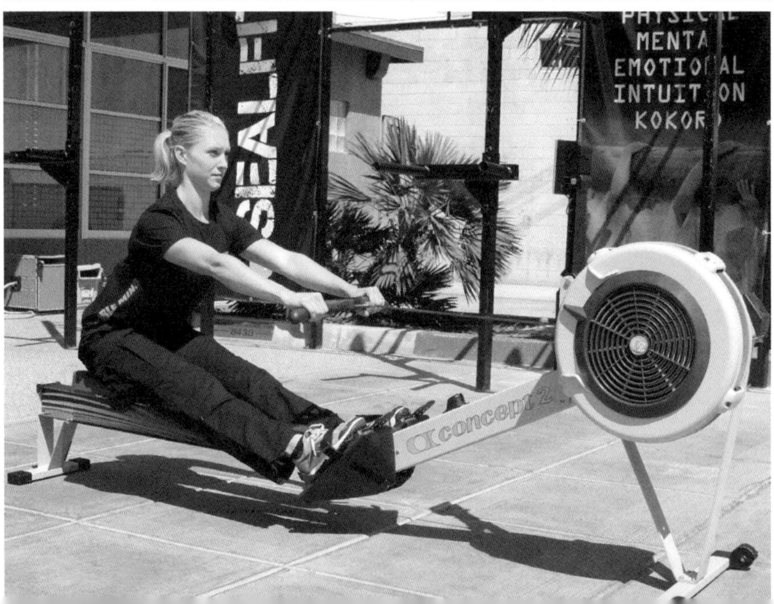

RUDERN

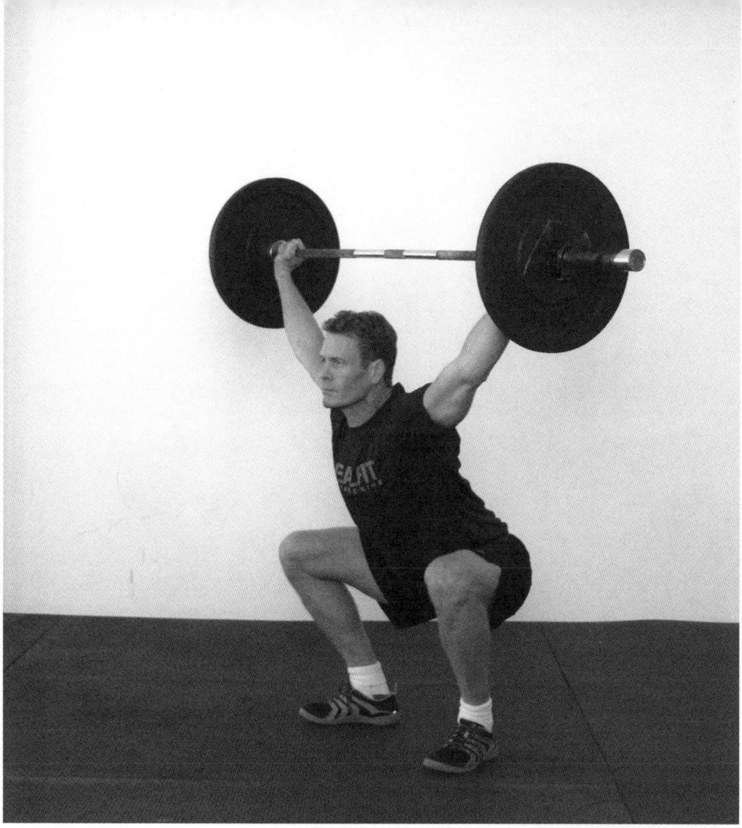

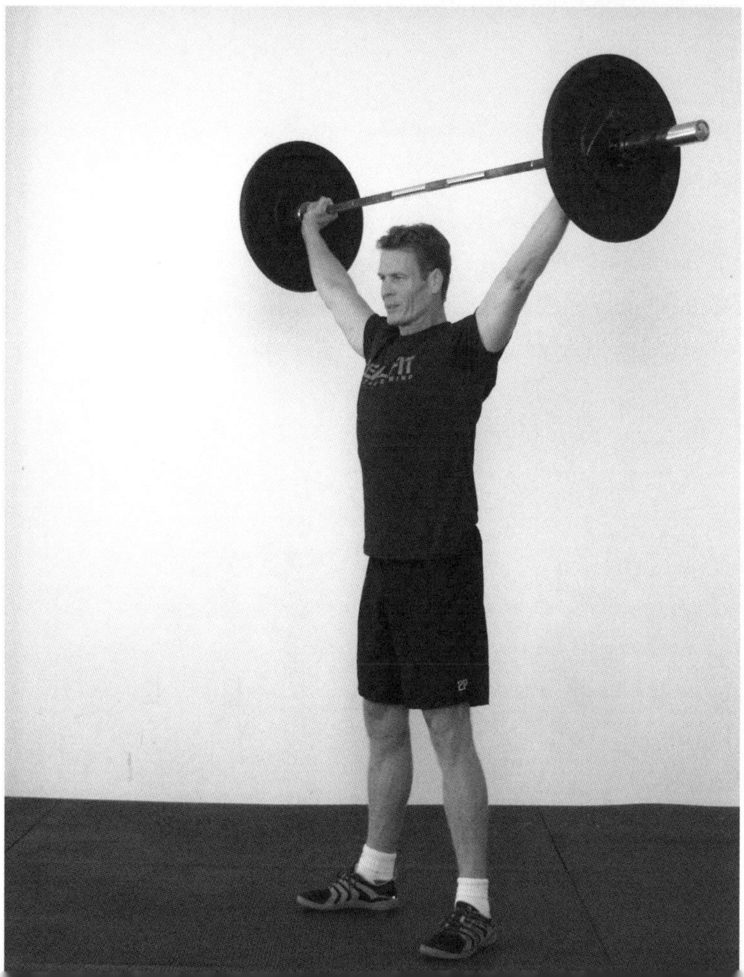

OVERHEAD SQUAT

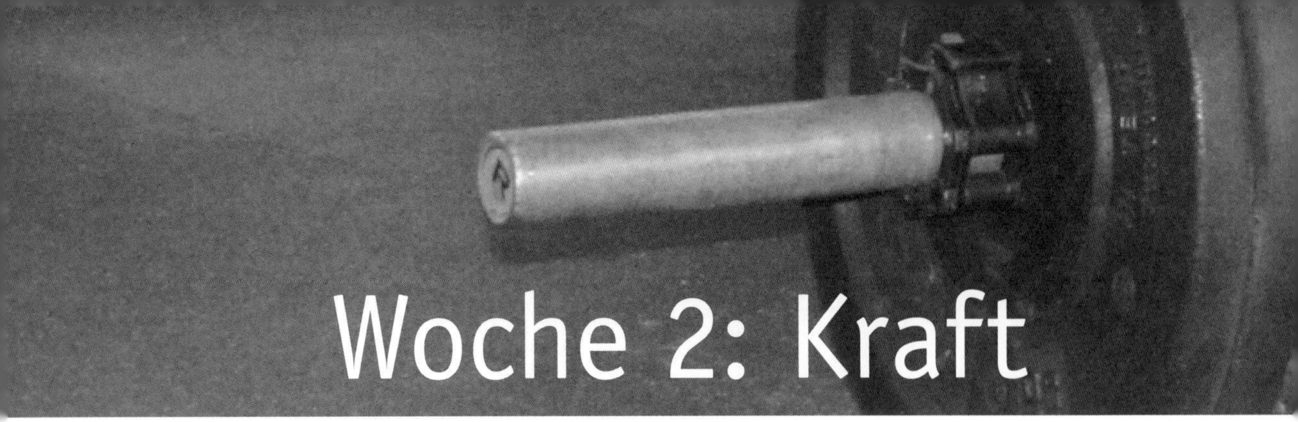

Woche 2: Kraft

SEALfit-Krafttraining findet an vier Tagen in der Woche statt, und dazu gehören (mit Ausnahmen) Übungen für den Unterkörper (Back Squat), den Oberkörper (Push Press) und den gesamten Körper (Kreuzheben, Bankdrücken). Overhead Squat, Klimmzüge mit Zusatzgewicht und Front Squat kommen gelegentlich dazu. Die Übungen auf die vier oben erwähnten zu beschränken führt zu konzentrierteren Ergebnissen. Als Zusatzlektüre empfehle ich *Starting Strength* von Mark Rippetoe. Zudem gibt es im SEALfit-YouTube-Channel erstklassige Übungsvideos.

Neulinge müssen sich auf die richtige Technik konzentrieren und leichtere Gewichte verwenden, bis sie die Übungen sicher beherrschen. Das Ego muss hintanstehen. Die Verletzungsgefahr ist groß, wenn man zu schnell zu viel Gewicht auflegt und womöglich anderen imponieren will. Kreuzheben und Back Squats brauchen Zeit, bis die notwendige Core-Kraft und genügend Stabilität im unteren Rücken entwickelt sind, die die Wirbelsäule während des Ausführens der Übung schützen.

Offensichtlich gehen groß gewachsene Ausdauersportler – wie ich – beim Kreuzheben und Back Squat ein gewisses Risiko ein. Ich habe mich in jungen Jahren zweimal am Rücken verletzt, weil ich bei diesen Übungen zu schnell zu weit gegangen bin. Große Triathleten werden niemals so viel heben wie ein kleiner Powerlifter. Und ein ehemaliger Powerlifter wird nie so schnell und so weit laufen wie ein ehemaliger Triathlet, das gleicht sich also aus. Als groß gewachsener Ausdauerathlet sollten Sie sich also gut überlegen, ob Sie zum Kreuzheben immer wieder das Gewicht erhöhen. Es gibt keinen Grund, jedes Mal das Maximalgewicht heben zu wollen. Sie haben mehr davon, wenn Sie mit zehn, fünf und drei Wiederholungen arbeiten. Meine beiden Verletzungen habe ich mir bei Einzelversuchen mit Maximalgewicht zugezogen. Seit ich gelernt hatte, richtig zu trainieren, bin ich verletzungsfrei.

Ganz einfach: Kraft steigert Ihr Durchhaltevermögen und die Fähigkeit, schwere Lasten zu tragen, was Sie für Ihr Team nützlicher macht.

Wir haben die vier wichtigsten Übungen wegen ihrer Einfachheit, Funktionalität und Eigenschaft, Kraft im ganzen Körper zu entwickeln, ausgewählt. Zudem können Sie damit auch schwere Gewichte zur Hochstrecke bringen. Schwere Gewichte heben zu können entwickelt Ihr Selbstbewusstsein und Ihren Mut. Außerdem wird Ihr neuroendokrines System angeregt, Wachstumshormone auszuschütten, wenn Sie Ihr eigenes Körpergewicht oder größere Lasten heben. Alle vier Übungen sind dafür geeignet.

Das achtwöchige Advanced-Operator-Training umfasst Krafttrainingseinheiten, um Kraft, Kraftausdauer, Maximalkraft, Schnellkraft und schließlich die persönliche Maximalleistung zu optimieren. Vor der Woche der geplanten Spitzenleistung steht eine Woche Erholung auf dem Programm, damit Körper und Geist die notwendige Pause erhalten.

Während des Basistrainings arbeiten Sie sich an Ihre Maximalbelastung heran, indem Sie mit leichten Gewichten und vielen Wiederholungen beginnen. Beim eigentlichen Krafttraining erhöhen Sie dann nach und nach das Gewicht und reduzieren die Anzahl der Wiederholungen, bis Sie sich der Maximalleistung bei einer Wiederholung nähern. Dieser Abschnitt sollte 10 bis 15 Minuten dauern.

Sie beginnen mit der tatsächlichen Krafttrainingseinheit, wenn Sie (und Ihr Team) mit dem Aufwärmen zufrieden und an der Arbeitslast angekommen sind. Nun folgen Sie dem Plan – einer vorgeschriebenen Anzahl von Sätzen und Wiederholungen, fünf oder zehn Prozent unterhalb Ihrer Maximalleistung. Dieses Training im submaximalen Leistungsbereich fördert den Muskelaufbau. Die Anzahl der Sätze und Wiederholungen variiert in jeder Phase.

Für das Krafttraining gibt es keine notwendige zeitliche Begrenzung. Im SEALfit-Hauptquartier trainieren wir Kraft auf muntere, methodisch korrekte, aber dennoch zwanglose Weise. Nervosität ist nicht angebracht. Viel wichtiger ist es, entspannt und konzentriert zu bleiben, darauf zu achten, was in einem selbst und um einen herum vor sich geht und so für sichere Trainingsbedingungen zu sorgen. Gleichzeitig kann man reden, Ideen austauschen, einen Teamkameraden korrigieren und ganz allgemein den Teamgeist fördern.

WOCHE 2, NEUE BEWEGUNGEN: Strict Press, Ringe-Klimmzug in Rückenlage, Ausfallschritt, Push Press, Ballschmettern, Push Jerk

Bewegungen im Krafttraining mit Overhead Press:

- Strict Press
- Push Press
- Push Jerk

Die Ausgangs- und Endstellung ist immer gleich. Der Unterschied besteht darin, wie das Gewicht über den Kopf geführt wird.

Absolvieren Sie einen **Strict Press** so, dass die Langhantelstange nur auf Ihren Schultern und nicht auf den Armen aufliegt. Das verlangt Beweglichkeit. Sie greifen die Stange mit der ganzen Hand, nicht mit den Fingerspitzen wie zum Front Squat. Die Ellenbogen zeigen nach unten. Aus dieser Stellung drücken Sie die Hantel nach oben, bis das Gewicht sicher über Ihrem Kopf etwas hinter den Ohren zur Ruhe kommt. Ihre Beine sind gestreckt, Gesäß, Core und Oberschenkelrückseite sind aktiviert.

Für den **Push Press** fügen Sie einen sogenannten Dip Drive hinzu, damit Ihre Beine sich am Ablauf beteiligen. Diese explosive Tief-Hoch-Bewegung wirft die Hantel förmlich von Ihrer Brust nach oben. Beenden Sie die Bewegung, indem Sie die Arme auf dieselbe Weise wie zum Strict Press strecken. Normalerweise schaffen Sie mit Push Press 30 Prozent mehr Last. Er ist im Vergleich zum Strict Press eine funktionalere Bewegung, andererseits kann man damit die Maximalkraft weniger gut abschätzen. Zu den wichtigsten Tipps gehört: Beugen Sie sich in den Knien, nicht in der Taille, und atmen Sie vor dem Dip ein – nicht währenddessen! Bringen Sie das Gewicht mit den Beinen in Schwung, und strecken Sie die Arme erst zum Abschluss: Dip, Schwung, Drücken!

Der **Push Jerk** ist, noch mehr als Strict Press und Push Press, eine schnelle, aggressive Bewegung. Die Konzentration liegt darauf, mit dem Körper unter die Stange zu springen, anstatt sie mit den Armen nach oben zu drücken. Nach dem Dip und nachdem Sie die Stange nach oben weg von den Schultern geschwungen haben, springen Sie so unter die Stange, dass Sie das Gewicht in einer Bewegung mit gestreckten Armen über dem Kopf wieder annehmen. Diese Technik des olympischen Gewichthebens ist auch als Ausstoßen (engl. Jerk), ein Teil des Umsetzens und Ausstoßens (Clean und Jerk) bekannt und kann für Anfänger sehr unangenehm sein. Arbeiten Sie mithilfe einer PVC-Stange an der Ausführung, um sich die Technik anzueignen. Betrachten Sie die Videos (www.sealfit.com/videos) oder – noch besser – arbeiten Sie mit einem Coach, der Ihnen olympisches Gewichtheben beibringt. Mit dem Push Jerk bringen Sie 30 Prozent mehr Gewicht zur Hochstrecke als mit dem Push Press, sofern Ihre Bewegungsausführung stimmt.

Integrität

»Leutnant Divine, ich muss mit Ihnen sprechen, Sir.« Johnson linste nervös durch den Türspalt in den Alpha-Platoon-Raum.

»Was gibt's«, fragte ich, damit beschäftigt, Vorbereitungen für unseren bevorstehenden Desert-Shield-Einsatz im Irak zu treffen.

»Nun, Sir, sehen Sie, äh …«

»Spucken Sie es aus, Johnson, ich habe noch viel zu tun, und Sie sicher auch.«

»Ich werde nicht mitgehen.«

»Was meinen Sie damit genau? … Wohin gehen Sie nicht?«

»Ich gehe nicht in den Irak.« Er sah mich seltsam an.

Zuerst glaubte ich ihm nicht, aber sein Gesichtsausdruck … Er machte mich hellhörig. Das war bei den SEALs noch nie vorgekommen.

»Ich bin Kriegsdienstverweigerer.«

»Wie, zum Teufel ... meinen Sie das ernst? Nach all der Schinderei, um in BUD/S zu kommen, dem vielen Training, einem Jahr Zusatzausbildung mit dem Alpha Platoon wollen Sie nichts davon anwenden? Johnson, wissen Sie, was Integrität ist? Wenn Sie tun, was Sie sagen, und sagen, was Sie denken. Sie haben gerade zwölf Monate Alpha-Platoon-Integrität gebrochen. Sie wussten die ganze Zeit, dass wir wahrscheinlich in den Krieg ziehen. Und jetzt, am Rande der Rampe, lassen Sie uns im Stich.«

Sein Gesicht erstarrte, er schaute zu Boden. Vor mir stand ein Dreizack-Träger, der bei den SEALs nur testen wollte, ob er es schafft, aber nie die Absicht hatte, den Job zu erledigen. Er würde mir nie mehr in die Augen schauen können. Was für eine Verschwendung!

Integritätsbrüche müssen nicht so himmelschreiend sein, um den Charakter oder das Vertrauen des Teams anzugreifen. Ich bin sicher, Sie haben viele lächelnde Drecksäcke getroffen, die freundlich tun und Ihnen dann in den Rücken fallen. Das ist es, was Johnson seinem Team antat.

Wir haben alle Schwachpunkte. Nehmen Sie sich etwas Zeit, um über Integritätsbrüche in Ihrem Leben nachzudenken. Schreiben Sie sie auf – und Ihren Plan, sie zu ändern, gleich dazu. Es wird Zeit, im Kleinen wie im Großen ehrlich zu sein. Achten Sie auf Ihre Gedanken. Sprechen Sie nur die Wahrheiten aus, die hilfreich und positiv sind. Andernfalls schweigen Sie. Lassen Sie Ihr Handeln für Ihren Charakter sprechen.

Alles Gute, bleiben Sie konzentriert, und haben Sie viel Spaß!

MONTAG

BASIS: Vorbereitungs-SOP und Box-Atmung

- ROM-Übungen
- 30 – 20 – 10 Wiederholungen: Hampelmänner, Air Squats, Armkreisen

KRAFT: Strict Press: 5 Wiederholungen × 5 Sätze

LEISTUNGSFÄHIGKEIT: Folgendes auf Zeit

- 1000 m Rudern
- 25 Strict Presses (20 kg/16 kg)
- 20 Ringe-Klimmzüge in Rückenlage

DURCHHALTEVERMÖGEN: SEALfit-Yoga: Schulterbeweglichkeitsübung oder aktives Dehnen. Essen und trinken Sie innerhalb von 30 Minuten nach dem Training. Notieren Sie Ihre Ergebnisse (Nachbereitungs-SOP).

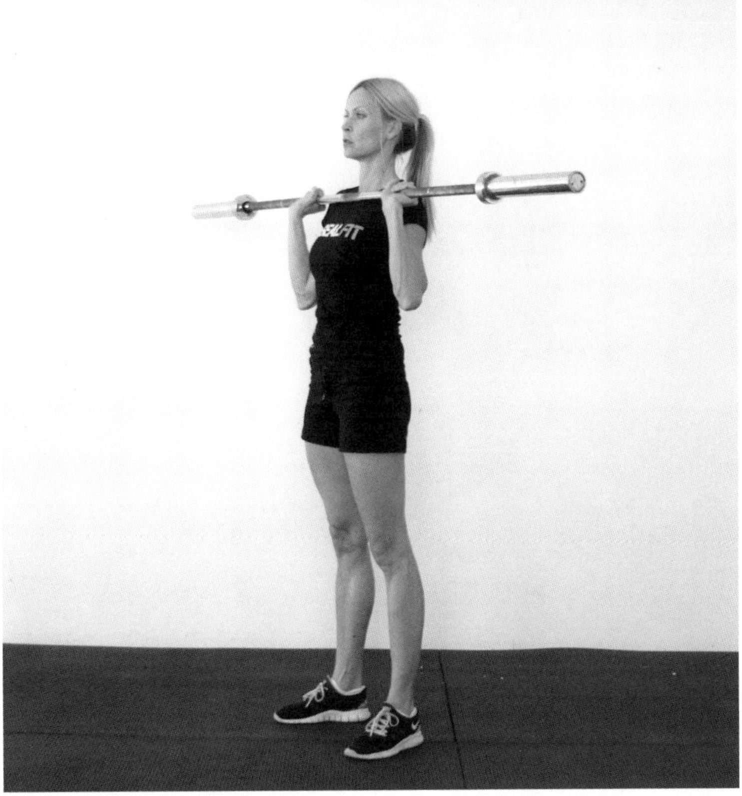

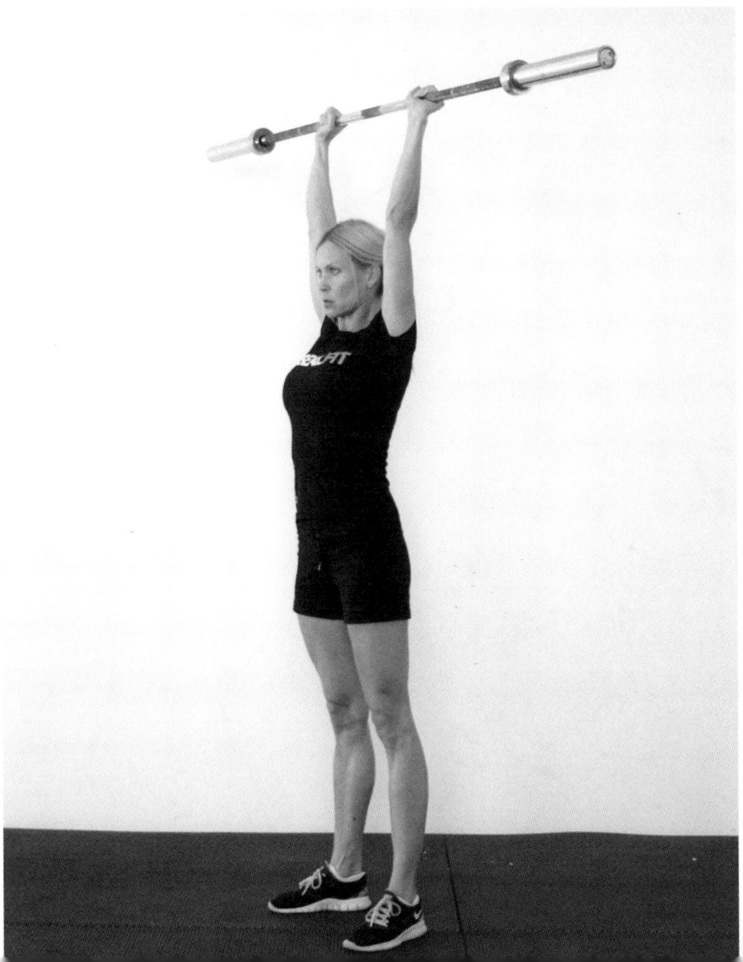

STRICT PRESS

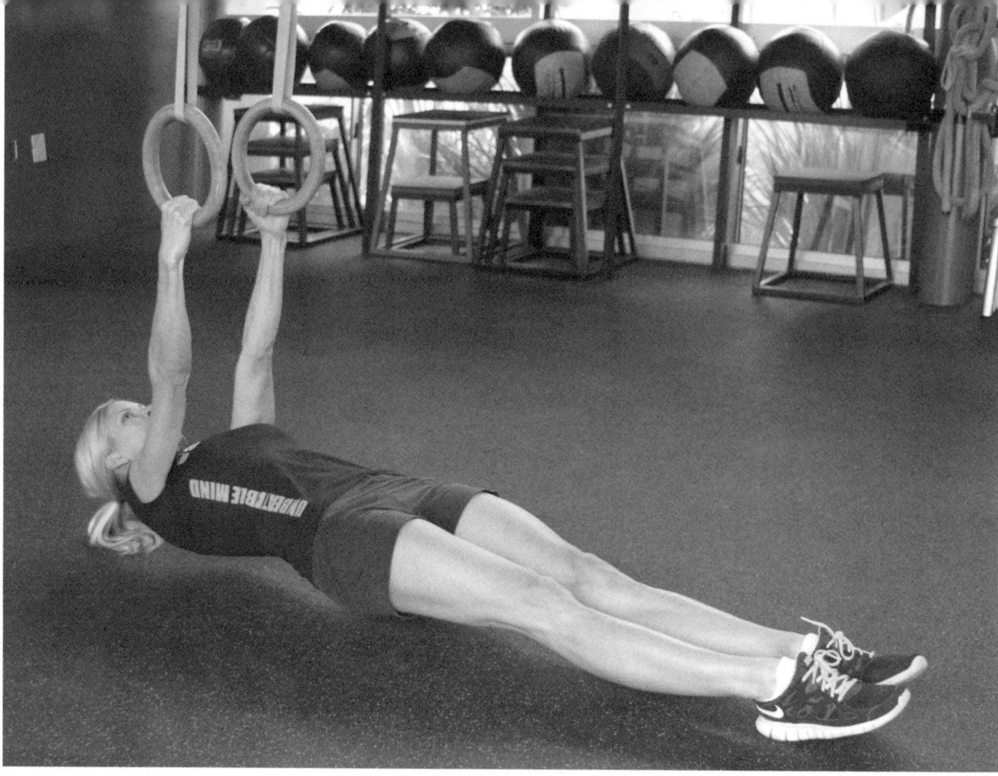

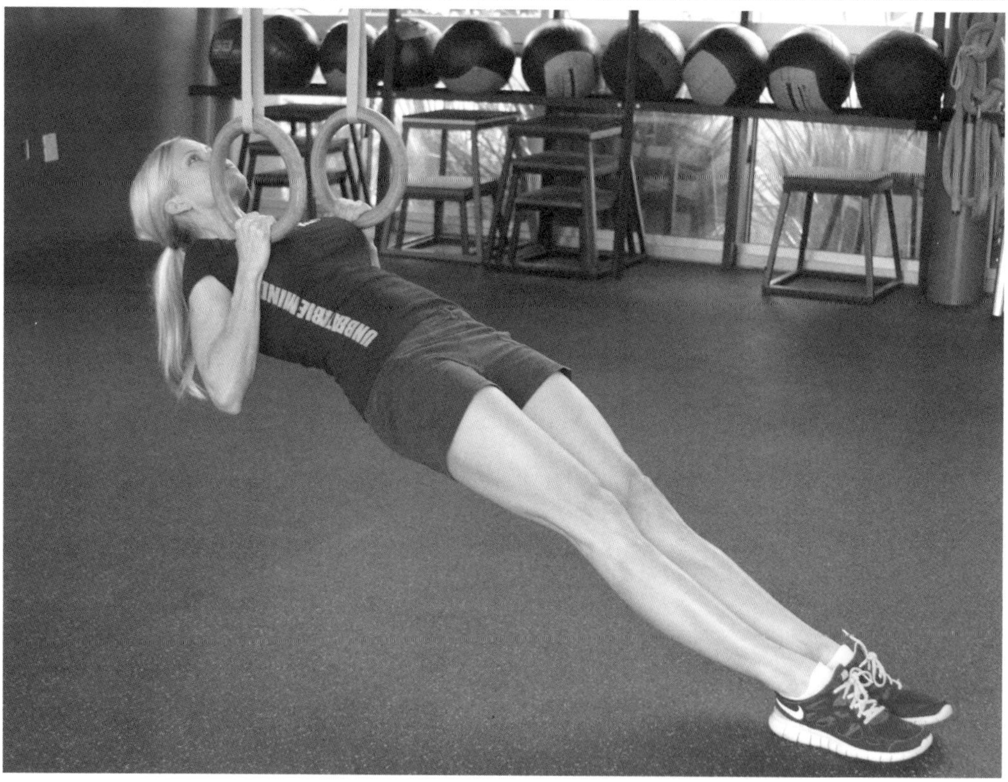

RINGE-KLIMMZUG IN RÜCKENLAGE

[WOCHE 2: KRAFT] DIENSTAG

BASIS: Vorbereitungs-SOP und Box-Atmung

- ROM-Übungen
- 500 m Laufen
- 3 Durchgänge: 5 Ausfallschritte mit jedem Bein, 10 Liegestütze, 15 Sit-ups

LEISTUNGSFÄHIGKEIT: So viele Durchgänge wie möglich (AMRAP) in 20 Minuten

- 25 m Ausfallschritte gehen
- 10 Burpees
- 25 m locker zum Ausgangspunkt zurücklaufen

DURCHHALTEVERMÖGEN: SEALfit-Yoga: Hüftbeweglichkeitsübung oder aktives Dehnen. Essen und trinken Sie innerhalb von 30 Minuten nach dem Training. Notieren Sie Ihre Ergebnisse (Nachbereitungs-SOP).

MITTWOCH [WOCHE 2: KRAFT]

BASIS: Vorbereitungs-SOP und Box-Atmung

- ROM-Übungen
- 3 Durchgänge: 200 m Laufen, 5 Strict Presses (20 kg/16 kg), 5 Dips, 5 Sprungkniebeugen

KRAFT: Push Press: 5 Wiederholungen × 5 Sätze

LEISTUNGSFÄHIGKEIT: 4 Durchgänge auf Zeit

- 400 m Laufen
- 10 Push Presses (20 kg)
- 10 Ballschmettern (10 kg/6 kg)

DURCHHALTEVERMÖGEN: SEALfit-Yoga: Übungsreihe A oder aktives Dehnen. Essen und trinken Sie innerhalb von 30 Minuten nach dem Training. Notieren Sie Ihre Ergebnisse (Nachbereitungs-SOP).

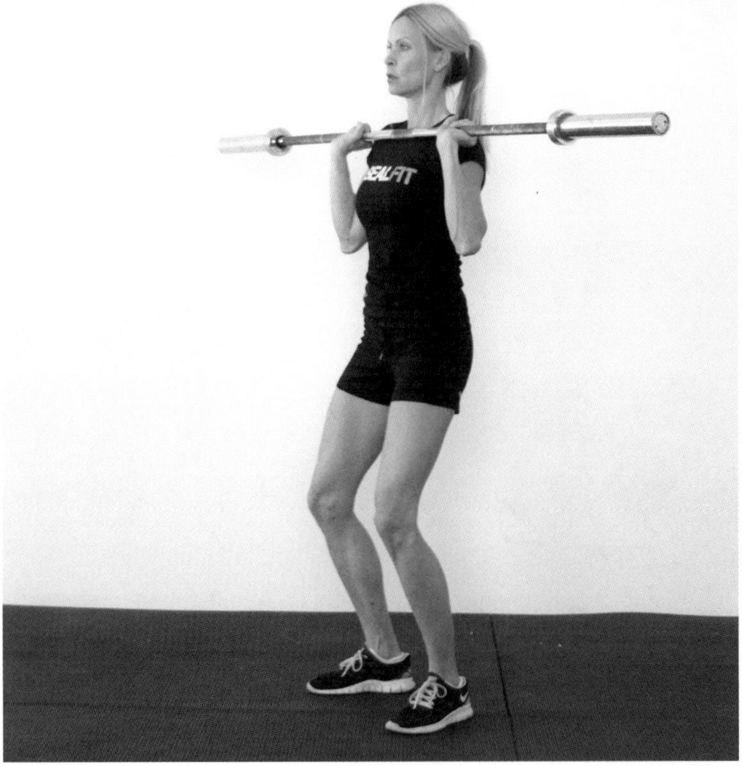

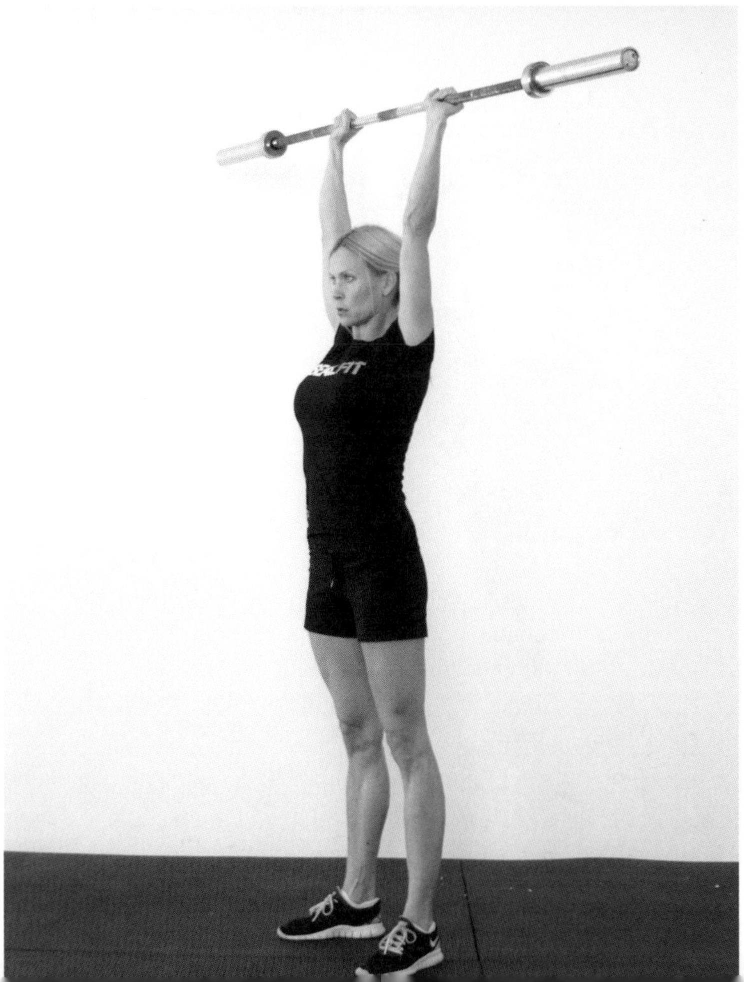

PUSH PRESS

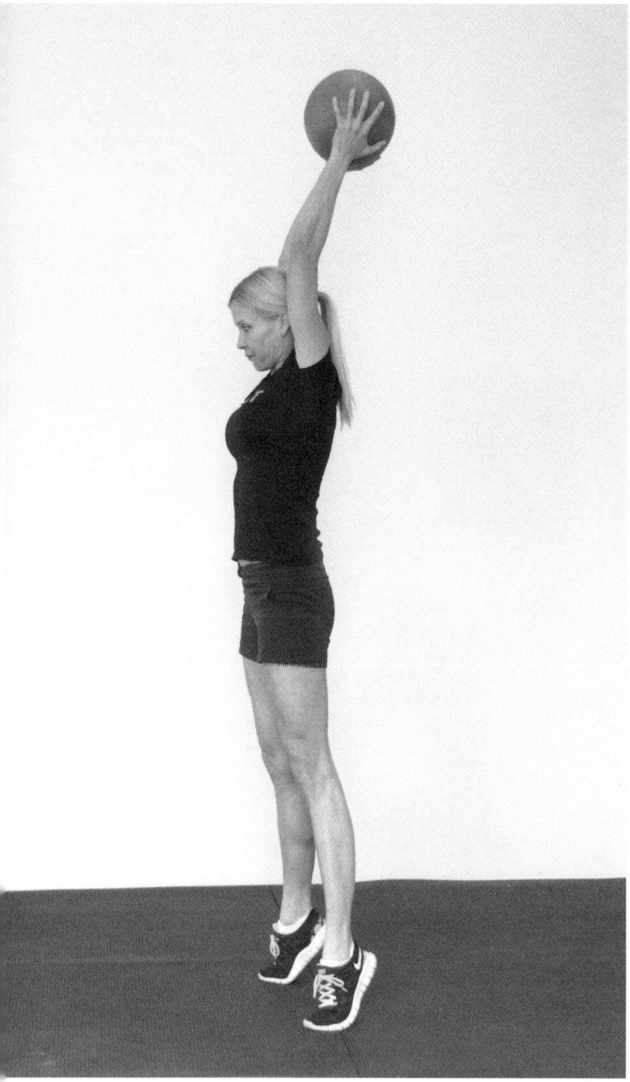

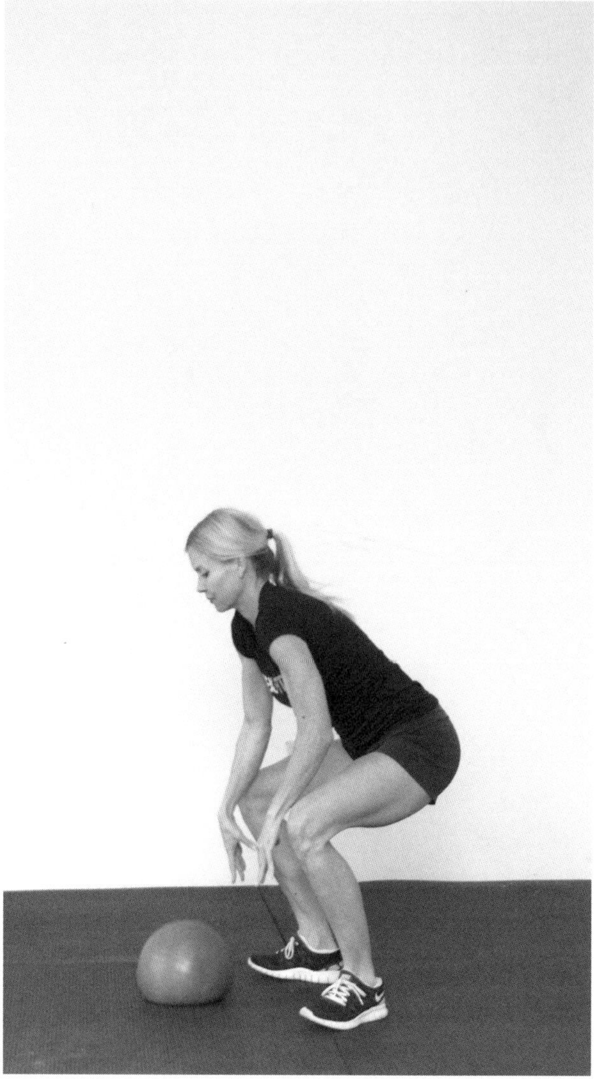

BALLSCHMETTERN

[WOCHE 2: KRAFT] DONNERSTAG

BASIS: Vorbereitungs-SOP und Box-Atmung

- ROM-Übungen
- 20 Minuten Grinder PT

AUSDAUER: 15 Minuten langsames Laufen, Gepäckmarsch oder Schwimmen

DURCHHALTEVERMÖGEN: SEALfit-Yoga (jegliche Form) oder aktives Dehnen. Essen und trinken Sie innerhalb von 30 Minuten nach dem Training. Notieren Sie Ihre Ergebnisse (Nachbereitungs-SOP).

FREITAG [WOCHE 2: KRAFT]

BASIS: Vorbereitungs-SOP und Box-Atmung

- ROM-Übungen
- 250 m Rudern, 15 Liegestütze
- 250 m Rudern, 15 Push Presses (20 kg/16 kg)

KRAFT: Push Jerk: 5 Wiederholungen × 5 Sätze

LEISTUNGSFÄHIGKEIT: 21 – 15 – 9 Wiederholungen auf Zeit (21 Wiederholungen jeder Übung, gefolgt von 15 Wiederholungen und dann 9)

- 4-count Bergsteiger
- Push Jerks (20 kg/16 kg)
- Sit-ups

DURCHHALTEVERMÖGEN: SEALfit-Yoga: Übungsreihe B oder aktives Dehnen. Essen und trinken Sie innerhalb von 30 Minuten nach dem Training. Notieren Sie Ihre Ergebnisse (Nachbereitungs-SOP).

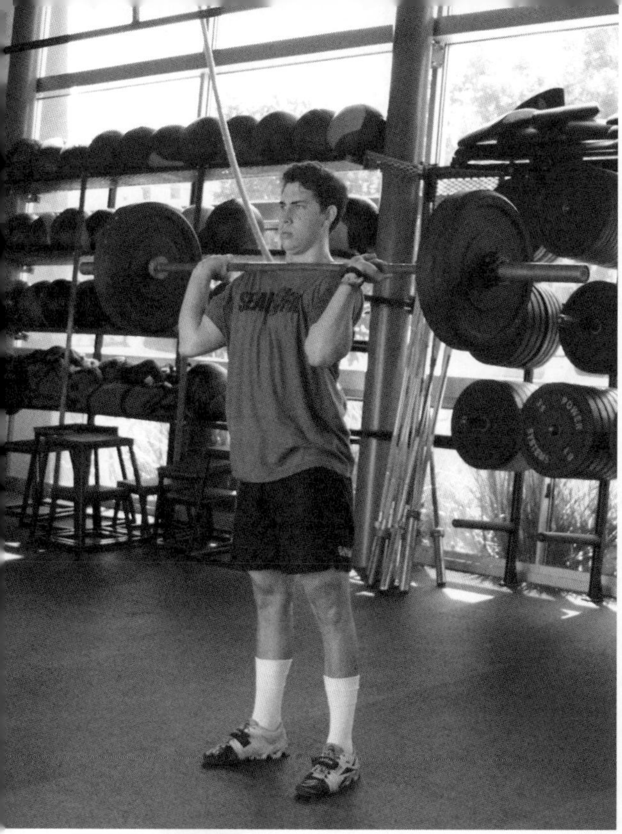

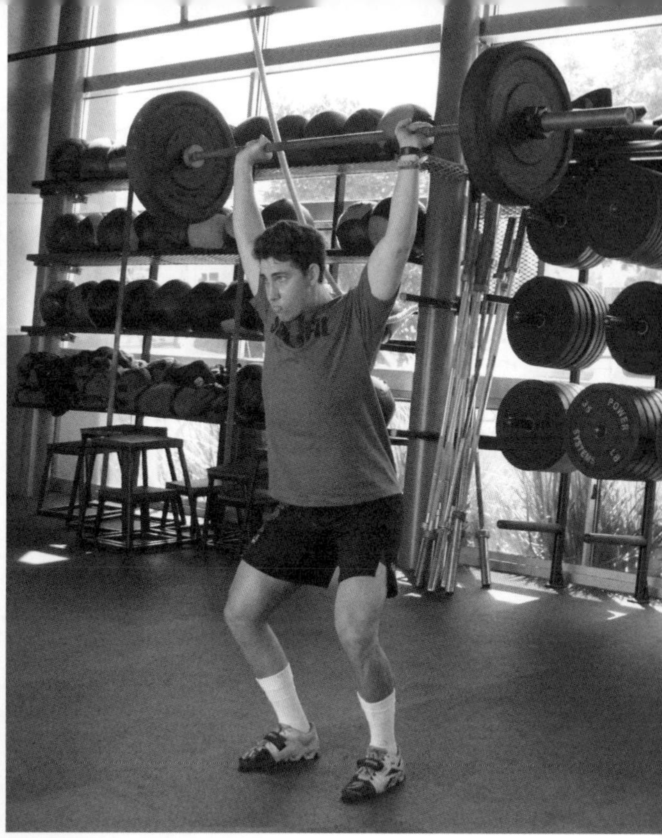

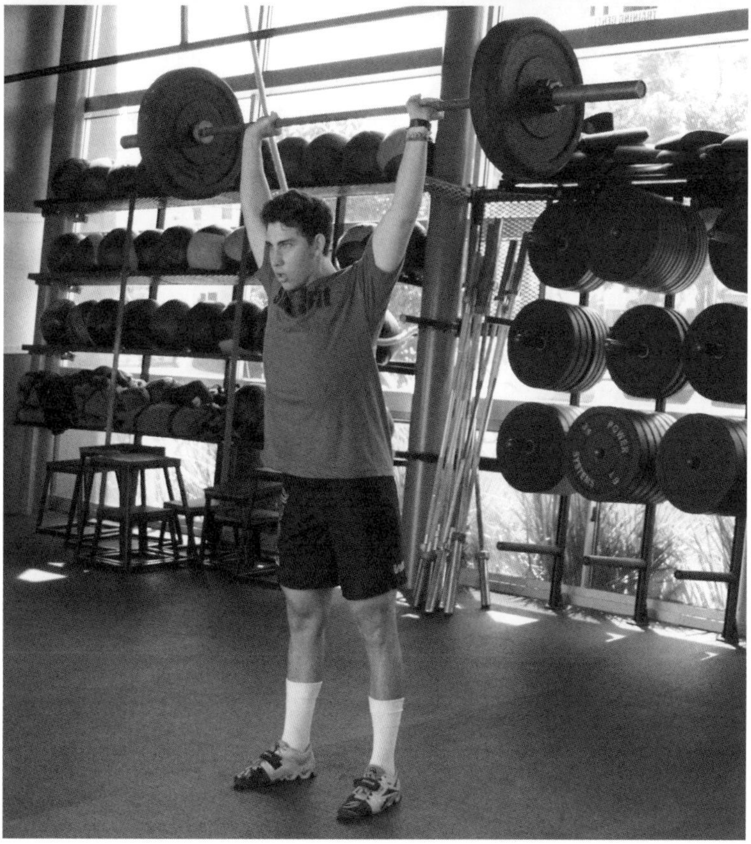

PUSH JERK

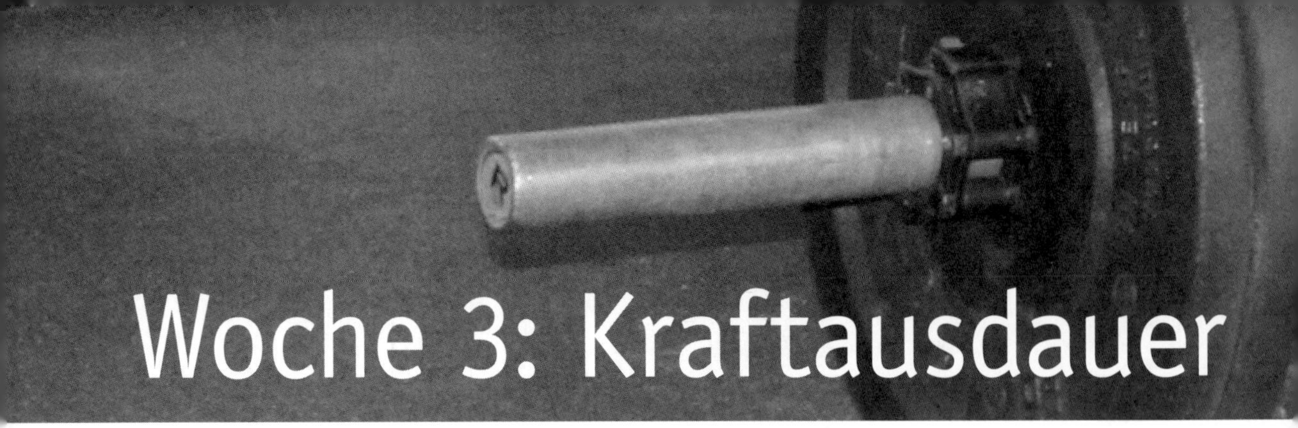

Woche 3: Kraftausdauer

Der Bereich Kraftausdauer steigert Intensität und Geschwindigkeit, aber es handelt sich dabei nicht um intensives Intervalltraining. Ich charakterisiere das Training zur Kraftausdauer als moderat intensives Umfangstraining mit vorrangig zwei Modellen:

1. Der *Chipper* »schrotet« sich durch eine große Anzahl von Wiederholungen, bevor er zur nächsten Übung wechselt. Beispiel: 50 x Kreuzheben mit 40 Prozent der Maximallast, gefolgt von 75 Kastensprüngen und zum Abschluss 800 Metern Kameradtragen.

2. Vollständige Durchgänge gehen nicht auf Zeit. Beispiel: Absolvieren Sie vier komplette Durchgänge von 12 x Kreuzheben mit 40 Prozent der Maximallast, 20 Kastensprüngen und 50 Metern Kameradziehen mit schwerem Band.

Ich liebe die Kraft- und Kraftausdauerphasen in einer Trainingseinheit. Sie vereinen Herausforderung mit Vergnügen, denn Zeitdruck spielt keine Rolle. Aber falls Sie schon den Schild senken wollten, halten Sie sich bereit. Danach trainieren wir die Leistungsfähigkeit!

WOCHE 3, NEUE BEWEGUNGEN: Push Press mit Kurzhantel, Kreuzheben, Thruster, Sumo-Kreuzheben mit High Pull, Ballwerfen, Dip, Power Clean

Ich kann nicht eindringlich genug auf die Wichtigkeit exakter technischer Ausführung während jeder einzelnen Wiederholung hinweisen. Denken Sie immer an die Grundlagen: Stand, Griff und Körperstellung.

Die richtige Ausgangsstellung für das **Kreuzheben** beginnt mit den Füßen unter der Hüfte – bekannt als Zugstellung. Greifen Sie die Hantelstange eine Daumenlänge entfernt vom glatten Teil an der Außenseite der Rändelung. Halten Sie das Gesäß unten, den Brustkorb hoch, und strecken Sie den Rücken. Schieben Sie zu Beginn eher den Boden von sich weg als mit den Armen zu ziehen. Vermeiden Sie das Greifen-und-Reißen-Syndrom. Streben Sie eine langsame Anhebephase an, bevor Sie mit offener Hüfte beschleunigen. Ihr Gewicht ruht auf den Fersen, und die Hantelstange ist so nahe an den Schienbeinen wie möglich. Am wichtigsten: Heben Sie mit den Beinen, nicht mit dem Rücken!

Der **Power Clean** beginnt genauso wie das Kreuzheben. Sobald sich allerdings die Hantelstange über den Knien befindet, springen Sie und heben die Stange in die Front-Squat-Rack-Position auf Ihre Schultern. Das Burgener-Aufwärmen, benannt nach Coach Mike Burgener, ist ein prima Hilfsmittel, um olympisches Gewichtheben zu erlernen. Ich empfehle Ihnen sehr, sich das Video anzuschauen (www.sealfit.com/videos), bevor Sie die Techniken anwenden.

Vertrauen Sie auf Ihr Gefühl

> Wenn Sie Ihre Boote mit voller Absicht verbrennen, erhöhen Sie das Risiko und entfernen das Sicherheitsnetz. Das mobilisiert das Team, sich mit äußerster Energie auf das Erfüllen des Auftrags zu konzentrieren. Aber es gibt keinen Weg zurück – Sie müssen sich Ihrer Entscheidung zu 100 Prozent sicher sein. Alle Ihre Fähigkeiten und Instinkte kommen in diesem Moment zum Tragen. Und dann legen Sie los. Wenn sich die Dinge nicht nach Plan entwickeln – und das werden sie nicht ... haben Sie keine andere Wahl, als einen Weg auf die andere Seite zu finden.

Als ich diese Sätze zur Gruppe sprach, kam eine Erinnerung an ein Geschehen in mir hoch, das passiert war, kurz bevor ich SEAL Team 3 für eine neue Aufgabe verließ.

DAS WETTER WAR RAU, MASSIVE Brandung donnerte. Alpha Platoon war kampfbereit. Es ging »nur« um einen Test der Einsatzbereitschaft – und das Bezwingen des miesen Wetters. Die Aufgabe: Eindringen in die Morro Bay an der Küste Nordkaliforniens mithilfe von Festrumpfschlauchbooten. Um die Boote zum Invasionspunkt zu navigieren, schickte Leutnant Englehart, der neue Platoon-Führer, Schwimmer-Scouts vorweg, um die Lage zu peilen. Es erschien riskant, und sein Team war ungeduldig. Der kommandierende Offizier saß mit im Boot, das steigerte seine Unruhe.

»Ich weiß nicht, Leutnant«, sagte Brown, der oberste Scout, nahe den Booten auftauchend. »Ich habe es in die äußere Zone geschafft. Die Wellen erreichen sechs Meter und kommen sehr schnell. Es ist grenzwertig.«

Englehart wollte, dass der Test glatt verläuft, der kommandierende Offizier wollte an die Grenzen gehen. Das Wetter brachte beide an den Rand. Englehart fühlte einen Klumpen in seinem Magen. Bilder verstreuter Körper blitzten in ihm auf. »Was meinen Sie, Brown?«

Brown schaute zum Horizont, sog die Luft ein. »Ich sage, wir lassen es.«

Der kommandierende Offizier kam herüber. Der Leutnant war in der Zwickmühle. Es war sein Platoon und sein Test, aber der Kommandierende war der Ranghöhere. Englehart vertraute den Booten in diesen Wellen nicht. Der Kommandierende wollte es durchziehen. Wenn es schiefginge, trüge der Kommandierende die Verantwortung.

»Wir machen es«, sagte der Leutnant. Die Navigatoren richteten die Boote Richtung Brandung aus und warteten auf einen Moment der Ruhe. Da! Die Motoren röhrten. Zwei Boote mit 16 SEALs rasten Richtung Schicksal. Keine Umkehr. Kämpfer auf dem Sprung, die Muskeln ungeduldig angespannt. Zwei Boote rasten Seite an Seite in eine heranrollende Welle. Sie schlug höher und höher. Eine Monsterwelle! Das Timing war absolut falsch.

Der Leutnant und der Kommandierende wechselten schnelle Oje-Blicke.

»Warten Sie ab!«

Die Boote hoben ab und landeten auf dem Rücken. Soldaten prasselten ins Meer und trieben auf der Oberfläche, manche bewusstlos. Sofort ging die Rettungsaktion los, Verletzte wurden auf alles gezogen, was Halt gab. Die SEALs schafften es schließlich bis zum Strand. Die Mission ging weiter.

»Ich werde nie wieder mein Bauchgefühl ignorieren«, sagte der Leutnant zu Brown, als er seinen Männern das Zeichen gab, aus dem Wasser zu kommen.

LERNEN SIE, AUF IHR GEFÜHL zu vertrauen. Achten Sie auf Empfindungen und Bilder, die Ihren Magen aufwühlen oder Ihnen Unbehagen einflößen. Sie könnten den Verlauf Ihres Lebens ändern.

Erhöhen Sie Ihre Aufmerksamkeit, wenn Sie trainieren. Achten Sie, während Sie an den Atem- und Meditationsübungen arbeiten, auf gute Signale. Sie können intuitiv das Spiel beeinflussen und geben Ihnen zu 100 Prozent die Freiheit, Sie selbst statt jemand anderes zu sein, wie es dem Leutnant widerfuhr.

Wie immer: Trainieren Sie hart, bleiben Sie auf der sicheren Seite, und viel Spaß!

MONTAG

BASIS: Vorbereitungs-SOP und Box-Atmung

- ROM-Übungen
- 400 m Laufen
- 10 – 8 – 6 – 4 – 2 Wiederholungen: Air Squats, Sprungklimmzüge

KRAFT: Kreuzheben: 5 Wiederholungen × 5 Sätze

LEISTUNGSFÄHIGKEIT: 5 Durchgänge auf Zeit

- 3 x Kreuzheben (45 kg/30 kg)
- 6 Push Presses mit Kurzhanteln (12 kg/7 kg)
- 9 Burpees

DURCHHALTEVERMÖGEN: SEALfit-Yoga: Übungsreihe A oder aktives Dehnen. Essen und trinken Sie innerhalb von 30 Minuten nach dem Training. Notieren Sie Ihre Ergebnisse (Nachbereitungs-SOP).

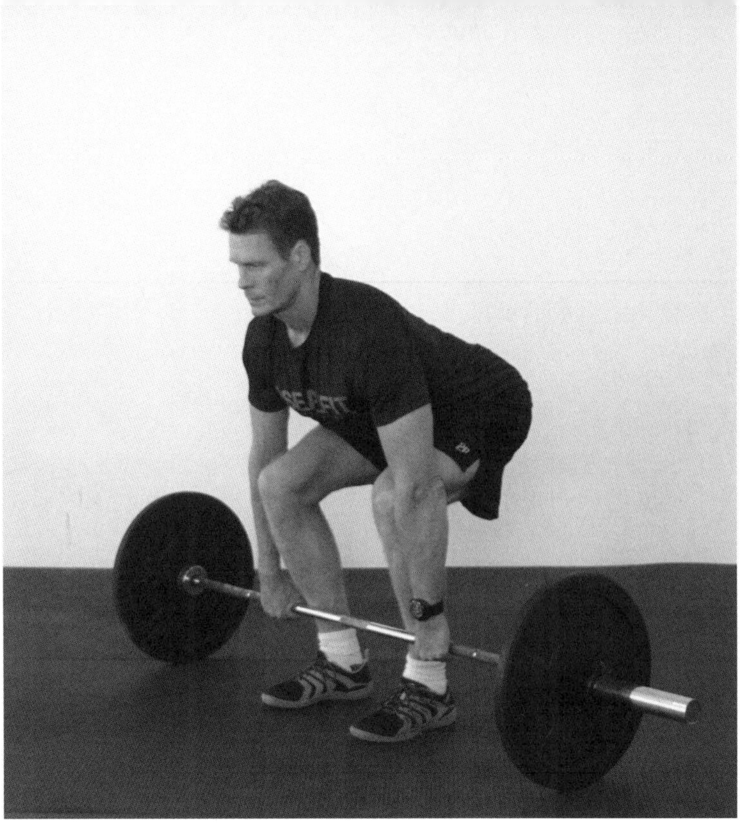

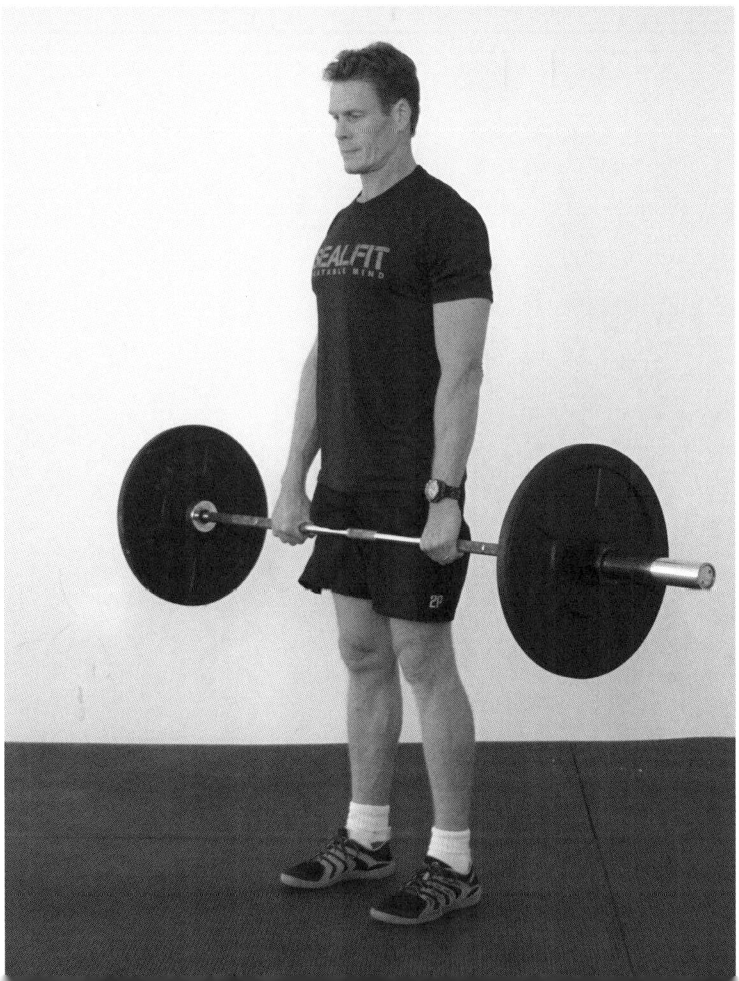

KREUZ-HEBEN

[WOCHE 3: KRAFTAUSDAUER] DIENSTAG

BASIS: Vorbereitungs-SOP und Box-Atmung

- ROM-Übungen
- 3 Durchgänge: 200 m Laufen, 25 x Hampelmann, 15 Sit-ups, 5 Liegestütze mit Lösen der Hände

LEISTUNGSFÄHIGKEIT: So viele Durchgänge wie möglich (AMRAP) in 20 Minuten

- 400 m Laufen
- 10 Thrusters (20 kg/16 kg)
- 10 x Knie zu den Ellenbogen

DURCHHALTEVERMÖGEN: SEALfit-Yoga: Hüftbeweglichkeitsübung oder aktives Dehnen. Essen und trinken Sie innerhalb von 30 Minuten nach dem Training. Notieren Sie Ihre Ergebnisse (Nachbereitungs-SOP).

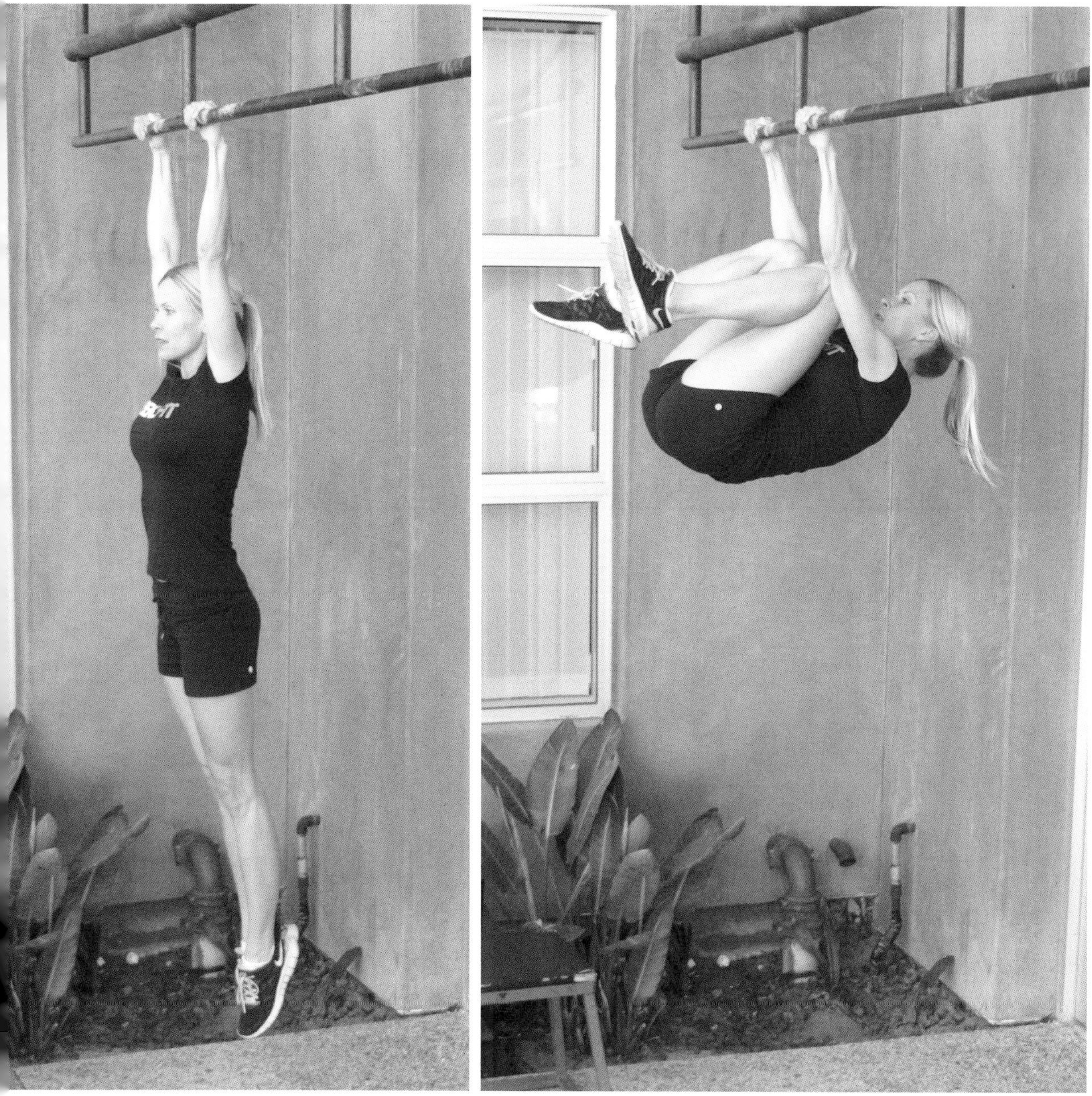

KNIE ZU DEN ELLENBOGEN

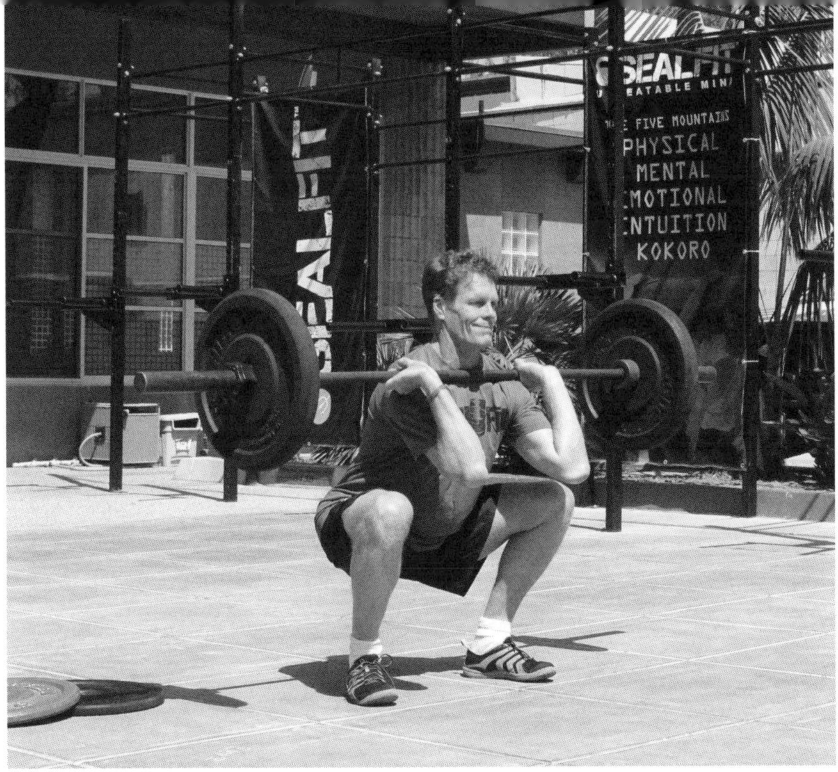
FIVE MOUNTAINS
PHYSICAL
MENTAL
KOKORO

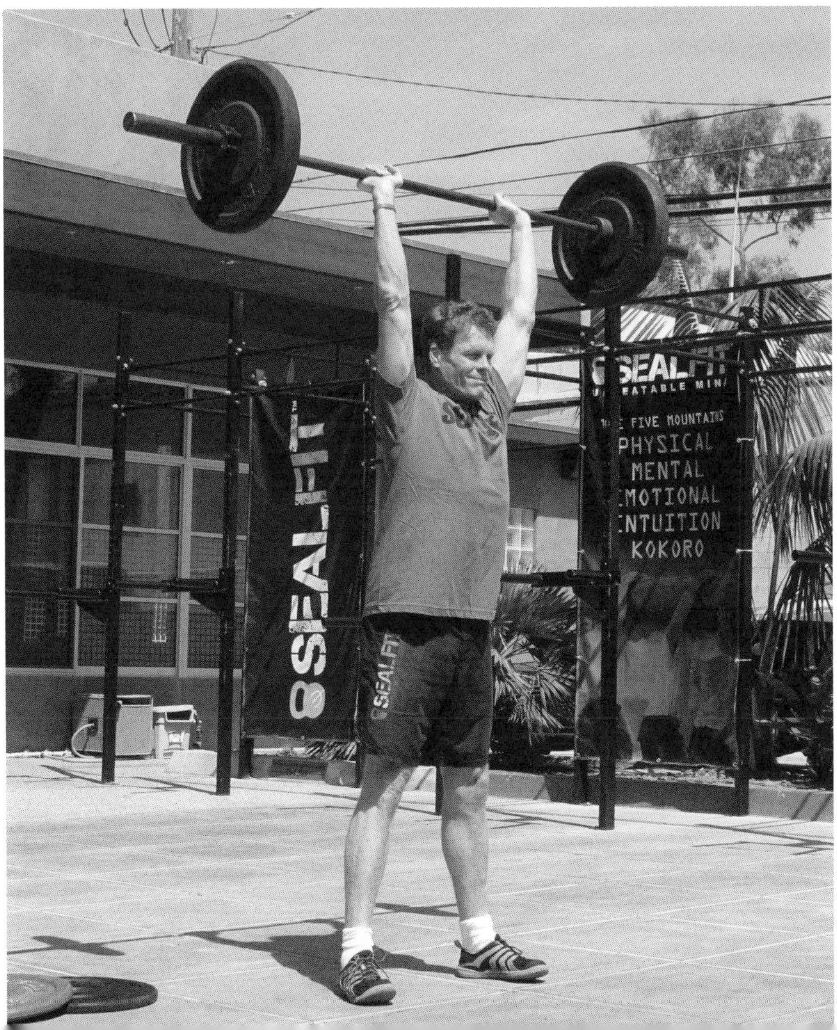
FIVE MOUNTAINS
PHYSICAL
MENTAL
KOKORO

THRUSTER

MITTWOCH [WOCHE 3: KRAFTAUSDAUER]

BASIS: Vorbereitungs-SOP und Box-Atmung

- ROM-Übungen
- 500 m Rudern
- 3 Durchgänge: 10 x Kettlebell-Kreuzheben (16 kg/12 kg), 10 x 2-count Bergsteiger, 10 Push Jerks (20 kg/16 kg)

KRAFT: Sumo-Kreuzheben mit High Pull: 5 Wiederholungen × 5 Sätze

LEISTUNGSFÄHIGKEIT: Folgendes auf Zeit

- 500 m Rudern
- 25 x Sumo-Kreuzheben mit High Pull (30 kg/20 kg)
- 25 x Ballwerfen (6 kg/4 kg)
- 25 Dips
- 500 m Rudern

DURCHHALTEVERMÖGEN: SEALfit-Yoga: Übungsreihe B oder aktives Dehnen. Essen und trinken Sie innerhalb von 30 Minuten nach dem Training. Notieren Sie Ihre Ergebnisse (Nachbereitungs-SOP).

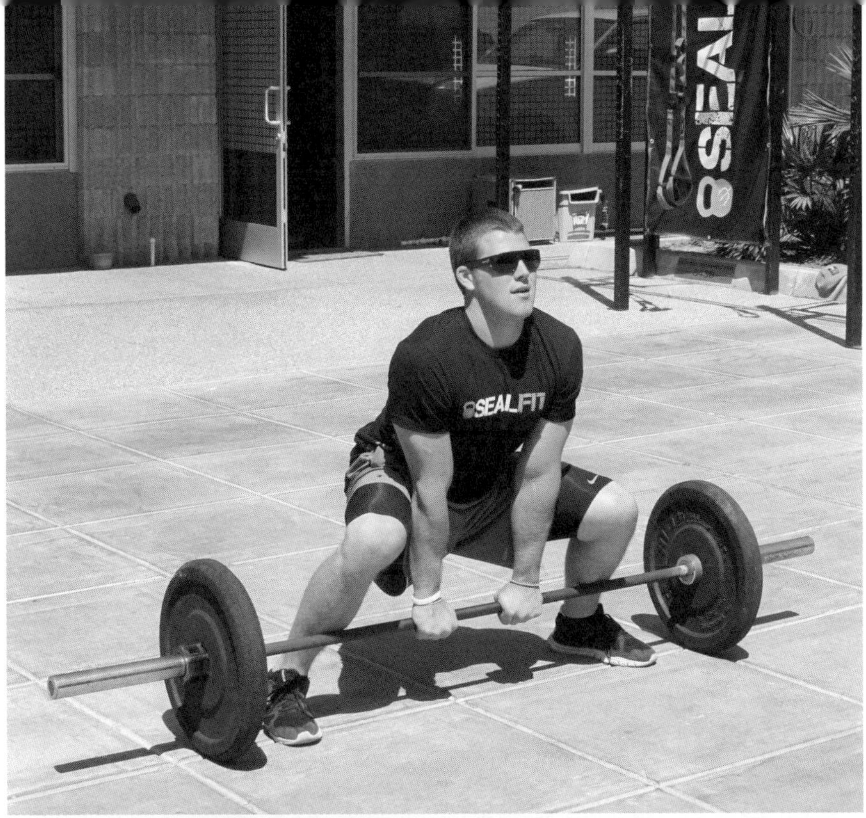

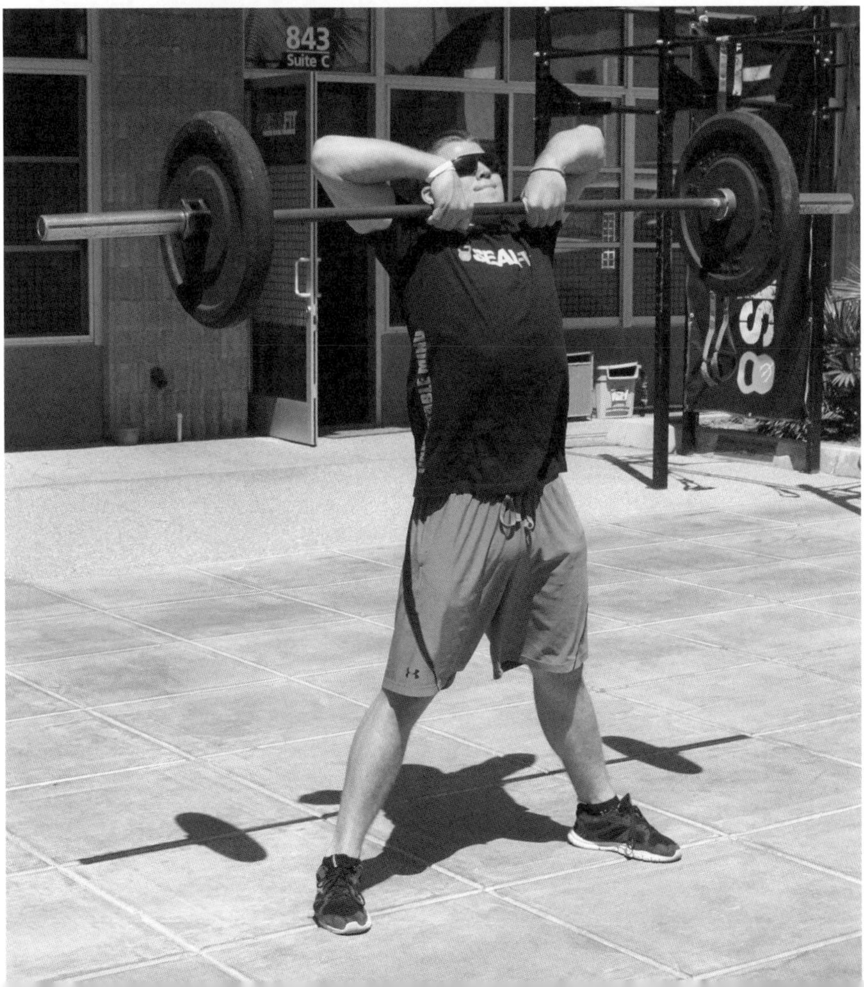

SUMO-KREUZ-HEBEN MIT HIGH PULL

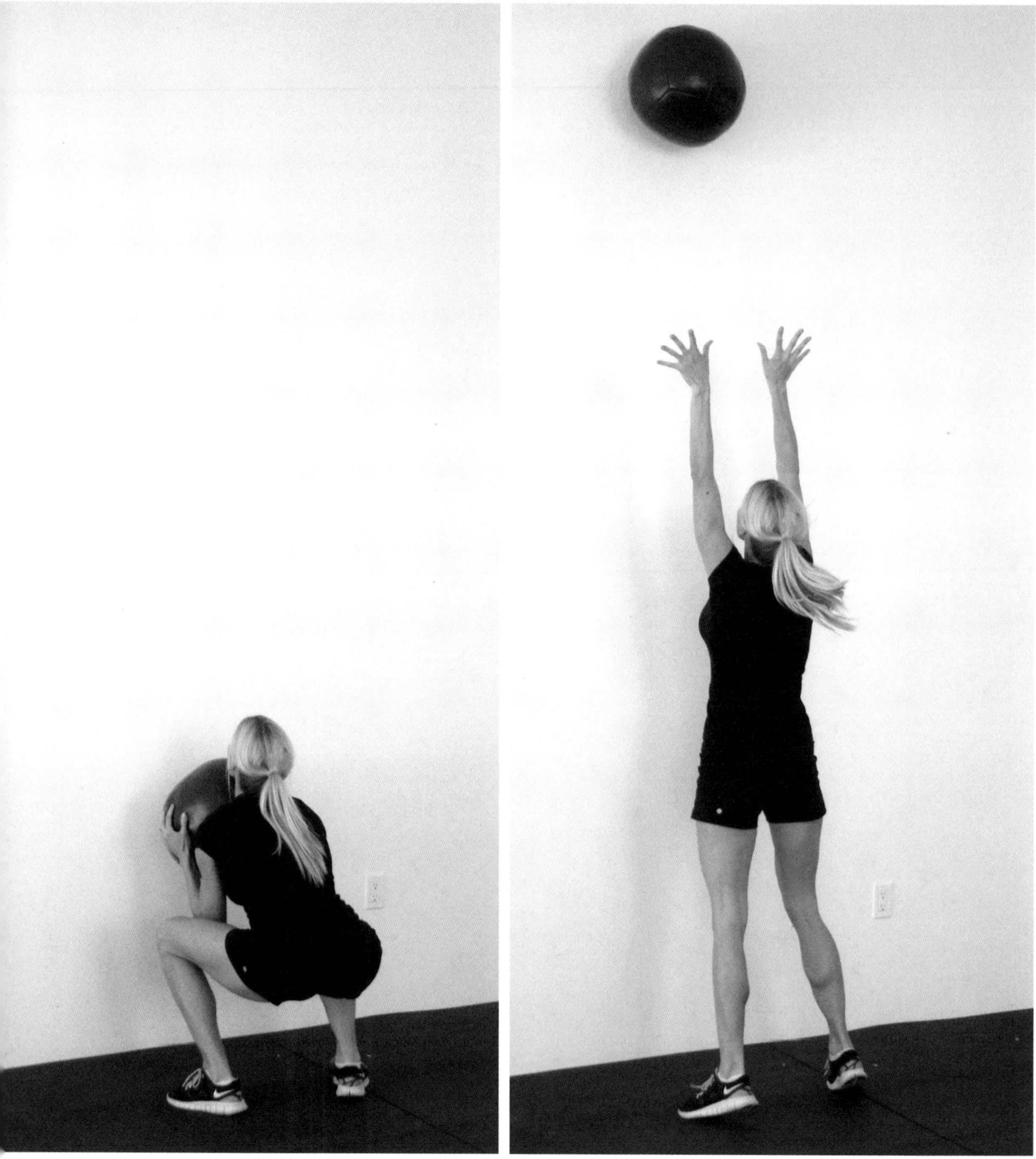

BALLWERFEN

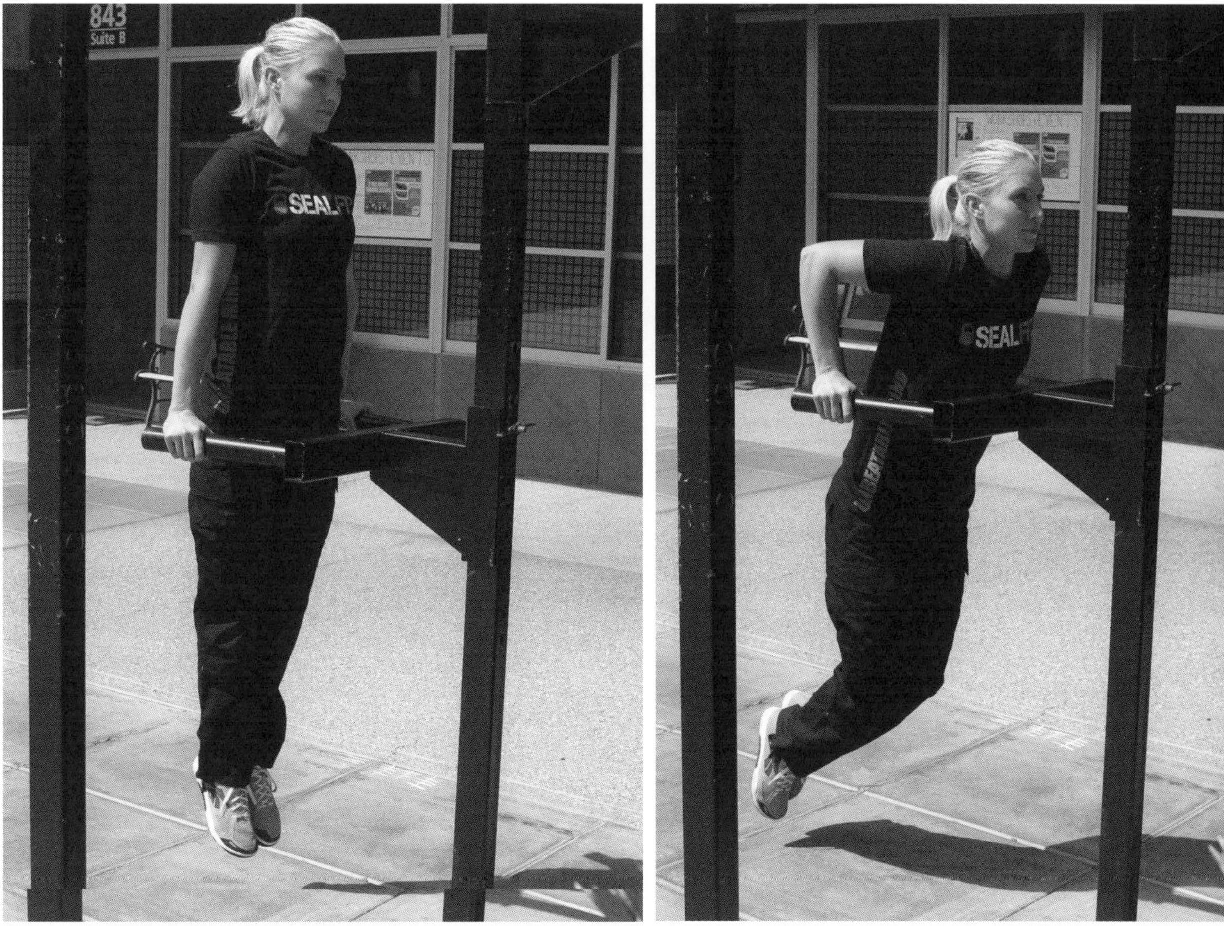

DIP

DONNERSTAG [WOCHE 3: KRAFTAUSDAUER]

BASIS: Vorbereitungs-SOP und Box-Atmung

- ROM-Übungen
- 20 Minuten Grinder PT

AUSDAUER: 20 Minuten langsames Laufen, Gepäckmarsch oder Schwimmen

DURCHHALTEVERMÖGEN: SEALfit-Yoga (jegliche Form) oder aktives Dehnen. Essen und trinken Sie innerhalb von 30 Minuten nach dem Training. Notieren Sie Ihre Ergebnisse (Nachbereitungs-SOP).

[WOCHE 3: KRAFTAUSDAUER] FREITAG

BASIS: Vorbereitungs-SOP und Box-Atmung

- ROM-Übungen
- 10 Sandsack-Cleans linke Seite (18 kg/14 kg)
- 400 m Laufen
- 10 Sandsack-Cleans rechte Seite (18 kg/14 kg)
- Burgener-Aufwärmen – Ristgriff

KRAFT: Power Clean: 5 Wiederholungen × 5 Sätze

LEISTUNGSFÄHIGKEIT: 5 Durchgänge

- 10 Power Cleans (45 kg/30 kg)
- 100 m Laufen
- 30 Sekunden Pause

DURCHHALTEVERMÖGEN: SEALfit-Yoga: Schulterbeweglichkeitsübung oder aktives Dehnen. Essen und trinken Sie innerhalb von 30 Minuten nach dem Training. Notieren Sie Ihre Ergebnisse (Nachbereitungs-SOP).

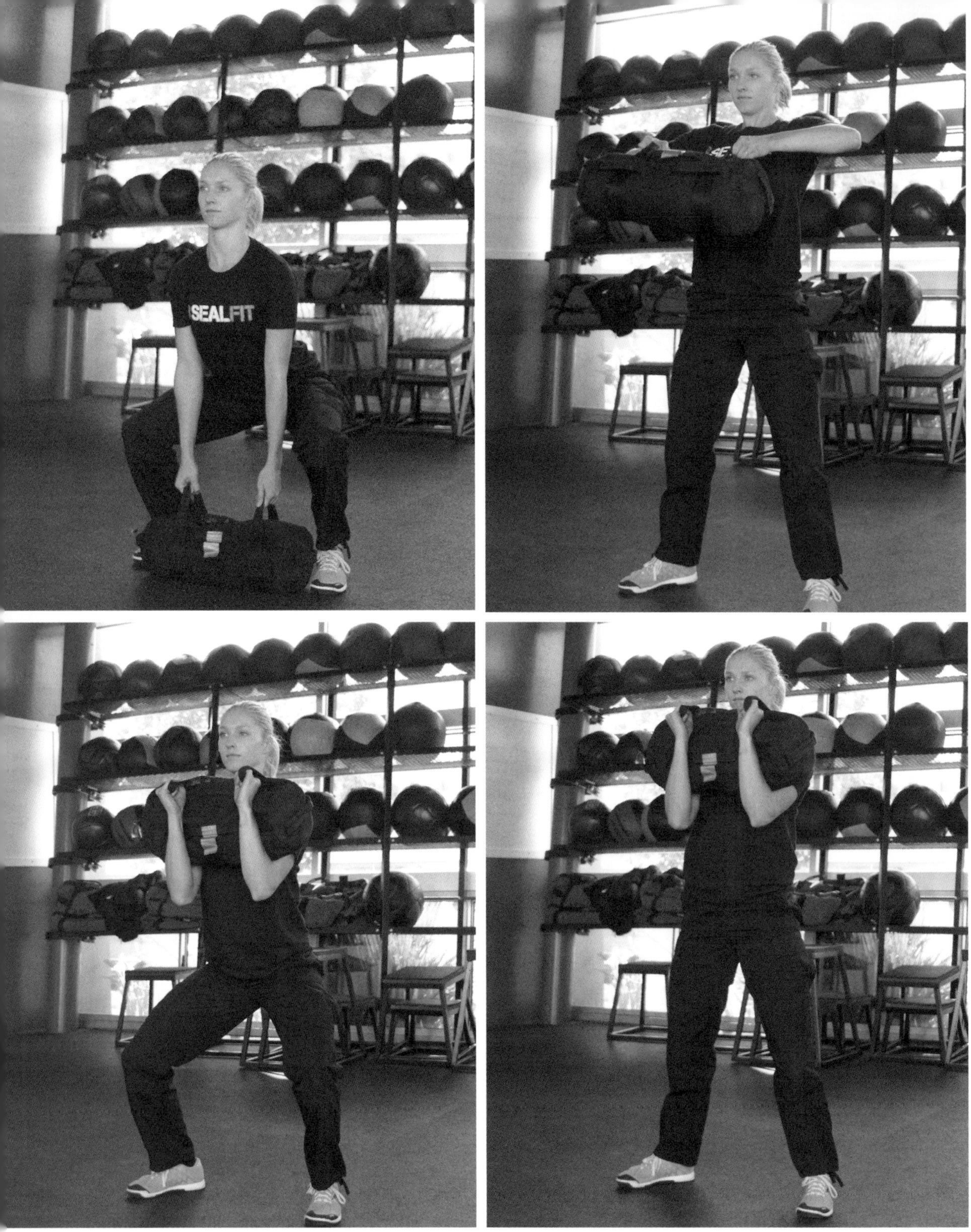

SANDSACK-CLEAN

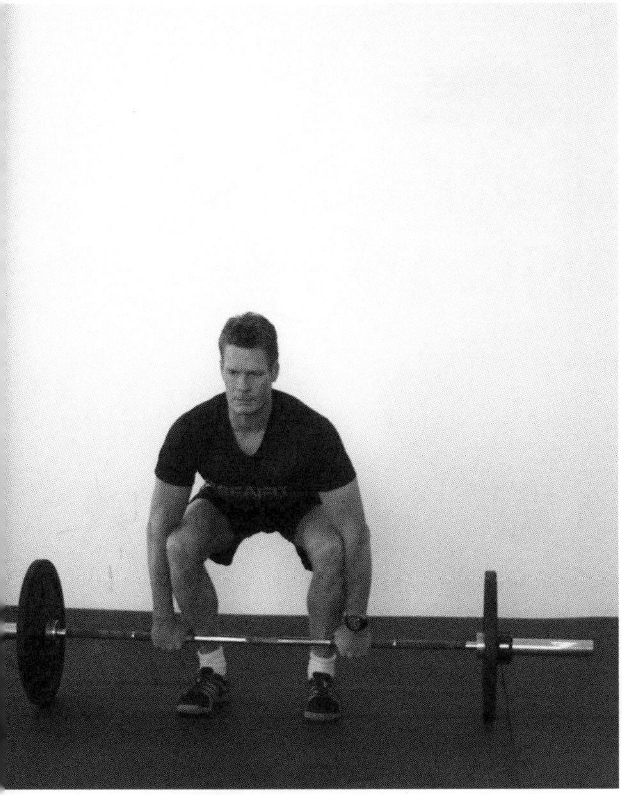

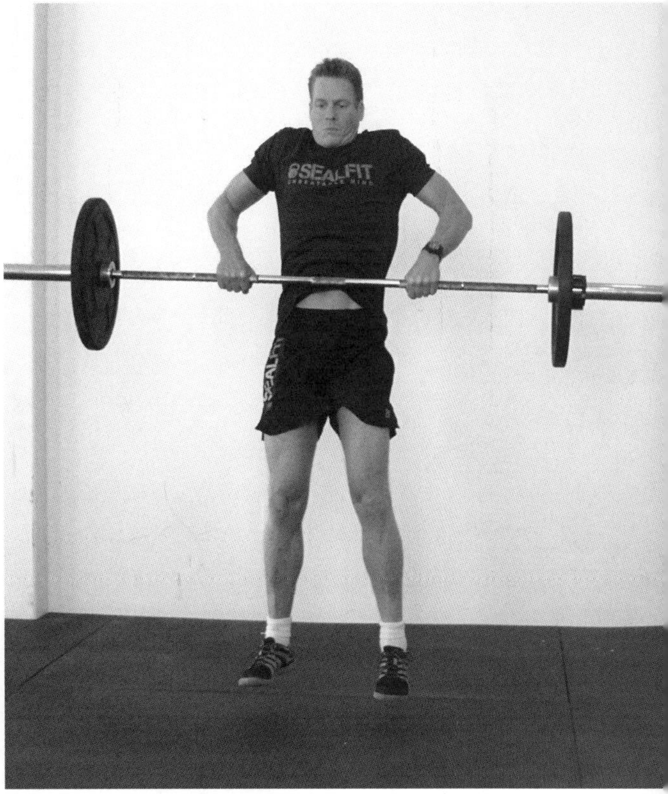

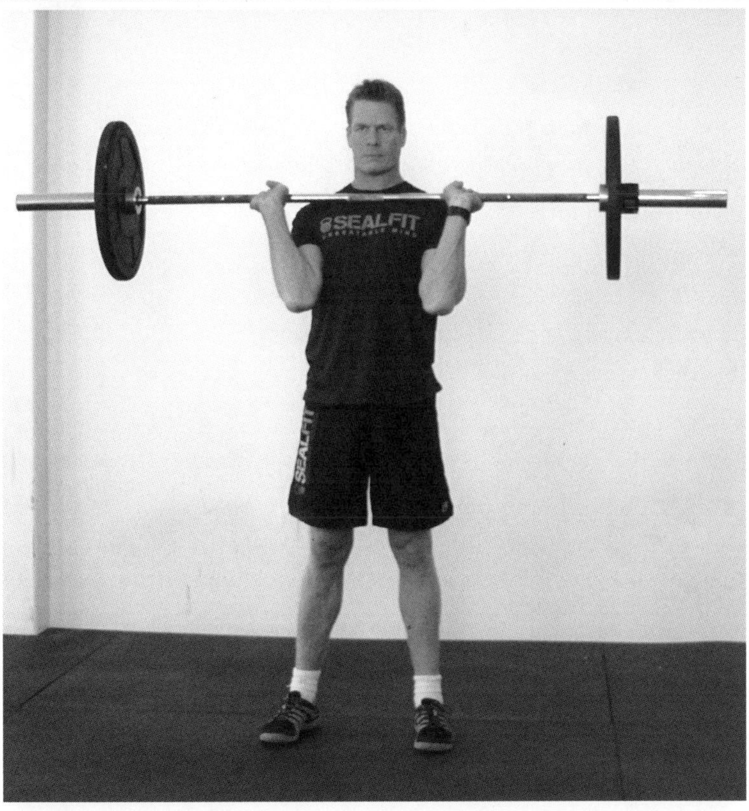

POWER CLEAN

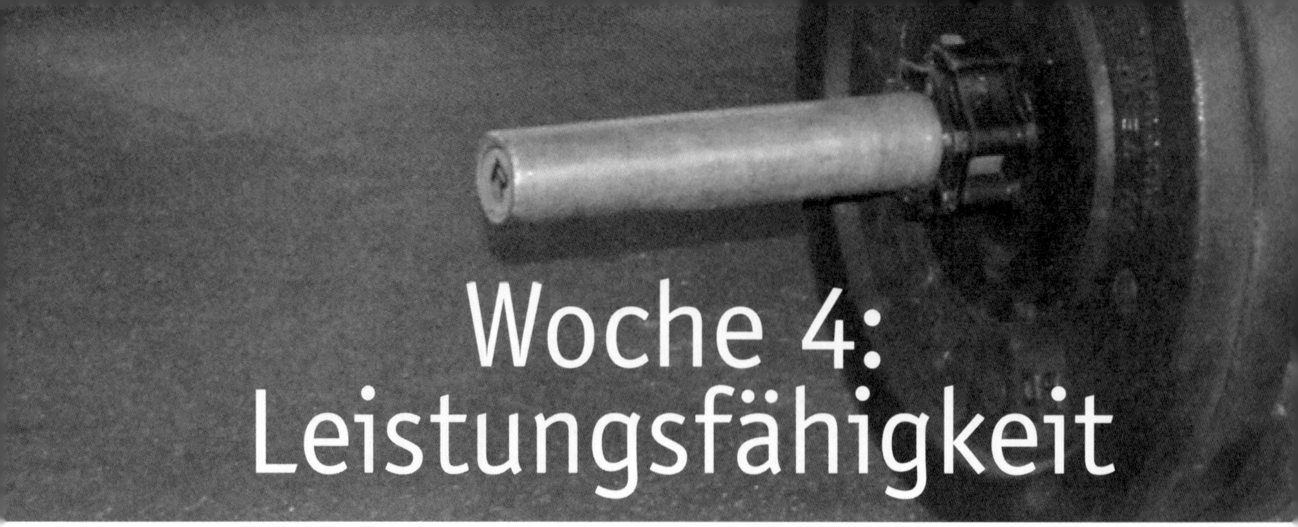

Woche 4: Leistungsfähigkeit

Das Training der Leistungsfähigkeit treibt die Intensität in die rote Zone. In diesem beglückenden Segment brauchen Sie einige Monate, bis Sie sich daran gewöhnt haben, so hart zu arbeiten, wie wir von Ihnen erwarten. In SEALfit definieren wir den Begriff als »die Fähigkeit, mehr Arbeit in weniger Zeit zu verrichten«. Eine verbesserte Leistungsfähigkeit bedeutet gesteigerte Schnellkraft, mehr Ausdauer, höhere Schnelligkeit und größere Kraftausdauer. Anders gesagt, Sie verfügen über mehr Pferdestärken (Kraft + Herz-Kreislauf-Ausdauer) und somit die Fähigkeit zu mehr Leistung.

In SEALfit führen wir die Übungen zur Leistungsfähigkeit auf Zeit aus – wie einen Mini-Wettkampf, um Konzentration und Intensität zu gewährleisten. Indem Sie die Trainingselemente Kraft, Kraftausdauer und Leistungsfähigkeit kombinieren, entwickeln Sie rasch mehr Leistung, Vertrauen, funktionelle Fitness und umfassende Gesundheit.

Leistungsfähigkeit »verstärkt fortwährend unterschiedliche funktionelle, mit hoher Intensität ausgeführte Bewegungen«. Ich bewundere Greg Glassman, den Gründer von CrossFit, für diese mächtige Kombination von Wörtern. Wirkliche Innovation präsentiert diese Elemente als Sport, mit beobachtbaren, messbaren und wiederholbaren Ergebnissen. Schauen wir uns die drei Komponenten genauer an:

KONSTANTE VERÄNDERUNG: Variation der Übungen, Hilfsmittel, Zeiten und Orte. Wir lieben den Wechsel. Routine ist der Feind.

FUNKTIONELLE BEWEGUNGEN: In der Natur gibt es ausschließlich universelle motorische Aktivierungsmuster. Vermeiden Sie deshalb künstliche Bewegungen wie den Kurzhantel-Curl, erfunden in künstlichen Studios, um künstliche Kraft für das Bodybuilding zu steigern. Bodybuilding ist »Untraining« des Körpers als System. Ein starker Muskel ist nicht hilfreich, außer er verbessert die Leistungsfähigkeit in Ihrem Sport oder Job. Solange Sie nicht Bodybuilding ausüben, ist Hypertrophietraining (Aufbau von Muskelmasse) nicht sehr sinnvoll.

HOHE INTENSITÄT: Hochintensitätstrainingseinheiten auf Zeit zu absolvieren ist ideal und ein optimales Mittel zur Leistungskontrolle. Sie bringen Sie dazu, regelmäßig Ihre persönlichen Bestleistungen zu übertreffen. Diese Übungen trainieren Sie am besten in einem Team oder mit einem Coach, um die Bewegungsqualität und die Zählsorgfalt sicherzustellen. Doch Vorsicht: Sämtliche Hochintensitäts-Workouts auf Zeit auszuführen, kann zu Burn-out führen. Deshalb empfehle ich, nur während drei oder vier Trainingseinheiten pro Woche hochintensiv zu trainieren und dann ein oder zwei Tage damit zu pausieren, um Ihrem Nervensystem und Cortisol-Level eine Pause zu geben.

Um das SEALfit-On-Ramp-Training abzurunden, stellen wir Ihnen einige Referenzübungen vor, ebenso wie ein Muster für das Krafttraining. Geben Sie Ihr Bestes, um die Übungen zur Leistungsfähigkeit so wie vorgeschrieben zu absolvieren, aber wenn Sie modifizieren müssen, dann tun Sie es dementsprechend.

Sie haben Ihre Kraftübungen bereits absolviert, deshalb konzentrieren Sie sich auf Technik und Ziel, um die Zahlen vom Anfang des Monats zu übertreffen. Der erste Satz von fünf Kraftbewegungen sollte leicht sein. Steigern Sie so die Lasten mit jedem Satz, dass die letzte Wiederholung im letzten Satz (noch mit guter Technik) knapp am Scheitern vorbeischrammt. Diese Woche absolvieren Sie eine Ganzkörperübung (Clean, Overhead Squat, Thruster etc.), eine Unterkörperübung (Back Squat, Front Squat, Kreuzheben etc.) und eine Oberkörperübung (Drücken, Bankdrücken, Klimmzug mit Zusatzgewicht etc.). Dieses Schema ist das Muster für das Krafttraining während des On-Ramp-Programms. Wenn Sie Mühe haben, mit dem On-Ramp-Training Schritt zu halten, können Sie es mithilfe des Onlinetrainings auf der SEALfit-Webseite (www.sealfit.com) weiterführen.

WOCHE 4, NEUE BEWEGUNGEN: Kettlebell-Swing, Kastensprung, GHD-Sit-up (GHD = Glute-Hamstring-Developer)

Team und so

Verdiene deinen Dreizack jeden Tag. – SEAL-CODE

Helikopterrotoren bohren sich hinauf in den Himmel für das Training, das ich angesetzt habe. Eine Woche Abseilen und »Gummientensprünge« ins Meer liegen hinter uns. Ich respektierte unseren Platoon-Chef wirklich, einen SEAL aus der Vietnam-Ära, der mehr Kämpfe gesehen hatte und mehr über Führung wusste, als mir jemals zuteilwürde. Nun war er verschwunden. Später fand ich ihn und bedrängte ihn.

»Was ist los, Chief? Die Jungs merken es, wenn Sie das Training auslassen. Wir führen von vorne … verlangen nichts, was wir nicht selbst täten.«

»Ich weiß, Cy«, sagte er und schaute mir komplett ausdruckslos ins Gesicht. »Ich wurde in Vietnam dreimal im Hubschrauber abgeschossen. Ich ertrage es nicht, unnötigem Stress im Helikopter ausgesetzt zu sein.«

»Nein, wirklich? Ich verstehe!«, sagte ich. »Aber das ist eine neue Ära mit neuen Kameraden. Ich war nicht mit Ihnen in Vietnam, die anderen auch nicht. Sie müssen sich prüfen, jeden Tag … so wie ich. Sie kennen die Abmachung, Chief. Team und so.«

Der Code des SEAL-Teamworks:

- Loyalität gegenüber Land, Team und Teamkameraden.
- Diene ehrenvoll auf und neben dem Schlachtfeld.
- Sei bereit zu führen, bereit zu folgen und gib niemals auf.
- Übernimm Verantwortung für deine Handlungen und die deiner Teamkameraden.
- Zeichne dich als Krieger durch Disziplin und Innovation aus.
- Trainiere für den Krieg, kämpfe, um zu gewinnen, und bezwinge die Feinde unserer Nation.
- Verdiene deinen Dreizack jeden Tag.

»Einverstanden, verflucht noch mal!«, sagte Chief schließlich.

Am nächsten Tag kletterte er mit einem Lächeln auf den Lippen in den Vogel. Die Jungs bemerkten es. Kein Helikopterstress. Es stärkte ihr Vertrauen.

Chief wurde zu einem der beliebtesten Vorgesetzten in den Teams – stets bereit für einen Scherz oder eine Hilfestellung für einen Kameraden. Er schaffte es von nun an immer, sowohl das Risiko als auch die Erfahrung mit seinen Kameraden zu teilen.

Egal, auf welchem Erfahrungslevel Sie sich befinden – mit einem Team zu trainieren beschleunigt Ihre Entwicklung. Rechenschaft, Planung, geteiltes Risiko und geteiltes Leid leuchten Ihre toten Winkel aus. Wenn Sie Ihren Dreizack nicht jeden Tag neu verdienen, bleiben Sie schwach, anstatt ihn wegen Ihrer Stärke zu tragen.

Wenn Sie bislang alleine trainiert haben, finden Sie jemanden, der Sie begleitet. Notieren Sie die Veränderungen, die das mit sich bringt.

MONTAG

BASIS: Vorbereitungs-SOP und Box-Atmung

- ROM-Übungen
- 3 Durchgänge: 200 m Laufen, 10 Overhead Squats (mit PVC-Stange), 10 Push-ups
- Schulterbeweglichkeitsübung

KRAFT: Overhead Squat: 5 Wiederholungen × 5 Sätze

LEISTUNGSFÄHIGKEIT: Referenz = CrossFit-Workout »Nancy« – 5 Durchgänge auf Zeit

- 400 m Laufen
- 15 Overhead Squats (45 kg/30 kg)

DURCHHALTEVERMÖGEN: SEALfit-Yoga: Übungsreihe B oder aktives Dehnen. Essen und trinken Sie innerhalb von 30 Minuten nach dem Training. Notieren Sie Ihre Ergebnisse (Nachbereitungs-SOP).

DIENSTAG [WOCHE 4: LEISTUNGSFÄHIGKEIT]

BASIS: Vorbereitungs-SOP und Box-Atmung

- ROM-Übungen
- 10 Minuten Sandsack-Get-ups (18 kg/14 kg)

LEISTUNGSFÄHIGKEIT: 15 – 12 – 9 – 6 – 3 Wiederholungen

- Kettlebell-Swings (16 kg/12 kg)
- Kastensprünge
- GHD(Glute-Hamstring-Developer)-Sit-ups

DURCHHALTEVERMÖGEN: SEALfit-Yoga: Übungsreihe A oder aktives Dehnen. Essen und trinken Sie innerhalb von 30 Minuten nach dem Training. Notieren Sie Ihre Ergebnisse (Nachbereitungs-SOP).

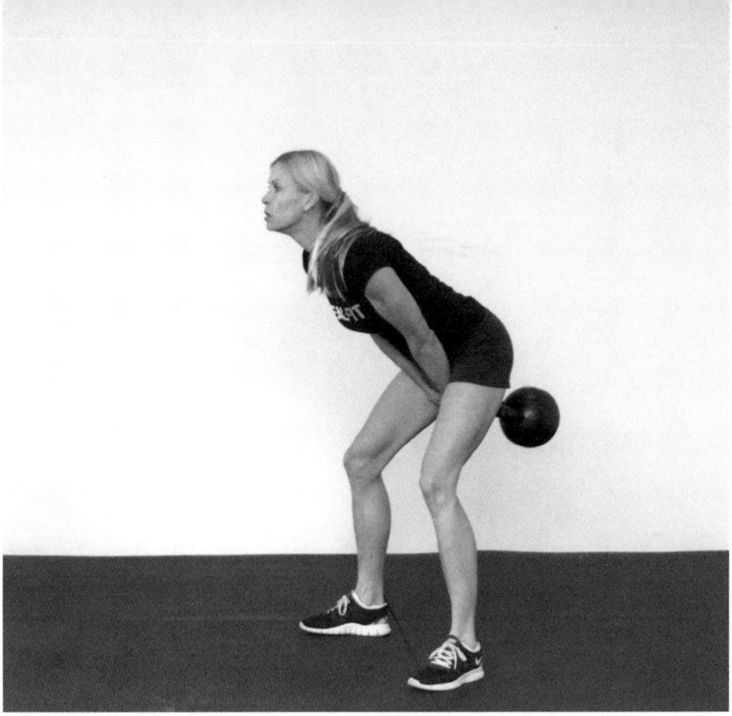

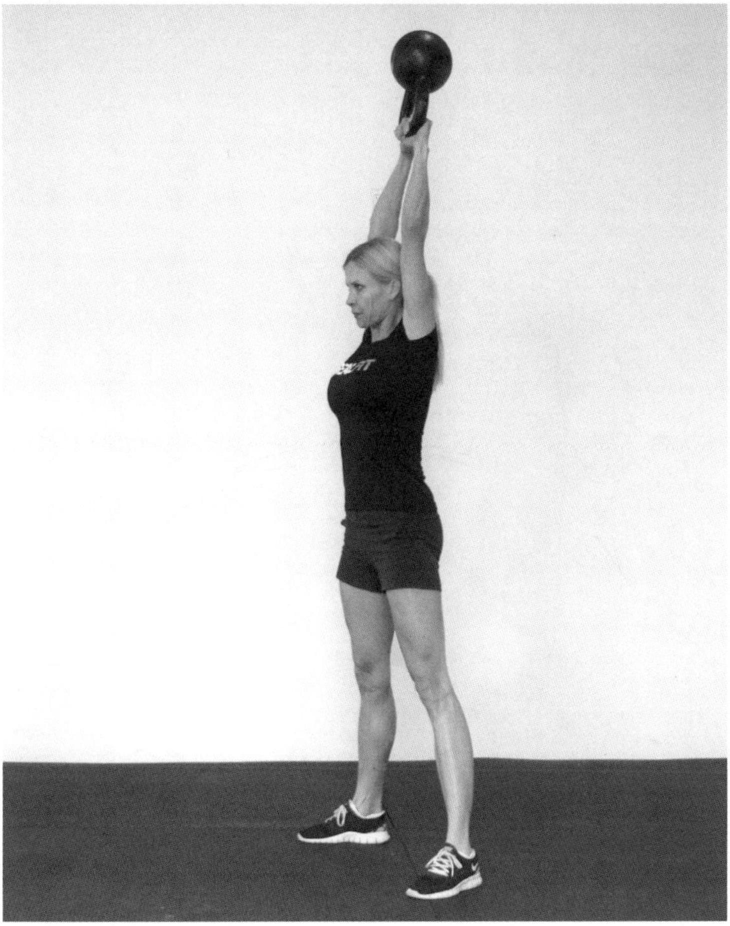

KETTLEBELL-SWING

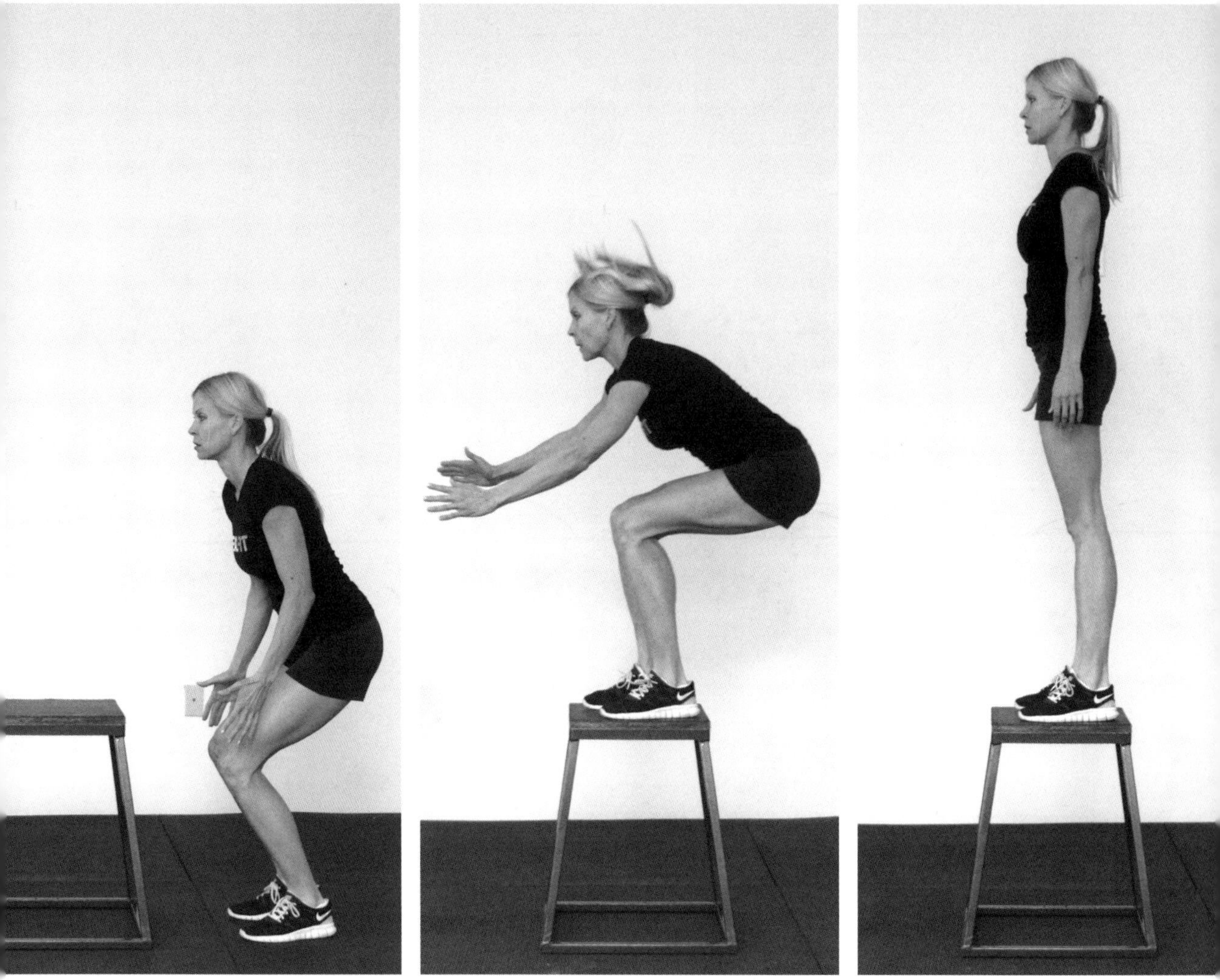

KASTENSPRUNG

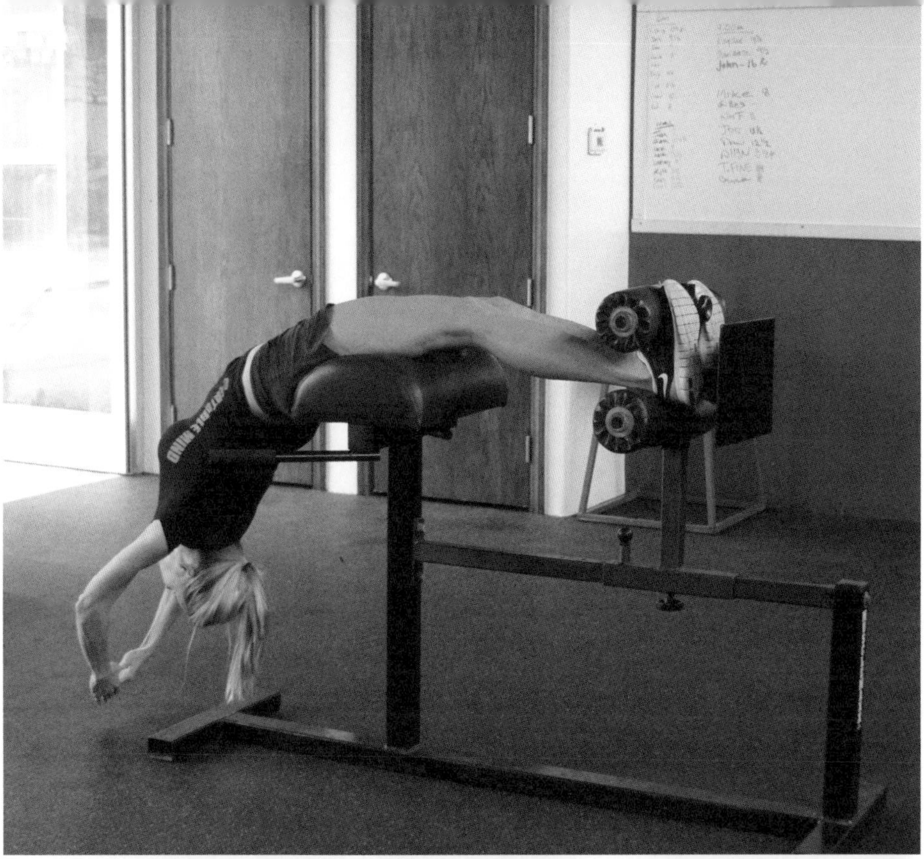

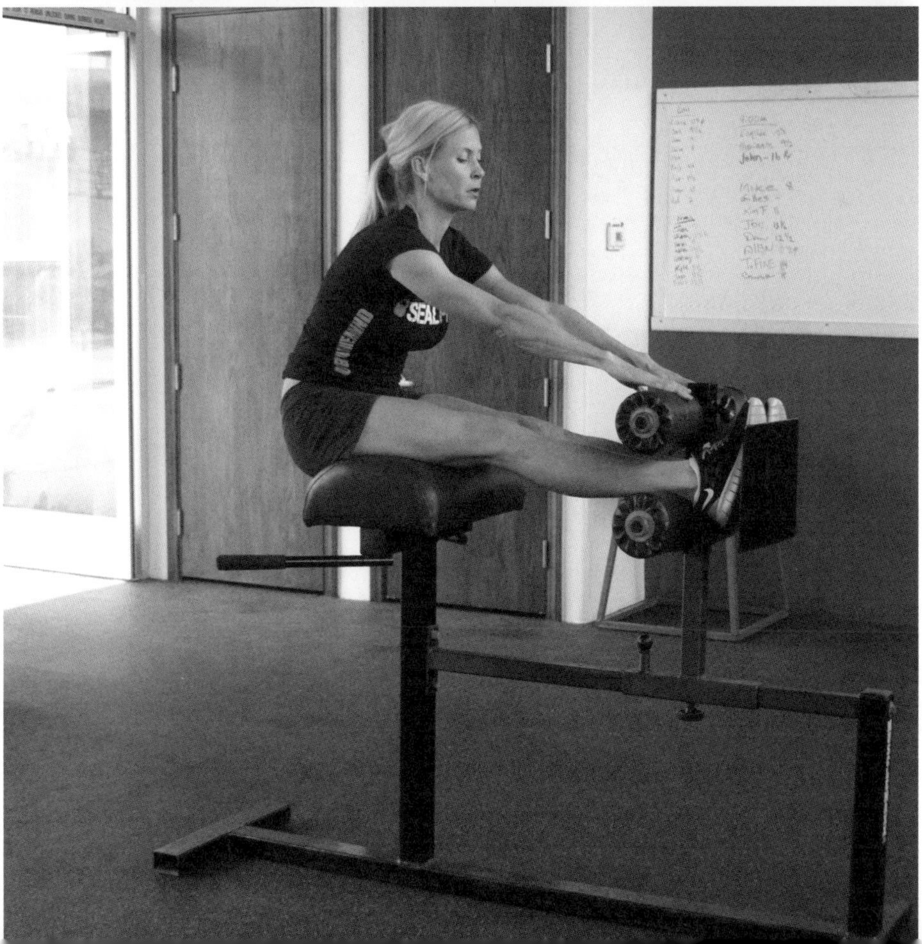

GHD(GLUTE-HAMSTRING-DEVELOPER)-SIT-UP

MITTWOCH [WOCHE 4: LEISTUNGSFÄHIGKEIT]

BASIS: Vorbereitungs-SOP und Box-Atmung

- ROM-Übungen
- 400 m Laufen
- 3 Durchgänge: 5 Air Squats, 5 Sprungkniebeugen, 5 Liegestütze, 5 Sit-ups

KRAFT: Back Squat: 5 Wiederholungen × 5 Sätze

LEISTUNGSFÄHIGKEIT: Referenz = CrossFit-Workout »Angie« – auf Zeit

- 100 Klimmzüge
- 100 Liegestütze
- 100 Sit-ups
- 100 Air Squats

DURCHHALTEVERMÖGEN: SEALfit-Yoga: Übungsreihe B oder aktives Dehnen. Essen und trinken Sie innerhalb von 30 Minuten nach dem Training. Notieren Sie Ihre Ergebnisse (Nachbereitungs-SOP).

[WOCHE 4: LEISTUNGSFÄHIGKEIT] DONNERSTAG

BASIS: Vorbereitungs-SOP und Box-Atmung

- ROM-Übungen
- 25 Minuten Grinder PT

AUSDAUER: 25 Minuten langsames Laufen, Gepäckmarsch oder Schwimmen

DURCHHALTEVERMÖGEN: SEALfit-Yoga (jegliche Form) oder aktives Dehnen. Essen und trinken Sie innerhalb von 30 Minuten nach dem Training. Notieren Sie Ihre Ergebnisse (Nachbereitungs-SOP).

FREITAG [WOCHE 4: LEISTUNGSFÄHIGKEIT]

BASIS: Vorbereitungs-SOP und Box-Atmung

- ROM-Übungen
- 250 m Rudern
- 15 Push Presses (20 kg/16 kg)
- 250 m Rudern
- 15 Kastensprünge (50 cm)

KRAFT: Push Press: 5 Wiederholungen × 5 Sätze

LEISTUNGSFÄHIGKEIT: CrossFit-Workout »Fight Gone Bad« – 3 Durchgänge

- 1 Minute maximal Ballwerfen (9 kg/5 kg)
- 1 Minute maximal Sumo-Kreuzheben mit High Pull (35 kg/25 kg)
- 1 Minute maximal Kastensprung (60 cm oder 50 cm)
- 1 Minute maximal Push Press (35 kg/25 kg)
- 1 Minute Rudern bei maximalem Kalorienverbrauch
- 1 Minute Pause

DURCHHALTEVERMÖGEN: SEALfit-Yoga-Schulterbeweglichkeitsübung oder aktives Dehnen. Essen und trinken Sie innerhalb von 30 Minuten nach dem Training. Notieren Sie Ihre Ergebnisse (Nachbereitungs-SOP).

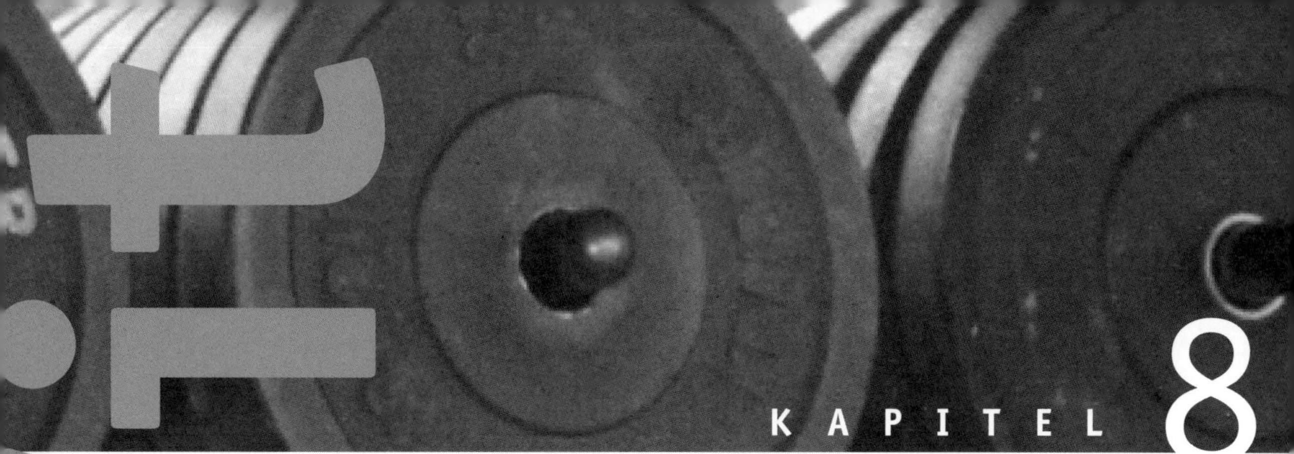

KAPITEL 8

ADVANCED-OPERATOR-TRAINING

Das Glück ist mit den Tüchtigen. – PUBLIUS TERENTIUS AFER

Willkommen im Abschnitt, in dem der Reifen auf die Straße trifft. Dieses Buch hat seinen Namen vom achtwöchigen Zyklus des Advanced-Operator-Trainings, einem knallharten, umfangreichen Trainingsprogramm, das Ihnen dabei helfen wird, verblüffende Ergebnisse zu erzielen. Wie bereits festgestellt, müssen Sie erst die Grundlagen legen, bevor Sie sich kopfüber ins AOT stürzen. Wenn Sie (noch) nicht bereit sind, halten Sie sich einen weiteren Monat an die Trainingseinheiten aus dem Basistrainingsprogramm im Anhang 2.

Kraftzyklen im AOT

Das AOT umfasst vier Hauptphasen inklusive einer Entlastungswoche. Nach der Woche der persönlichen Bestleistung beginnen Sie wieder von vorne. Die größte Herausforderung steht jeweils am Ende des Monats. Sie trainieren alle fünf Berge, vor allem Ihren Kokoro-Spirit. Das prüft nicht nur Ihre mentale Stärke, sondern Sie entwickeln auch enormes Selbstbewusstsein und große Entschlossenheit.

Die AOT-Phasen: Kraftausdauer, Kraft, Schnellkraft, Entlastungswoche plus persönliche Bestleistung.

Jede Phase dauert zwei Wochen und ist progressiv aufgebaut. In der vierten Phase wird in Woche 7 – vor der Woche der persönlichen Bestleistung – eine Entlastungsphase eingeschoben. Entlastungswoche bedeutet Entspannung von Körper und Geist. Jede Kraftphase ist anstrengend. Die Entlastungswoche stellt sicher, dass Sie sich erholen.

Seien Sie sich bitte darüber im Klaren, dass es einige Zeit dauert, bis sich Ihr Körper an das SEALfit-Belastungsvolumen angepasst hat. Womöglich brauchen Sie zusätzliche Pausentage. Ich empfehle auch, die Einheiten am Tag in zwei Teile zu splitten. In diesem Fall absolvieren Sie aber die Kraftübungen an mindestens einem Tag komplett in einem Zug, um optimalen Nutzen für die mentale Stärke und die Teamentwicklung daraus zu ziehen. Beraten Sie sich mit Ihrem Trainer, ob Sie einen Pausentag brauchen. Besser Sie halten ihn ein, als sich ohne Energie und Motivation in einer Trainingseinheit zu zerreiben.

Sie können das AOT auf elf Wochen ausdehnen, indem Sie nach jeder Phase eine weitere Entlastungswoche einfügen. Sie können auch auf 16 Wochen (oder länger) kommen, wenn Sie zu jeder Phase eine weitere Woche hinzufügen, die die vorangegangene Woche wiederholt, und eine Extraserie in der Minus-zehn-Prozent-Einheit hinzufügen.

Viel Glück – und besuchen Sie uns auf der SEALfit-Webseite (www.sealfit.com), wenn Sie Hilfe brauchen. Unser Online-Trainingsprogramm könnte genau der Motivationsschub sein, den Sie brauchen. Wenn Sie fertig sind, schreiben Sie sich in die SEALfit-Trainingspläne ein, um Ihr Training mit Unterstützung eines Coaches fortzusetzen.

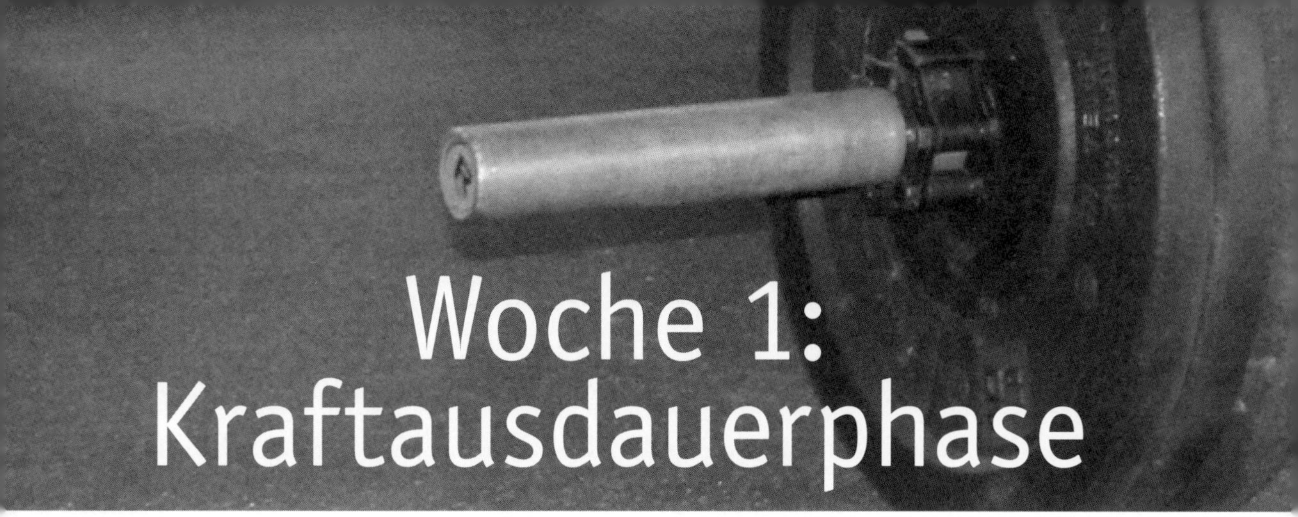

Woche 1: Kraftausdauerphase

Ehre

Die Menge schaute stumm, als sechs SEALs Michaels Sarg anhoben. Sie gingen auf die Reihe seiner aktiven Teamkameraden zu; großer Stolz verband sich mit Trauer um den gefallenen Krieger Michael Monsoor. Plötzlich unerwartete Bewegung. Als der Sarg den ersten SEAL erreichte, schlug der seinen goldenen Dreizack auf das harte Mahagoni. Der nächste SEAL folgte dem Beispiel.

Der Wind rauschte in den Bäumen. Alle beobachteten eine außergewöhnliche Abschiedsfeier von Waffenbrüdern. Nachdem der Sarg am Ende der Reihe angekommen war, schmückten über 100 goldene Dreizacke – ein Symbol für die Ehre eines SEALs – seinen Sarg. Nachrichtensendungen auf der ganzen Welt zeigten es. Ein Symbol, das nicht viele verstanden, aber den meisten wegen seiner Schönheit gefiel.

Michael Monsoor war wie Sie und ich – ein einfacher Junge, der den Traum hatte, ein SEAL zu werden. Als echter Teamplayer half er immer zuerst seinen Kameraden und kümmerte sich zuletzt um seine Angelegenheiten. Er betrachtete sich nicht als anders – viele in den SEAL-Teams benahmen sich genauso.

Im Irak nahm Michael freiwillig an einem Sondereinsatz teil. Er war nicht an der Reihe. Er tat es dennoch. Eine Stunde später sah er, wie eine feindliche Granate einen halben Meter entfernt von ihm landete. Ohne Zeit zum Überlegen hatte er die Wahl, sie hochgehen und seine Teamkameraden töten zu lassen oder zu handeln. Seine Entscheidung war eindeutig. Dazu passt ein Wort.

Ehre.

Michael warf sich auf die Granate. Seine Kameraden gaben ihm dafür ihre Dreizacke und zeigten ihm damit ihre tiefe Verbundenheit.

Seien Sie sich der Bedeutung jeder Entscheidung bewusst, die Sie von nun an treffen, egal, ob von weitreichender oder geringer Tragweite. Obwohl Michaels Opfer klar über seine Pflichten hinausging, verlange ich auch von Ihnen, dass Sie sich auf einige Ihrer mentalen Granaten werfen. Diese Entscheidungen, mal groß, mal klein, werden Ihr Leben auf eine Weise beeinflussen, die Sie jetzt noch gar nicht absehen können. Mit hoher Wahrscheinlichkeit werden sie nicht den Level an Opferbereitschaft wie den Michaels fordern. Aber es ist wichtig, dass Sie sich fragen, was Sie zu opfern bereit sind, um die Ergebnisse zu erzielen, zu denen Sie fähig sind.

MONTAG

BASIS: Vorbereitungs-SOP und Box-Atmung

- ROM-Übungen
- 400 m Laufen
- ROM-Übungen
- an das Zehner-Wiederholungsmaximum (10 WM englisch »RM« für *repetition maximum*) von Back Squat heranarbeiten

KRAFT: Back Squat: 10 Wiederholungen mit -5 Prozent von 10 WM, 10 Wiederholungen mit -10 Prozent von 10 WM

KRAFTAUSDAUER: Chipper, ohne Zeitvorgabe: 50 Back Squats mit 50 Prozent von 10 WM, 100 Step-ups mit Langhantel (40-cm-Kasten), 800 m Kameradtragen (Wenn Ihnen ein Kamerad fehlt, gehen Sie 800 m mit einer 60-kg-Hantel auf den Schultern.)

LEISTUNGSFÄHIGKEIT: Folgendes auf Zeit

- 30 Thrusters (35 kg/25 kg)
- 3 x Seilklettern* (4,5 m)
- 20 Thrusters (35 kg/25 kg)
- 2 x Seilklettern (4,5 m)
- 10 Thrusters (35 kg/25 kg)
- 1 x Seilklettern (4,5 m)

DURCHHALTEVERMÖGEN: 5000 m Laufen mit mittlerer Geschwindigkeit. 3 Durchgänge: 20 Sit-ups mit Gewicht (20 kg/12 kg), 20 Back Extensions**. SEALfit-Yoga: Übungsreihe A. Essen und trinken Sie innerhalb von 30 Minuten nach dem Training. Notieren Sie Ihre Ergebnisse (Nachbereitungs-SOP).

**Beachten Sie:* Wenn Sie kein Seil zur Verfügung haben, ersetzen Sie jedes Seilklettern durch sechs Handtuch-Klimmzüge.

**Wenn Sie keine GHD-Maschine zur Verfügung haben, machen Sie Supermans am Boden.

DIENSTAG [WOCHE 1: KRAFTAUSDAUERPHASE]

BASIS: Vorbereitungs-SOP und Box-Atmung

- ROM-Übungen
- 400 m Laufen
- ROM-Übungen
- an 10 WM von Push Press heranarbeiten

KRAFT: Push Press: 10 Wiederholungen mit -5 Prozent von 10 WM, 10 Wiederholungen mit -10 Prozent von 10 WM

KRAFTAUSDAUER: 4 Durchgänge, ohne Zeitvorgabe: 20 Push Presses mit 50 Prozent von 10 WM, 5 Klimmzüge mit Zusatzgewicht (so schwer wie möglich), 50 m Kameradziehen mit schwerem Band (Wenn Ihnen ein Kamerad fehlt, sprinten Sie 100 m mit einem Medizinball.)

LEISTUNGSFÄHIGKEIT: 15 Durchgänge

- 1 Power Snatch + 5 Overhead Squats*
- 30 Sekunden Pause

DURCHHALTEVERMÖGEN: 15 Durchgänge: 30 Sekunden maximale Distanz rudern, 30 Sekunden Pause. 100 x 4-count Flutter Kick, 100 Arm Haulers. SEALfit-Yoga: Übungsreihe A. Essen und trinken Sie innerhalb von 30 Minuten nach dem Training. Notieren Sie Ihre Ergebnisse (Nachbereitungs-SOP).

**Beachten Sie:* Beginnen Sie mit leichten Gewichten, und legen Sie mit jedem Durchgang mehr auf.

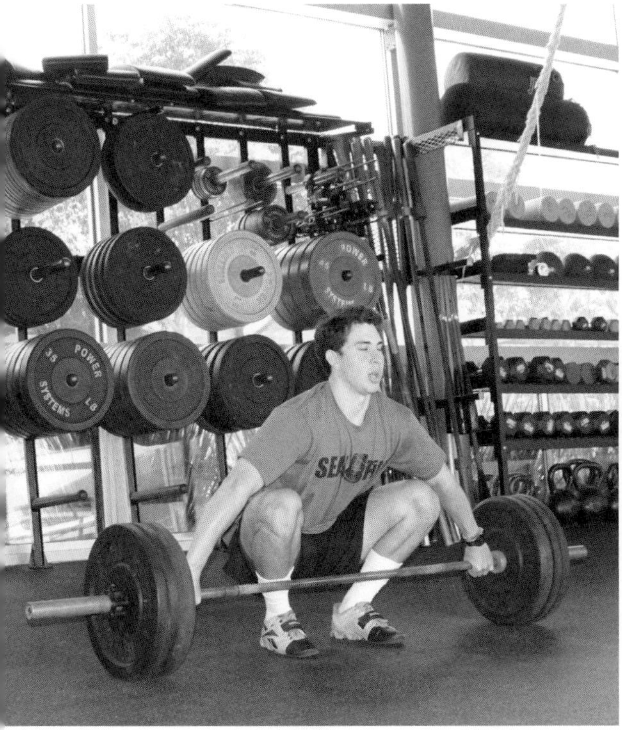

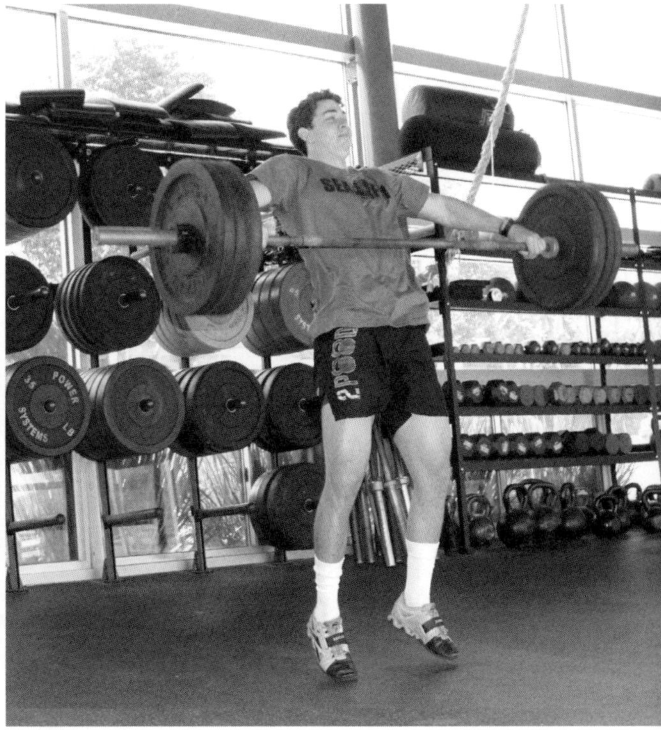

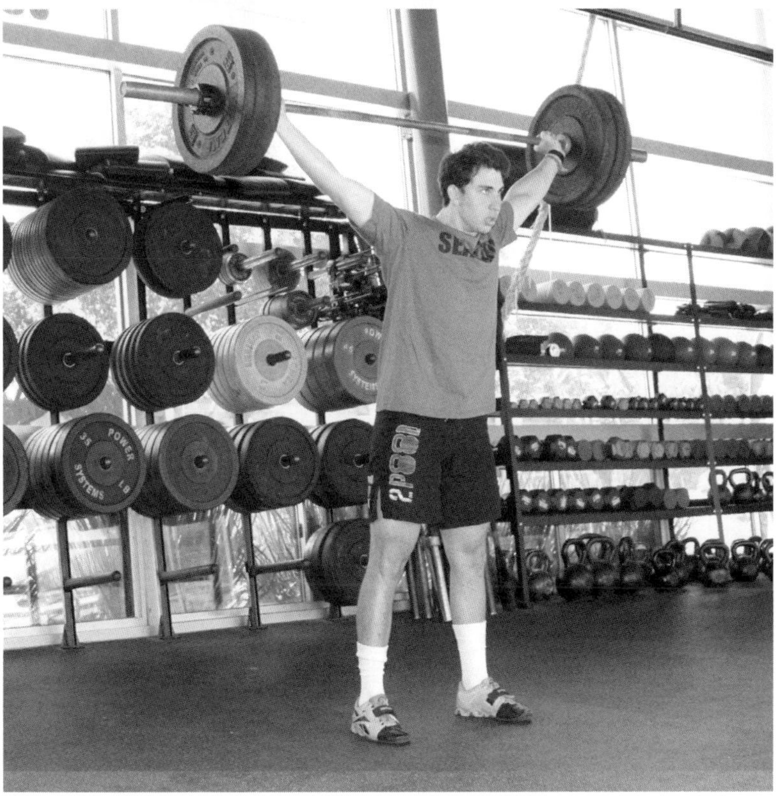

POWER SNATCH

MITTWOCH [WOCHE 1: KRAFTAUSDAUERPHASE]

BASIS: Vorbereitungs-SOP und Box-Atmung

- ROM-Übungen
- 20 Minuten Grinder PT

AUSDAUER: Je nach Zeitverfügbarkeit lockeres Laufen, Radfahren oder Schwimmen

DURCHHALTEVERMÖGEN: SEALfit-Yoga (jegliche Form) oder aktives Dehnen. Essen und trinken Sie innerhalb von 30 Minuten nach dem Training. Notieren Sie Ihre Ergebnisse (Nachbereitungs-SOP).

DONNERSTAG

BASIS: Vorbereitungs-SOP und Box-Atmung

- ROM-Übungen
- 400 m Laufen
- an 10 WM von Kreuzheben heranarbeiten

KRAFT: Kreuzheben: 10 Wiederholungen mit -5 Prozent von 10 WM, 10 Wiederholungen mit -10 Prozent von 10 WM

KRAFTAUSDAUER: Chipper, ohne Zeitvorgabe: 50 x Kreuzheben mit 50 Prozent von 10 WM, 75 x Sumo-Kreuzheben mit High Pull (35 kg/25 kg), 400 m Farmer's Carry* (25 kg/16 kg Kurzhanteln)

LEISTUNGSFÄHIGKEIT: 50 – 35 – 20 Wiederholungen

- Ballwerfen (9 kg/5 kg)
- Klimmzüge
- Double Unders

DURCHHALTEVERMÖGEN: 3 km Erholungslauf, 1 x Liegestützposition maximal lange halten, 1 x maximal lange Wandsitzen. SEALfit-Yoga: Übungsreihe A. Essen und trinken Sie innerhalb von 30 Minuten nach dem Training. Notieren Sie Ihre Ergebnisse (Nachbereitungs-SOP).

**Beachten Sie:* Für diese Übung nehmen Sie Kurzhanteln oder Kettlebells in beide Hände und gehen damit die angegebene Strecke.

FREITAG [WOCHE 1: KRAFTAUSDAUERPHASE]

BASIS: Vorbereitungs-SOP und Box-Atmung

- ROM-Übungen
- 800 m Laufen
- an 10 WM von Bankdrücken heranarbeiten

KRAFT: Bankdrücken: 10 Wiederholungen mit -5 Prozent von 10 WM, 10 Wiederholungen mit -10 Prozent von 10 WM

KRAFTAUSDAUER: 5 Durchgänge, ohne Zeitvorgabe: 15 x Bankdrücken mit 50 Prozent von 10 WM, 20 x Kurzhantel-Bankdrücken (16 kg/12 kg) mit wechselndem Arm, 50 m Ausfallschritte gehen mit Gewicht (20 kg/ 12 kg) über dem Kopf

LEISTUNGSFÄHIGKEIT: So viele Durchgänge wie möglich (AMRAP) in 15 Minuten

- 10 Kettlebell-Swings (32 kg/24 kg)
- 10 Kastensprünge (60 oder 50 cm)
- 10 Ringe-Dips

DURCHHALTEVERMÖGEN: 3 Durchgänge: 500 m Rudern, 400 m Laufen, 60 Sekunden Pause. Dann 50 x Zehen zur Stange. SEALfit-Yoga: Übungsreihe B. Essen und trinken Sie innerhalb von 30 Minuten nach dem Training. Notieren Sie Ihre Ergebnisse (Nachbereitungs-SOP).

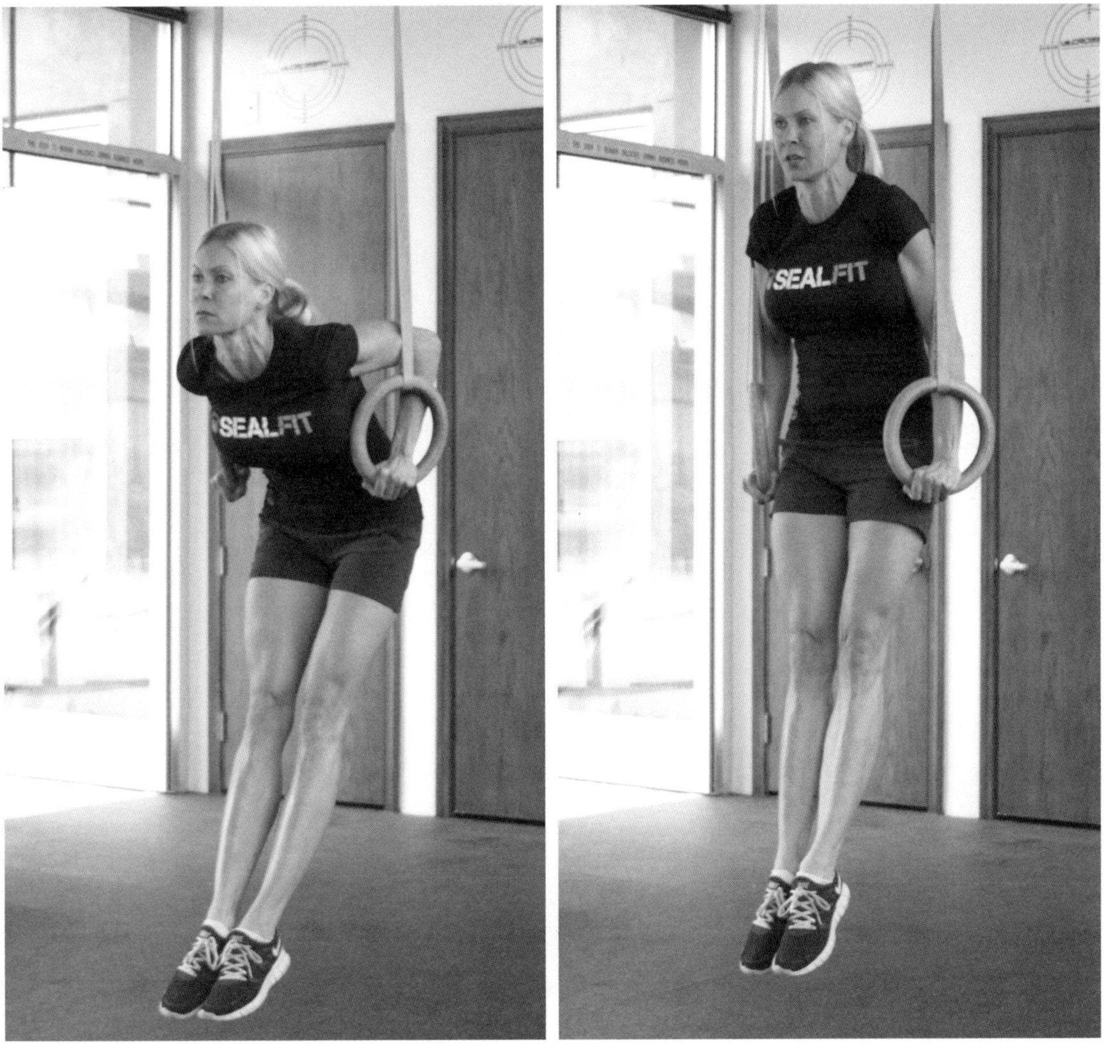

RINGE-DIP

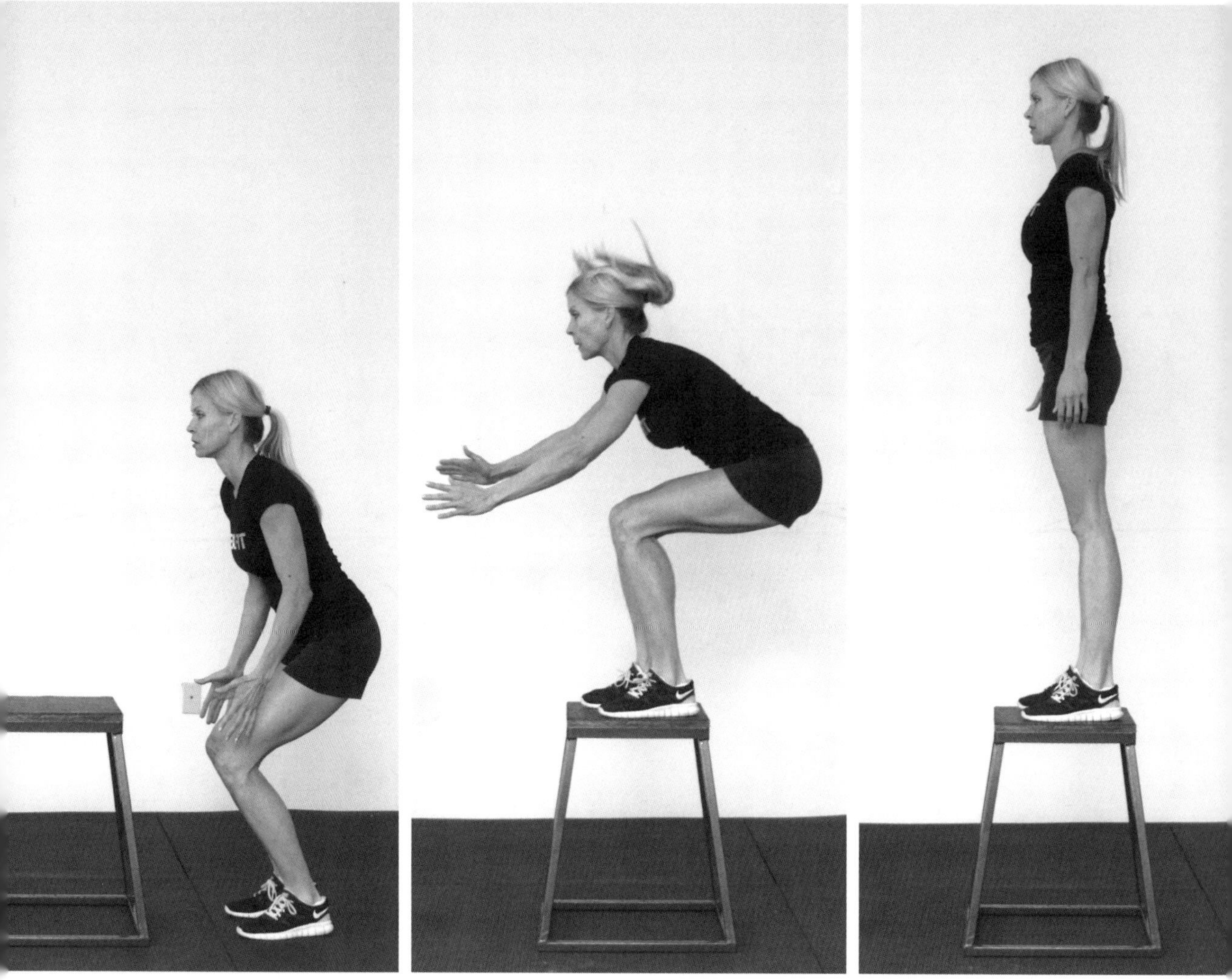

KASTENSPRUNG

SAMSTAG

BASIS: Vorbereitungs-SOP und Box-Atmung

- ROM-Übungen
- 400 m Laufen
- 5 Durchgänge: 5 Klimmzüge, 10 Liegestütze, 15 Air Squats

LEISTUNGSFÄHIGKEIT: CrossFit-Workout »Jared«: 4 Durchgänge auf Zeit

- 800 m Laufen
- 40 Klimmzüge
- 70 Liegestütze

DURCHHALTEVERMÖGEN: 30 Minuten Gepäckmarsch (auf dem schwierigsten Gelände, das Ihnen zur Verfügung steht). SEALfit-Yoga: Schulterbeweglichkeitsübung. Essen und trinken Sie innerhalb von 30 Minuten nach dem Training. Notieren Sie Ihre Ergebnisse (Nachbereitungs-SOP).

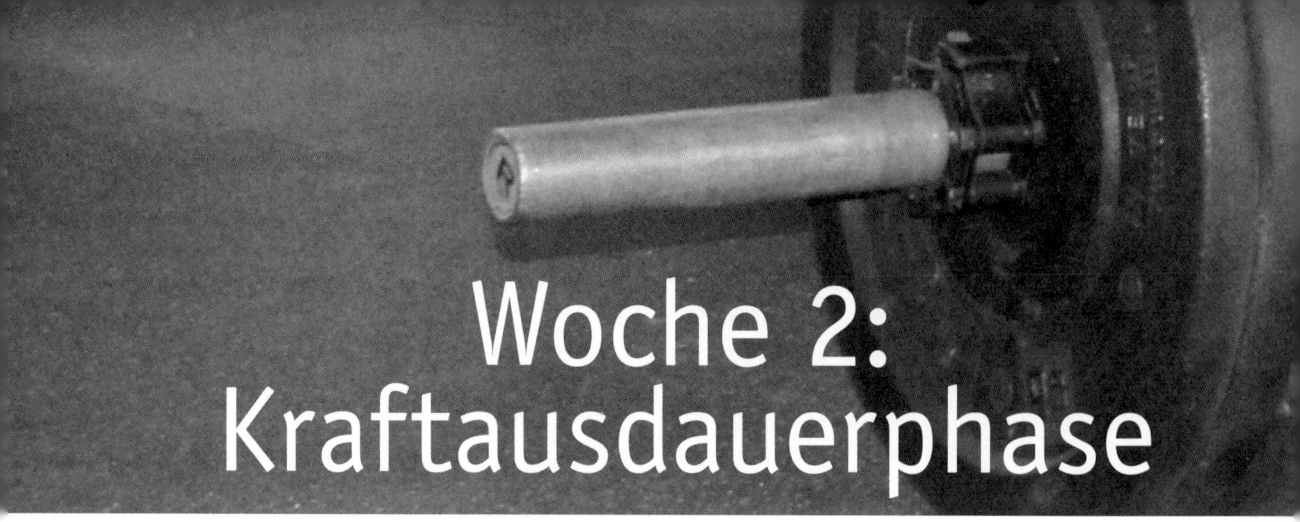

Woche 2: Kraftausdauerphase

Unter Druck ganz ruhig

Big Rob schwamm als Vorletzter in der Nähe von seinem Kameraden Q. Unter dem Bootsrumpf war es so dunkel wie in einem Bergwerk. Ich konnte den nächsten Taucher sehen, sonst niemanden. Wir drangen als Einzelgruppe in den Hafen ein und hielten uns an einer dünnen Leine. Ich nahm an, dass jeder auf seinem Posten war. Aus Bedenken zu entern gab ich das Signal, Tauch-Riggs zu wassern und außerhalb des Blickfelds an die Wasseroberfläche zu schwimmen.

In der Dunkelheit verlor Q die Orientierung und schaffte es nicht, den Magneten am Schiffsrumpf anzubringen. Der Magnet trudelte in Richtung des trüben Grundes, zusammen mit Big Rob und einem Chaos aus Seilen und Ausrüstung. Big Rob hatte keine Sauerstoffversorgung mehr.

An der Wasseroberfläche hatte ich keine Ahnung von dem sich entwickelnden Desaster. Wir zählten durch – einer fehlte. Wiederholung – dasselbe Ergebnis. Verdammt noch mal! Wie konnte ich einen Mann verlieren? Der Einsatz befand sich an der Schwelle des Scheiterns. Ich rief das Team zusammen.

»Was ist mit Big Rob passiert?«

»Ich bin mir nicht sicher, Sir«, sagte Q. »Ich habe ihn unter dem Schiff gesehen.«

Ein böses Gefühl machte sich in meinem Magen breit. Hatte ich gerade meinen Freund und Kameraden verloren? Ich sandte Paare hinunter in die Dunkelheit, um am Grund zu suchen. Nichts.

Tick, tack, tick, tack … vier Minuten vergingen …

Plötzlich durchbrach eine Hand die Wasseroberfläche, dann ein Kopf, dann das wunderbare Bild von Big Robs Gesicht. Er war ruhig und gefasst. Er lächelte.

»Big Rob meldet sich zur Stelle, Cy«, sagte er mit einer Lässigkeit, die seiner Nahtoderfahrung trotzte.

»Gott sei Dank. Lasst uns aufbrechen.«

In der Nachbesprechung erzählte uns Big Rob, was geschehen war. Er war ein erstklassiger Taucher und fühlte sich im Meer wie zu Hause.

»Als die Leine mich zum Grund zog, durfte ich nicht panisch werden. Das hätte lebenswichtige Energie und Sauerstoff verbraucht. Ich blieb ruhig und versuchte einen Ausweg zu finden.«

»Und wie?«

»Ich fing damit an, mir vorzustellen, mein Körper sei ganz ruhig. Mein Herzschlag verringerte sich. Ich untersuchte mich von Kopf bis Fuß und fand die Leine um meine Netzausrüstung gewickelt. Ich zog mein Tauchermesser und sägte mich frei. Dann stieg ich zur Oberfläche auf, hielt aber unterwegs die Pausen ein, um eine Embolie zu vermeiden.«

20 Meter unter Wasser … in Leinen verwickelt … vier Minuten lang … dann ein langsamer Aufstieg zum Sauerstoff. Ein ganz normaler Tag für einen SEAL.

WIE REAGIEREN SIE IN EINER Krise? Sind Sie ein Führer, der gleich nach Lösungen sucht, oder ziehen Sie sich zurück, in der Hoffnung, dass ein anderer Verantwortung übernimmt? Bieten Sie Hilfe an oder verlangen Sie, dass man sich um Sie kümmert. Der Unterschied zwischen diesen beiden gegensätzlichen Haltungen kann Leben oder Tod bedeuten. In einfacheren Zeiten macht es den Unterschied aus, ein Durchschnittsdasein zu ertragen oder ein außerordentliches Leben zu genießen.

Bemühen Sie sich, in dieser Woche eine »Unter-Druck-ganz-ruhig-bleiben«-Einstellung beizubehalten. Nutzen Sie Ihre Atmung, um Geist und Körper zu kontrollieren. Stellen Sie sich selbst als ruhig und selbstsicher vor, erst recht, wenn es weh tut. Gewöhnen Sie sich diese Haltung an. Machen Sie sie zu Ihrem Charakter.

MONTAG

BASIS: Vorbereitungs-SOP und Box-Atmung

- ROM-Übungen
- 500 m Rudern, dann 2 x Frosch-Komplex* (35 kg/20 kg)
- an 10 WM von Back Squat heranarbeiten

KRAFT: Back Squat: 10 Wiederholungen mit -5 Prozent von 10 WM, 2 Sätze × 10 Wiederholungen mit -10 Prozent von 10 WM

KRAFTAUSDAUER: 4 Durchgänge, ohne Zeitvorgabe: 20 Back Squats mit 50 Prozent von 10 WM, 25 Sprungkniebeugen, 50 m Gewichte tragen (3 x 20-kg-Scheiben oder 2 x 20-kg-Scheiben)

LEISTUNGSFÄHIGKEIT: 5 Durchgänge auf Zeit

- 5 x Frosch-Komplex* (55 kg/35 kg)
- 10 Burpees

DURCHHALTEVERMÖGEN: 6,5 km Laufen auf Zeit, 100 Sit-ups, 100 x Beinheben. SEALfit-Yoga: Übungsreihe A. Essen und trinken Sie innerhalb von 30 Minuten nach dem Training. Notieren Sie Ihre Ergebnisse (Nachbereitungs-SOP).

**Beachten Sie:* Frosch-Komplex = Squat Clean zu Thruster + Back Squat zu Thruster in einer fließenden Bewegung. Im Trainingsblock Leistungsfähigkeit bedeutet ein Frosch-Komplex einmal alle Bewegungen in einem Fluss; zum Aufwärmen umfasst ein Frosch-Komplex sechs Zyklen.

[WOCHE 2: KRAFTAUSDAUERPHASE] DIENSTAG

BASIS: Vorbereitungs-SOP und Box-Atmung

- ROM-Übungen
- 500 m Rudern
- an 10 WM von Push Press heranarbeiten

KRAFT: Push Press: 10 Wiederholungen mit -5 Prozent von 10 WM, 2 Sätze × 10 Wiederholungen mit -10 Prozent von 10 WM

KRAFTAUSDAUER: Chipper, ohne Zeitvorgabe: 50 Push Presses mit 50 Prozent von 10 WM, 75 Ringe-Rudern in Rückenlage, 800 m Kameradtragen

LEISTUNGSFÄHIGKEIT: Segmentiertes CrossFit-Workout »Murph«: mit 10-kg-/5-kg-Weste, auf Zeit

- 1500 m Laufen
- 10 Durchgänge: 10 Klimmzüge, 20 Liegestütze, 30 Air Squats
- 1500 m Laufen

DURCHHALTEVERMÖGEN: SEALfit-Yoga: Übungsreihe A. Essen und trinken Sie innerhalb von 30 Minuten nach dem Training. Notieren Sie Ihre Ergebnisse (Nachbereitungs-SOP).

MITTWOCH [WOCHE 2: KRAFTAUSDAUERPHASE]

BASIS: Vorbereitungs-SOP und Box-Atmung

- ROM-Übungen
- 20 Minuten Grinder PT

AUSDAUER: Je nach Zeitverfügbarkeit lockeres Laufen, Radfahren oder Schwimmen.

DURCHHALTEVERMÖGEN: SEALFIT Yoga (jegliche Form) oder aktives Dehnen. Essen und trinken Sie innerhalb von 30 Minuten nach dem Training. Notieren Sie Ihre Ergebnisse (Nachbereitungs-SOP).

[WOCHE 2: KRAFTAUSDAUERPHASE] DONNERSTAG

BASIS: Vorbereitungs-SOP und Box-Atmung

- ROM-Übungen
- 800 m Laufen
- an 10 WM von Kreuzheben heranarbeiten

KRAFT: Kreuzheben: 10 Wiederholungen mit -5 Prozent von 10 WM, 2 Sätze × 10 Wiederholungen mit -10 Prozent von 10 WM

KRAFTAUSDAUER: 5 Durchgänge, ohne Zeitvorgabe: 15 x Kreuzheben mit 50 Prozent von 10 WM, 20 Kastensprünge (60 oder 50 cm), 50 m Bärengang

LEISTUNGSFÄHIGKEIT: Folgendes auf Zeit

- 15 Thrusters (60 kg/45 kg)
- 200 m Laufen
- 20 Thrusters (45 kg/30 kg)
- 400 m Laufen
- 30 Thrusters (30 kg/25 kg)
- 800 m Laufen

DURCHHALTEVERMÖGEN: 5 km Rudern, 100 GHD-Sit-ups. SEALfit-Yoga: Übungsreihe A. Essen und trinken Sie innerhalb von 30 Minuten nach dem Training. Notieren Sie Ihre Ergebnisse (Nachbereitungs-SOP).

FREITAG [WOCHE 2: KRAFTAUSDAUERPHASE

BASIS: Vorbereitungs-SOP und Box-Atmung

- ROM-Übungen
- 500 m Rudern
- an 10 WM von Bankdrücken heranarbeiten

KRAFT: Bankdrücken: 10 Wiederholungen mit -5 Prozent von 10 WM, 2 Sätze × 10 Wiederholungen mit -10 Prozent von 10 WM

KRAFTAUSDAUER: Chipper, ohne Zeitvorgabe: 50 x Bankdrücken mit 50 Prozent von 10 WM, 75 plyometrische Liegestütze*, 400 m Ausfallschritte gehen

LEISTUNGSFÄHIGKEIT: So viele Durchgänge wie möglich (AMRAP) in 20 Minuten

- 250 m Rudern
- 15 Squat Cleans mit Kurzhanteln (je 20 kg/10 kg)

DURCHHALTEVERMÖGEN: 1 x 800 m Sprint, 1 x 400 m Sprint, 1 x 200 m Sprint, 1 x 100 m Sprint (Verhältnis Belastung : Erholung = 1 : 1). SEALfit-Yoga: Übungsreihe A. Essen und trinken Sie innerhalb von 30 Minuten nach dem Training. Notieren Sie Ihre Ergebnisse (Nachbereitungs-SOP).

**Beachten Sie:* Während der plyometrischen Liegestütze hebt der ganze Körper bei jeder Wiederholung vom Boden ab.

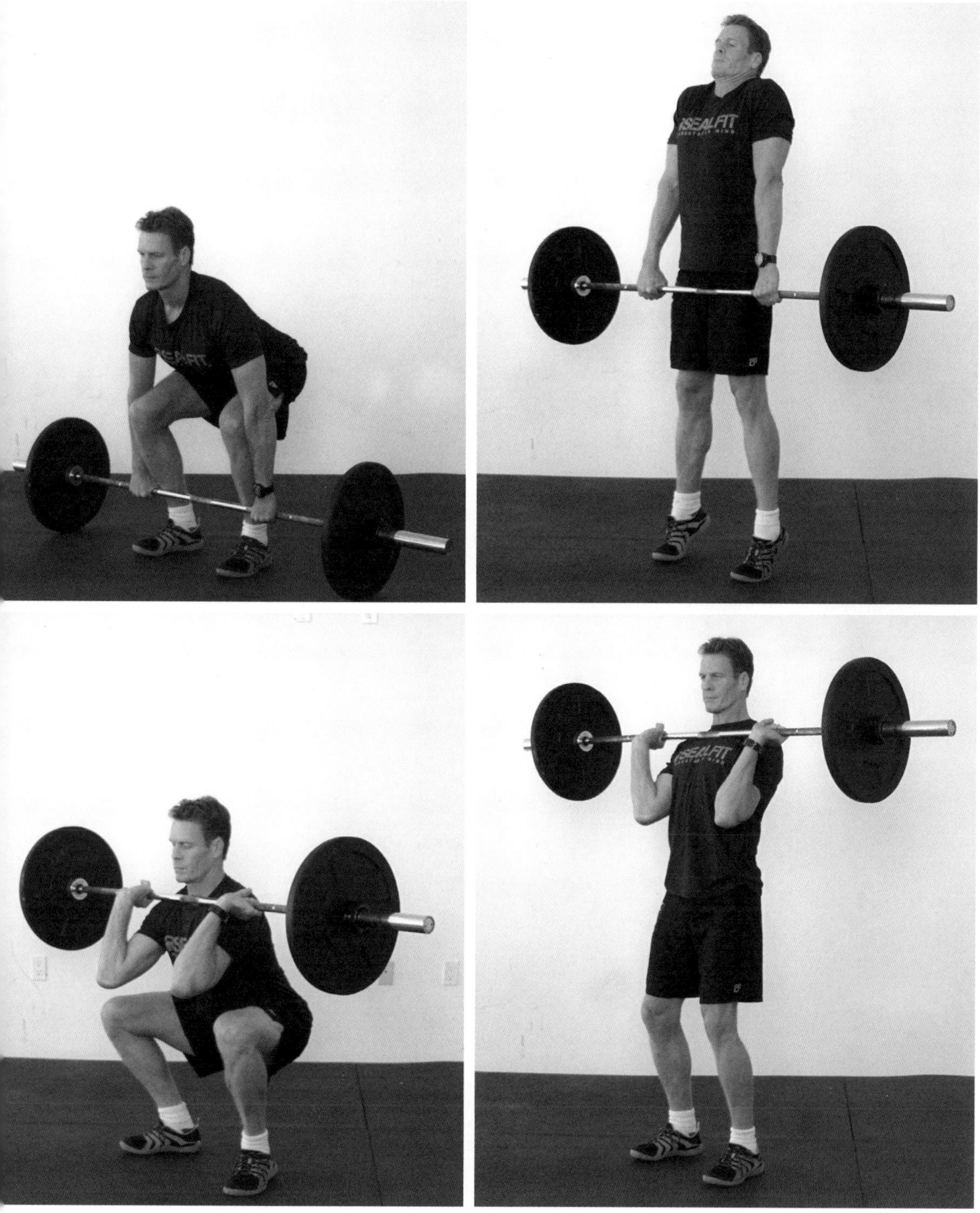

SQUAT CLEAN

SAMSTAG [WOCHE 2: KRAFTAUSDAUERPHASE]

BASIS: Vorbereitungs-SOP und Box-Atmung

- ROM-Übungen
- 10 Minuten Sandsack-Get-ups

LEISTUNGSFÄHIGKEIT: Folgendes so schnell wie möglich

- 800 m Laufen
- 10 Durchgänge: 10 Kettlebell-Swings (24 kg/16 kg), 10 Liegestütze, 10 Sit-ups, 10 Air Squats
- 800 m Laufen

DURCHHALTEVERMÖGEN: 30 Minuten Trail- oder Strandlauf, 100 x 4-count Flutter Kick, 100 x Beinheben. SEALfit-Yoga: Übungsreihe A. Essen und trinken Sie innerhalb von 30 Minuten nach dem Training. Notieren Sie Ihre Ergebnisse (Nachbereitungs-SOP).

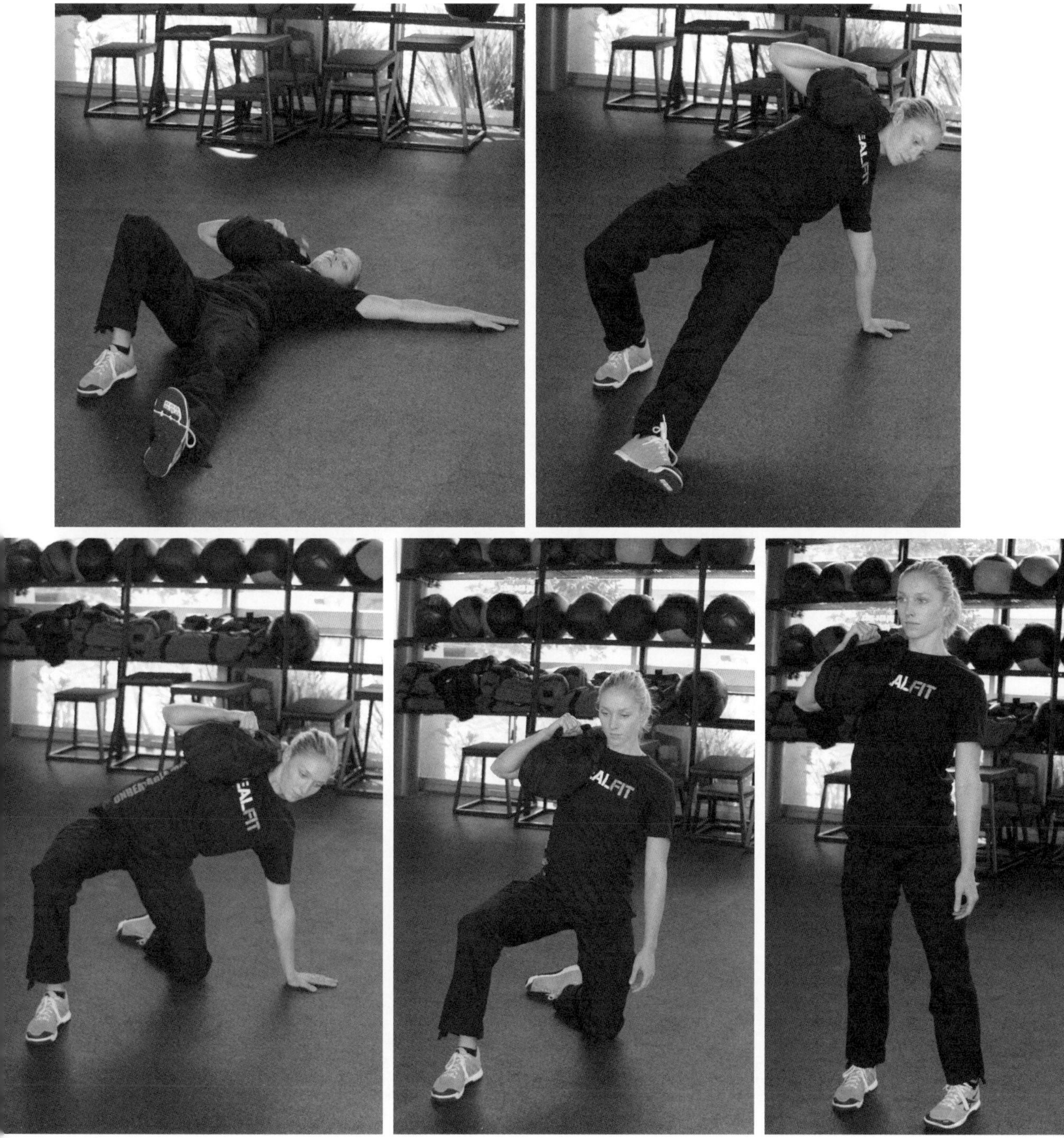

SANDSACK-GET-UP

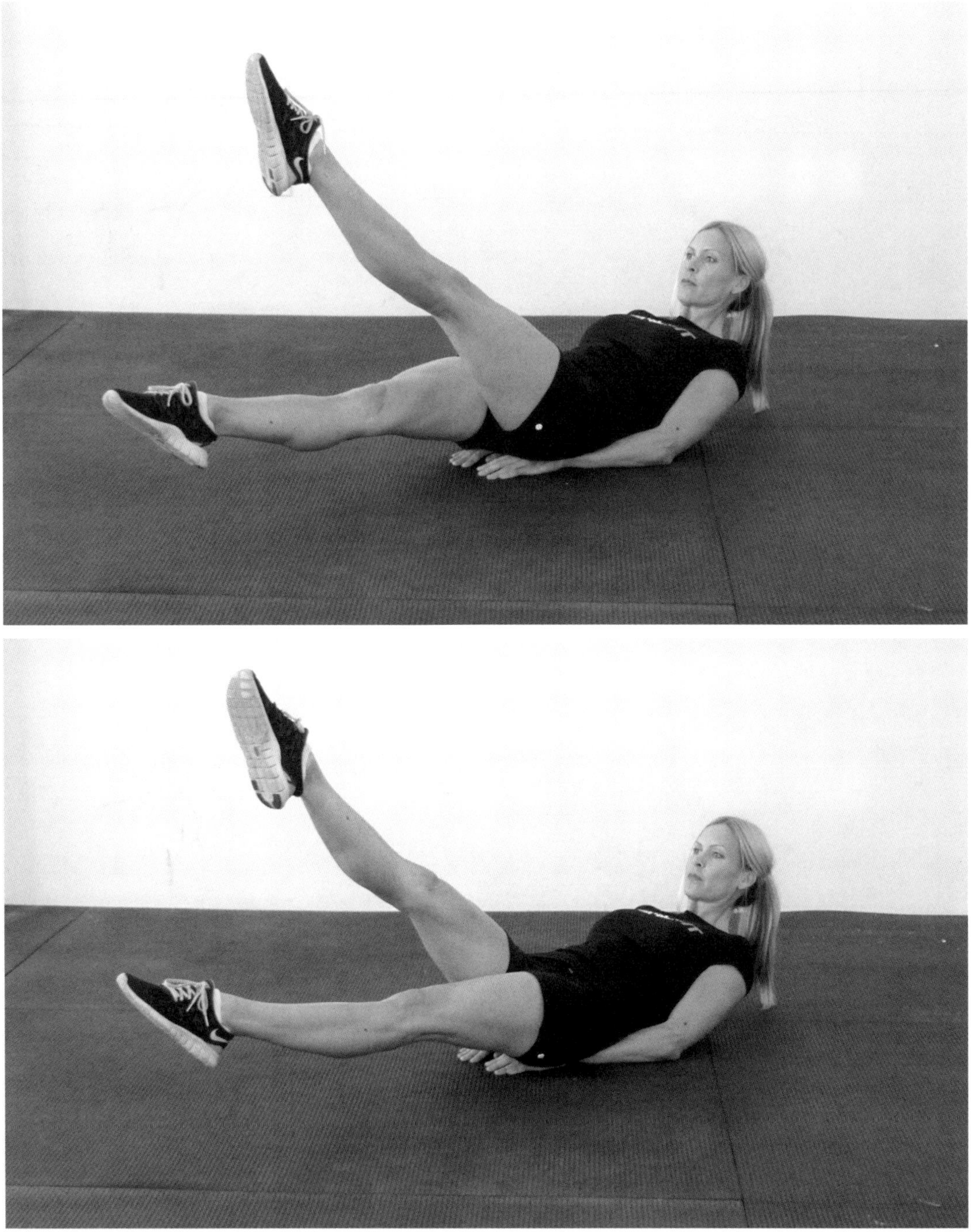

FLUTTER KICK

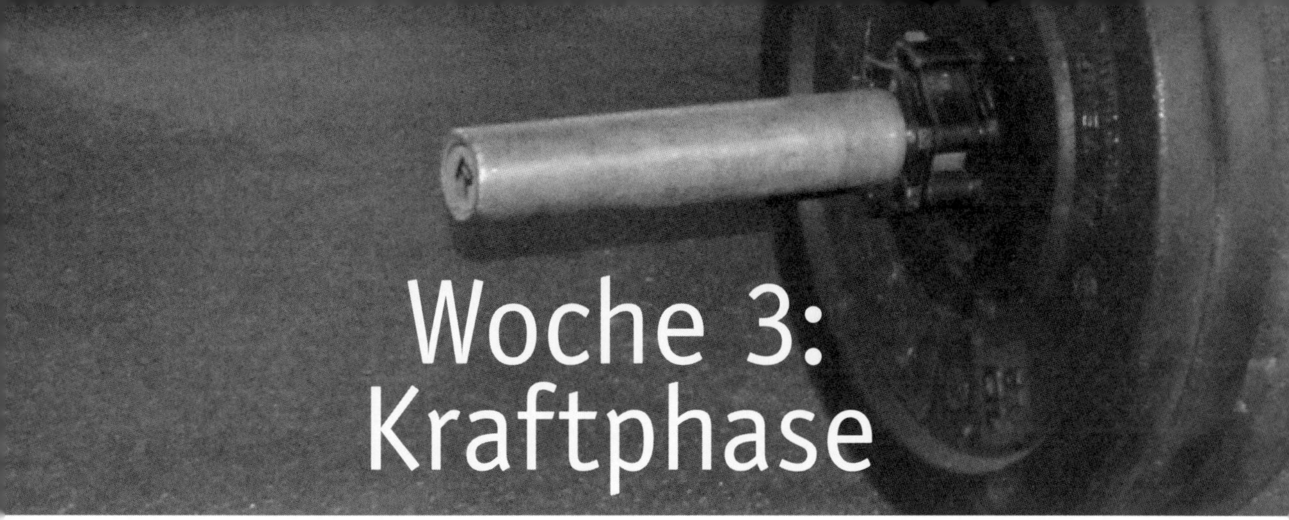

Woche 3: Kraftphase

Mehr über Krafttraining

Es vergeht kein Tag, an dem ein Navy SEAL nicht schwere Gegenstände heben und über eine längere Strecke tragen muss. Wenn Sie sich nur auf eindimensionale Sportarten wie Laufen, Radfahren oder Triathlon konzentrieren, haben Sie Schwierigkeiten im Umgang mit schweren Lasten und könnten für Ihr Team eine Belastung sein.

Krafttraining ist weder kompliziert noch sexy. Es ist harte Arbeit. Aber richtig ausgeführt, macht es sogar Spaß, lohnt sich und bietet gute Ansätze für das Teamtraining. Übungen mit dem Körpergewicht sind sicherlich nützlich, aber begrenzt in ihren Möglichkeiten, erheblich an Kraft zu gewinnen. Wenn es Ihnen an der von SEALfit beschriebenen Ausrüstung fehlt, können Sie die meisten Übungen auch mit einem Sandsack oder mit provisorischen Lösungen absolvieren.

Entschlossenheit

Chief Smith wusste, das würde nicht gut ausgehen. Die zwei Typen bestanden darauf, alles zu tragen, was sie für den Einsatz mitgebracht hatten.

»Frank«, sagte Smith zu einem der Agenten, »warum lassen Sie nicht die Hälfte des Zeugs hier? Sie werden das nicht alles auf den Hügel hinaufschaffen, und Sie brauchen es ohnehin nicht.«

»Ich habe es verstanden. Machen Sie sich um uns keine Gedanken.«

Als Smith mit seinem Team die Schlucht passiert und den Fuß des Berges erreicht hatte, war die Sonne schon untergegangen. Ihr Blick schweifte über die schneebedeckte Landschaft und den über der Kammlinie aufgehenden Mond. Sie stiegen durch Gestrüpp auf.

Smith schlug ein zügiges Tempo an, das für ihn und seine Kameraden normal war. Die Gäste fielen langsam, aber stetig zurück.

Nach einigen Stunden hielt der Chief an, um eine Pause zu machen und sich kurz mit dem Team zu besprechen. Als die anderen kamen, wandte er sich an Frank.

»Wie geht es euch, Männer?«

»Das ist … ähm … schwieriges Gelände. Ich hatte … ähm … keine Ahnung.«

Sag bloß, Sherlock, das ist Afghanistan. Smiths Mund sagte es nicht, aber seine Augen.

»Ich glaube, ich kann das Zeug nicht mehr schleppen«, keuchte Frank.

Sein Kumpel stimmte zu. Chief Smith drehte sich um und ging weiter den Berg hinauf. Er hatte nicht vor, sich von diesen Typen von seinem Ziel abbringen zu lassen. Sie erreichten den Treffpunkt nach vier Stunden. Die Gäste trudelten eine halbe Stunde später ein, ohne ihre Ausrüstung.

Ein kurzer Blick, und Chief Smith und sein SEAL-Kamerad gingen den Berg wieder hinunter. Nachdem sie die zurückgelassene Ausrüstung gefunden hatten, luden sie sie auf den Rücken und trugen sie bergauf. Oben angekommen, legten sie die Sachen neben die schlafenden Männer, ohne ein Wort zu sagen.

DAS WORT *ENTSCHLOSSENHEIT* BESCHREIBT DIE Einstellung von Chief Smith und seinen Teamkameraden am besten. Es bringt Bilder von knorrigen Cowboys hervor oder von Farmerhänden, die unter schwierigen Bedingungen arbeiten. Es bedeutet, in Widrigkeiten aufzublühen, zu feiern, während man in harten Auseinandersetzungen steckt. Das Gute an Entschlossenheit ist, dass sie sich wie Hornhaut entwickelt. Je mehr Sie sich mit harten Dingen auseinandersetzen, umso entschlossener werden Sie. Wenn Sie nachlassen, verlieren Sie die Hornhaut wieder. Entschlossenheit hat man sich verdient.

Verdienen Sie sie. Gehen Sie in jede Trainingseinheit, als stünden Ihre Haare in Flammen. Übertragen Sie diese Haltung auf alles, was Sie tun. Wenn Ihnen die Leidenschaft für Ihr Training fehlt, dann tun Sie so als ob, bis Sie es im Griff haben. Gehen Sie an die Grenzen, und erschüttern Sie sie. Sie wollen doch sicher nicht, dass jemand mit mehr Entschlossenheit Ihre Lasten trägt.

MONTAG

BASIS: Vorbereitungs-SOP und Box-Atmung

- ROM-Übungen
- 800 m Laufen
- an 5 WM von Back Squat heranarbeiten

KRAFT: Back Squat: 5 Wiederholungen mit -5 Prozent von 5 WM, 2 Sätze × 5 Wiederholungen mit -10 Prozent von 5 WM

KRAFTAUSDAUER: 5 Durchgänge, ohne Zeitvorgabe: 15 Back Squats mit 45 Prozent von 5 WM, 25 x 4-count Bergsteiger, maximal lange am Handtuch hängen (legen Sie ein Handtuch über die Klimmzugstange, und hängen Sie sich daran, bis Ihr Griff versagt)

LEISTUNGSFÄHIGKEIT: 3 Durchgänge auf Zeit

- 21 Thrusters (45 kg/30 kg)
- 15 Kettlebell-Swings (32 kg/24 kg)
- 12 Klimmzüge
- 9 Burpees

DURCHHALTEVERMÖGEN: 3 Durchgänge auf maximale Distanz: 60 Sekunden Rudern, 60 Sekunden aktive Ruderpause, 45 Sekunden Rudern, 45 Sekunden aktive Ruderpause, 30 Sekunden Rudern, 30 Sekunden aktive Ruderpause. 100 x 4-count Flutter Kick, 100 x Beinheben. SEALfit-Yoga: Übungsreihe B. Essen und trinken Sie innerhalb von 30 Minuten nach dem Training. Notieren Sie Ihre Ergebnisse (Nachbereitungs-SOP).

DIENSTAG [WOCHE 3: KRAFTPHASE]

BASIS: Vorbereitungs-SOP und Box-Atmung

- ROM-Übungen
- 500 m Laufen
- an 5 WM von Push Press heranarbeiten

KRAFT: Push Press: 5 Wiederholungen mit -5 Prozent von 5 WM, 2 Sätze × 5 Wiederholungen mit -10 Prozent von 5 WM

KRAFTAUSDAUER: Chipper, ohne Zeitvorgabe: 50 Push Presses mit 45 Prozent von 5 WM, 100 Sprungklimmzüge, 800 m Farmer's Walk* (60 kg/45 kg bis zum eigenen Körpergewicht)

LEISTUNGSFÄHIGKEIT: 1 Durchgang = 3 Minuten maximale Anstrengung an jeder Station, zwischen jeder Station 1 Minute Pause

- Rudern bei maximalem Kalorienverbrauch
- Overhead Squats (45 kg/30 kg)
- Ballschmettern
- Sit-ups
- 800 m Laufen, so schnell wie möglich

DURCHHALTEVERMÖGEN: 3 km Erholungslauf, 3 Durchgänge: 10 x strikt Zehen zur Stange, 10 Back Extensions mit Zusatzgewicht (20 kg/12 kg). SEALfit-Yoga: Übungsreihe A. Essen und trinken Sie innerhalb von 30 Minuten nach dem Training. Notieren Sie Ihre Ergebnisse (Nachbereitungs-SOP).

**Beachten Sie:* Beim Farmer's Walk legen Sie sich eine Langhantel in der Back-Squat-Rack-Position auf die Schultern und gehen damit 800 Meter.

[WOCHE 3: KRAFTPHASE] MITTWOCH

BASIS: Vorbereitungs-SOP und Box-Atmung

- ROM-Übungen
- 20 Minuten Grinder PT

AUSDAUER: Je nach Zeitverfügbarkeit lockeres Laufen, Radfahren oder Schwimmen

DURCHHALTEVERMÖGEN: SEALfit-Yoga (jegliche Form) oder aktives Dehnen. Essen und trinken Sie innerhalb von 30 Minuten nach dem Training. Notieren Sie Ihre Ergebnisse (Nachbereitungs-SOP).

DONNERSTAG [WOCHE 3: KRAFTPHASE]

BASIS: Vorbereitungs-SOP und Box-Atmung

- ROM-Übungen
- 800 m Laufen
- an 5 WM von Kreuzheben heranarbeiten

KRAFT: Kreuzheben: 5 Wiederholungen mit -5 Prozent von 5 WM, 2 Sätze × 5 Wiederholungen mit -10 Prozent von 5 WM

KRAFTAUSDAUER: 4 Durchgänge, ohne Zeitvorgabe: 20 x Kreuzheben mit 45 Prozent von 5 WM, 10 einbeinige Kastensprünge mit jedem Bein (40 cm), das Kinn maximal lange über der Klimmzugstange halten (testen Sie, wie lange Sie nach einem Klimmzug das Kinn über der Stange halten können)

LEISTUNGSFÄHIGKEIT: 5 Durchgänge*

- maximal tiefe Handstandliegestütze
- 400 m Laufen

DURCHHALTEVERMÖGEN: 10 x 50 m Sprint (Ausgangsstellung = Bauchlage), 100 Sit-ups, 100 Arm Haulers. SEALfit-Yoga: Schulterbeweglichkeitsübung. Essen und trinken Sie innerhalb von 30 Minuten nach dem Training. Notieren Sie Ihre Ergebnisse (Nachbereitungs-SOP).

**Beachten Sie:* Pausieren Sie zwischen den Durchgängen so lange wie nötig.

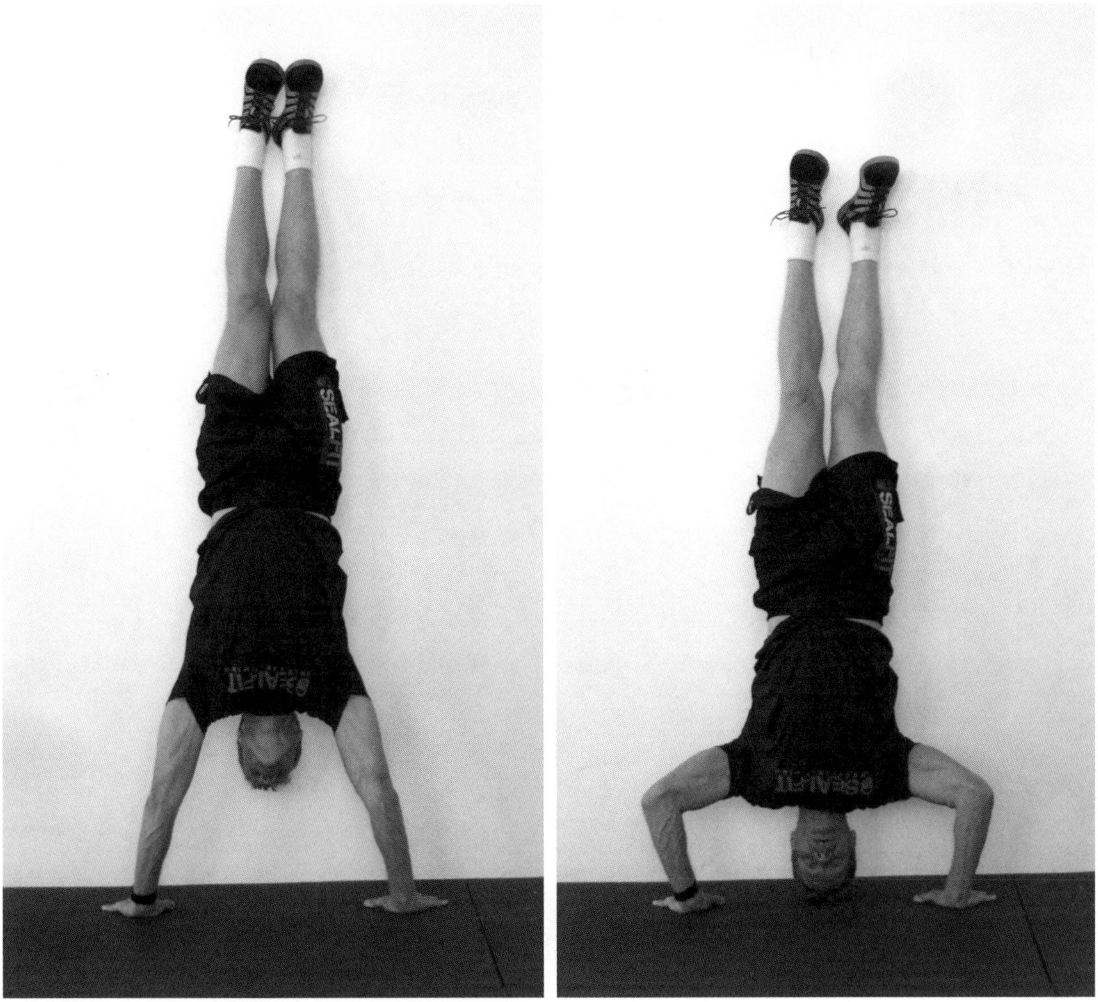

HANDSTANDLIEGESTÜTZ

FREITAG [WOCHE 3: KRAFTPHASE]

BASIS: Vorbereitungs-SOP und Box-Atmung

- ROM-Übungen
- 500 m Rudern
- an 5 WM von Bankdrücken heranarbeiten

KRAFT: Bankdrücken: 5 Wiederholungen mit -5 Prozent von 5 WM, 2 Sätze × 5 Wiederholungen mit -10 Prozent von 5 WM

KRAFTAUSDAUER: Chipper, ohne Zeitvorgabe: 50 x Bankdrücken mit 45 Prozent von 5 WM, 100 x Bankdrücken mit engem Griff (20 kg/15 kg), 400 m Ausfallschritte gehen mit Zusatzgewicht (25 kg/15 kg)

LEISTUNGSFÄHIGKEIT: 10 – 9 – 8 – 7 – 6 – 5 – 4 – 3 – 2 – 1 Wiederholungen

- Man Maker (je 15 kg/12 kg)
- Klimmzüge
- 2 Sit-ups

DURCHHALTEVERMÖGEN: 5000 m Laufen in mittlerer Geschwindigkeit, 1 x Liegestützposition maximal lange halten, 1 x maximal lange Wandsitzen. SEALfit-Yoga: Übungsreihe A. Essen und trinken Sie innerhalb von 30 Minuten nach dem Training. Notieren Sie Ihre Ergebnisse (Nachbereitungs-SOP).

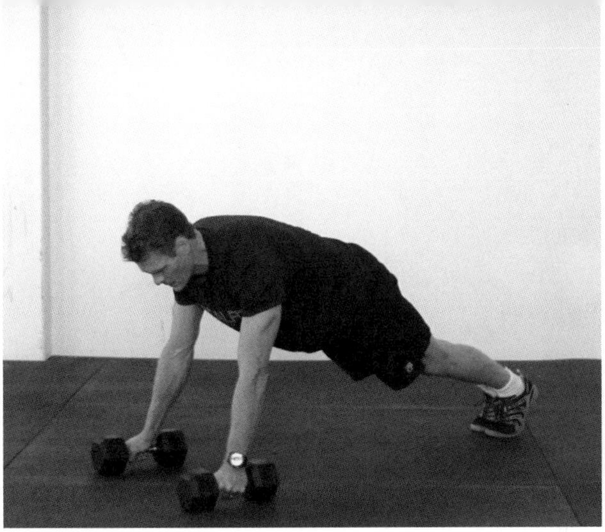

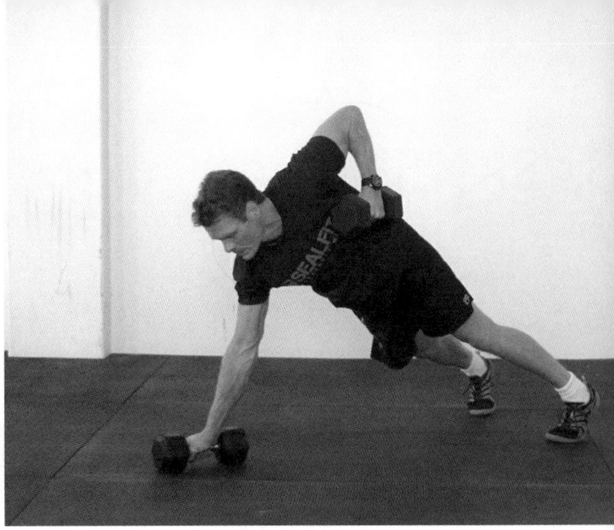

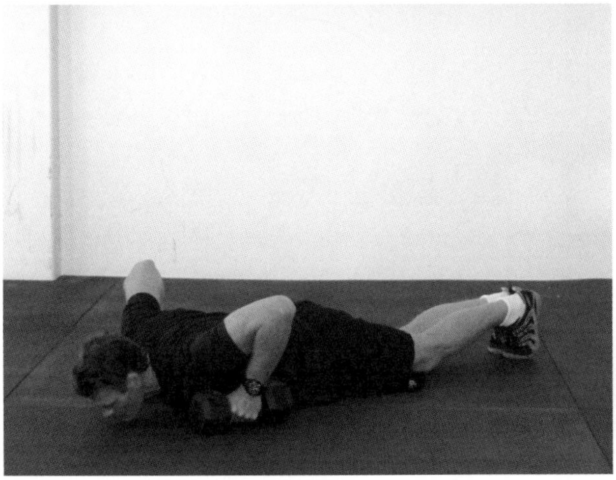

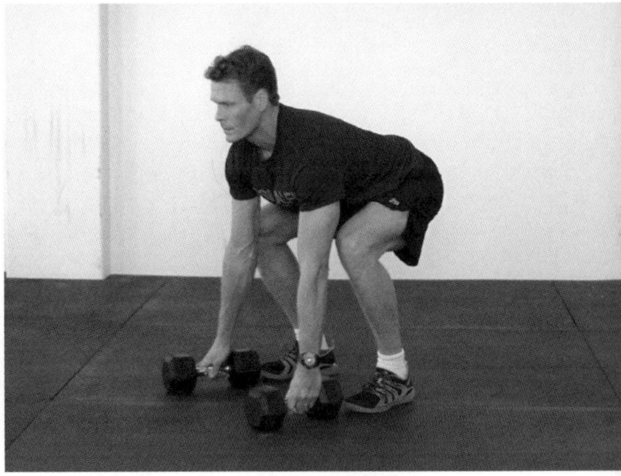

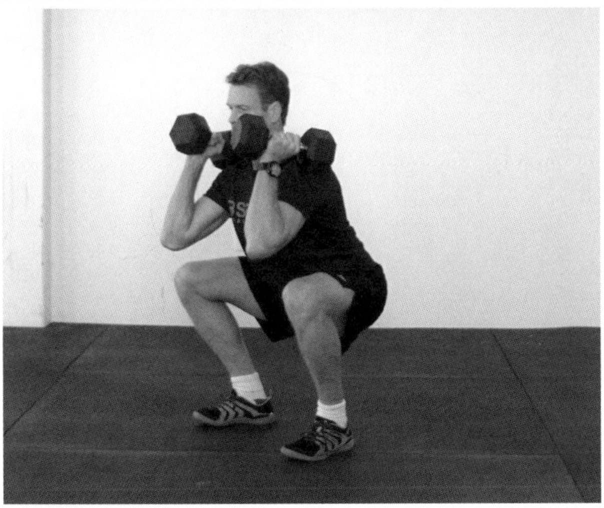

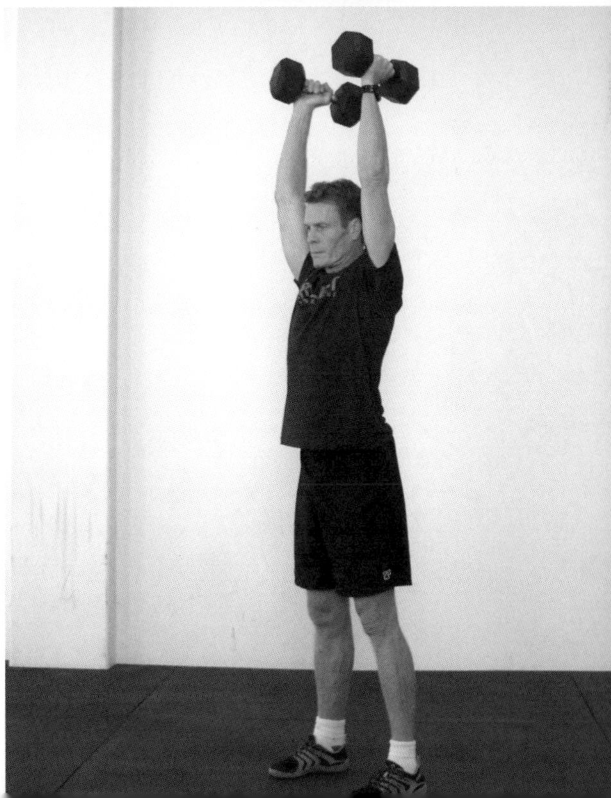

MAN MAKER

SAMSTAG [WOCHE 3: KRAFTPHASE]

BASIS: Vorbereitungs-SOP und Box-Atmung

- ROM-Übungen
- 2 Durchgänge: 400 m Laufen, 15 Sandsack-Get-ups

LEISTUNGSFÄHIGKEIT: CrossFit-Workout »Tabata Gone Bad«. Absolvieren Sie an jeder der folgenden Stationen ein vollständiges Tabata-Intervall; dazwischen jeweils 1 Minute Pause. Ein Tabata-Intervall = 8 Durchgänge, 20 Sekunden Belastung, 10 Sekunden Pause. Wechseln Sie zwischen den Übungen so schnell wie möglich.

- Double Unders
- Rudern
- Push Press (35 kg/25 kg)
- Ausfallschritte, im Sprung eingenommen

DURCHHALTEVERMÖGEN: 30 Minuten Trail- oder Strandlauf. SEALfit-Yoga: Übungsreihe A. Essen und trinken Sie innerhalb von 30 Minuten nach dem Training. Notieren Sie Ihre Ergebnisse (Nachbereitungs-SOP).

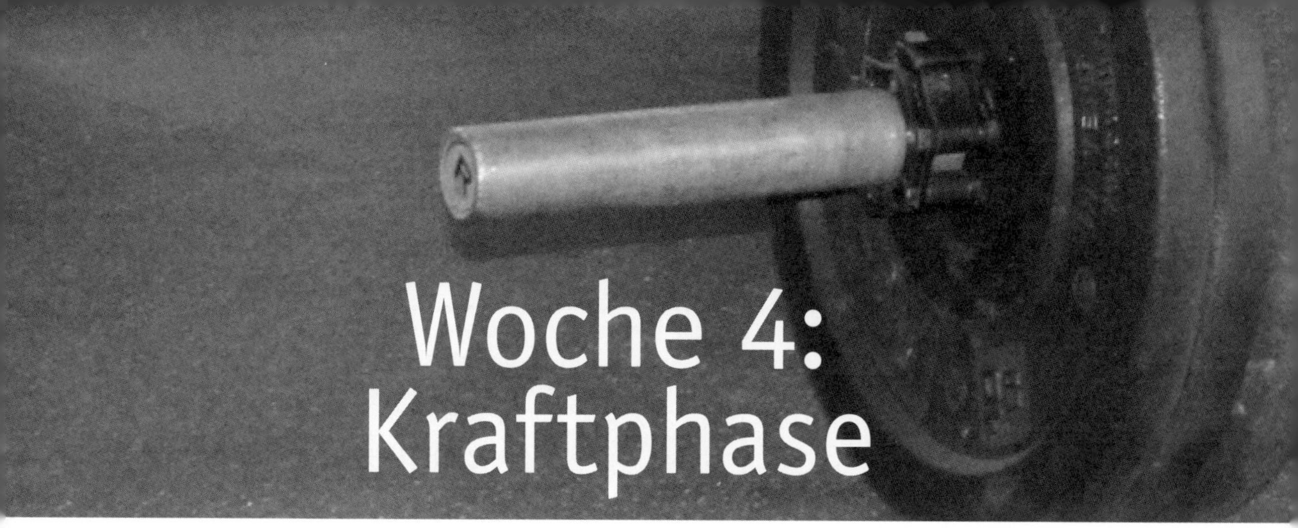

Woche 4: Kraftphase

Antrieb

Ich traf Jeff Kraus im SEAL Team 3, wo wir einmal in der Woche zum Spaß boxten.

»Jeff, wie bist du bei den SEALs gelandet?«, fragte ich ihn während einer Sparring-Session.

»Nun, ich wurde aus der Armee entlassen und ging aufs College. Aber das normale Arbeitsleben war langweilig. Also beschloss ich, in die Navy zu gehen.«

»Was hast du in der Army gemacht?«

»Ich war zuerst Ranger … dann Green Beret.«

Du liebe Güte, der Special-Forces-Hattrick! Ich kannte ein paar SEALs, die zur Ranger-Schule oder zum Special-Forces-Q-Kurs (Green Berets) geschickt wurden. Aber ich hatte noch nie von jemanden gehört, der tatsächlich als Ranger, Green Beret *und* als SEAL diente.

»Junge, Junge, du bist aber ehrgeizig!«

Er lächelte. Dann knuffte er mich mit dem Handschuh am Kopf, um die nächste Runde einzuleiten.

ES IST EINFACH, SICH FÜR etwas zu begeistern, nur um es bei nächster Gelegenheit für das nächste Funkeln wieder in die Ecke zu legen. Getrieben zu sein ist etwas anderes. Es braucht keine pompöse Militärparade, und man kann es auch nicht allein mit Red Bull hervorkitzeln.

Leidenschaft für das Außergewöhnliche und sein ausgeprägter Sinn für den Zweck trieben Jeff dazu, mehr zu sein als irgendein Soldat. Tag für Tag sah er die Ergebnisse erfolgreich abgeschlossener Aufträge und neu entwickelter Fertigkeiten. Sie nährten ein tiefes Vertrauen in seine Fähigkeiten und die bescheidene Erwartung, er könne etwas Außergewöhnliches leisten.

Wollen Sie eher so sein wie Jeff? Ich auch. Bauen Sie Ihr Selbstvertrauen und Ihre Gewissheit auf. Beginnen Sie damit, einfache Ziele erreichen zu wollen, die Ihnen am Herzen liegen. Dann vertrauen Sie darauf, dass Leidenschaft für einen Zweck größer ist als Sie. Welchen Zweck suchen Sie sich aus, um Ihre Leidenschaft zu nähren?

Die CrossFit-Games-Stars Lindsey Valenzuela und Kristan Clever hatten den Mumm, am Kokoro-Camp teilzunehmen, um sich zu verbessern. Ihr Antrieb zeigt sich in der Leidenschaft für ihre junge Sportart. Sie sehen sich jeden Tag als Anregung für andere und dienen als Vorbild für Sie und mich.

Lassen Sie sich jeden Tag auf Ihre Leidenschaft und ihren Zweck ein. Wenn Sie eins mit ihnen werden, finden Sie einen Antrieb wie Jeff, Lindsey und Kristan. Fangen Sie schon in der kommenden Trainingswoche damit an. Hauen Sie rein und viel Spaß!

MONTAG

BASIS: Vorbereitungs-SOP und Box-Atmung

- ROM-Übungen
- 800 m Laufen
- an 5 WM von Back Squat heranarbeiten

KRAFT: Back Squat: 5 Wiederholungen mit -5 Prozent von 5 WM, 3 Sätze × 5 Wiederholungen mit -10 Prozent von 5 WM

KRAFTAUSDAUER: Chipper, ohne Zeitvorgabe: 50 Back Squats mit 45 Prozent von 5 WM, 100 Bulgarian Split Squats, 800 m Kameradtragen

LEISTUNGSFÄHIGKEIT: 40 – 30 – 20 – 10 Wiederholungen

- Kurzhantel-Thrusters (15 kg/12 kg)
- Knie zu den Ellenbogen

DURCHHALTEVERMÖGEN: 6,5 km Laufen auf Zeit. SEALfit-Yoga: Übungsreihe A. Essen und trinken Sie innerhalb von 30 Minuten nach dem Training. Notieren Sie Ihre Ergebnisse (Nachbereitungs-SOP).

DIENSTAG [WOCHE 4: KRAFTPHASE]

BASIS: Vorbereitungs-SOP und Box-Atmung

- ROM-Übungen
- 400 m Laufen
- an 5 WM von Push Press heranarbeiten

KRAFT: Push Press: 5 Wiederholungen mit -5 Prozent von 5 WM, 3 Sätze × 5 Wiederholungen mit -10 Prozent von 5 WM

KRAFTAUSDAUER: 5 Durchgänge, ohne Zeitvorgabe: 15 Push Presses mit 45 Prozent von 5 WM, 20 Kettlebell-Floor-Presses (15 kg/12 kg) mit wechselndem Arm, 50 m Kameradziehen mit schwerem Band

LEISTUNGSFÄHIGKEIT: Mit Gewichtsweste 3 Durchgänge auf Zeit

- 500 m Rudern
- 21 Kastensprünge (60 oder 50 cm)
- 12 Klimmzüge

DURCHHALTEVERMÖGEN: 2 x 800 m Sprint (Verhältnis Belastung : Pause = 1 : 1), 100 x Beinheben, 100 Arm Haulers. SEALfit-Yoga: Übungsreihe B. Essen und trinken Sie innerhalb von 30 Minuten nach dem Training. Notieren Sie Ihre Ergebnisse (Nachbereitungs-SOP).

[WOCHE 4: KRAFTPHASE] MITTWOCH

BASIS: Vorbereitungs-SOP und Box-Atmung

- ROM-Übungen
- 20 Minuten Grinder PT

AUSDAUER: Je nach Zeitverfügbarkeit lockeres Laufen, Radfahren oder Schwimmen

DURCHHALTEVERMÖGEN: SEALfit-Yoga (jegliche Form) oder aktives Dehnen. Essen und trinken Sie innerhalb von 30 Minuten nach dem Training. Notieren Sie Ihre Ergebnisse (Nachbereitungs-SOP).

DONNERSTAG [WOCHE 4: KRAFTPHASE]

BASIS: Vorbereitungs-SOP und Box-Atmung

- ROM-Übungen
- 500 m Rudern
- an 5 WM von Kreuzheben heranarbeiten

KRAFT: Kreuzheben: 5 Wiederholungen mit -5 Prozent von 5 WM, 3 Sätze × 5 Wiederholungen mit -10 Prozent von 5 WM

KRAFTAUSDAUER: Chipper, ohne Zeitvorgabe: 50 x Kreuzheben mit 45 Prozent von 5 WM, 75 x Kettlebell-Sumo-Kreuzheben mit High Pull (24 kg/16 kg), 400 m Farmer's Carry (25 kg/15 kg)

LEISTUNGSFÄHIGKEIT: Folgendes auf Zeit

- 1500 m Laufen
- 30 x Clean und Jerk (60 kg/45 kg)
- 1500 m Laufen

DURCHHALTEVERMÖGEN: 2000 m Rudern. SEALfit-Yoga: Schulterbeweglichkeitsübung. Essen und trinken Sie innerhalb von 30 Minuten nach dem Training. Notieren Sie Ihre Ergebnisse (Nachbereitungs-SOP).

FREITAG

BASIS: Vorbereitungs-SOP und Box-Atmung

- ROM-Übungen
- 800 m Laufen
- an 5 WM von Bankdrücken heranarbeiten

KRAFT: Bankdrücken: 5 Wiederholungen mit -5 Prozent von 5 WM, 3 Sätze × 5 Wiederholungen mit -10 Prozent von 5 WM

KRAFTAUSDAUER: 4 Durchgänge, ohne Zeitvorgabe: 20 x Bankdrücken mit 45 Prozent von 5 WM, 75 x Ringe-Rudern in Rückenlage, 25 m Ausfallschritte gehen mit Zusatzgewicht über Kopf (25 kg/12 kg)

LEISTUNGSFÄHIGKEIT: So viele Durchgänge wie möglich (AMRAP) in 15 Minuten

- 5 Squat Snatches (45 kg/30 kg)
- 30 x Ballwerfen (10 kg/6 kg)

DURCHHALTEVERMÖGEN: 6 x 200 m Sprint (60 Sekunden Intervallpause), 100 x 4-count Flutter Kick, 100 x Beinheben. SEALfit-Yoga: Übungsreihe A. Essen und trinken Sie innerhalb von 30 Minuten nach dem Training. Notieren Sie Ihre Ergebnisse (Nachbereitungs-SOP).

SAMSTAG [WOCHE 4: KRAFTPHASE]

BASIS: Vorbereitungs-SOP und Box-Atmung

- ROM-Übungen
- 3 Durchgänge: 200 m Laufen, 10 x Ballwerfen, 10 Sprungklimmzüge, 10 Sit-ups

LEISTUNGSFÄHIGKEIT: Folgendes auf Zeit

- 3000 m Laufen
- 10 Durchgänge: 5 Klimmzüge, 10 Liegestütze, 15 Air Squats
- 3000 m Laufen

DURCHHALTEVERMÖGEN: 30 Minuten Laufen mit Gewichtsweste oder leichtem Rucksack. SEALfit-Yoga: Übungsreihe A. Essen und trinken Sie innerhalb von 30 Minuten nach dem Training. Notieren Sie Ihre Ergebnisse (Nachbereitungs-SOP).

Herausforderungen

Beginne das zu tun, was notwendig ist, dann das, was möglich ist, und auf einmal tust du das Unmögliche. – HEILIGER FRANZISKUS VON ASSISI

Gratulation zum ersten Monat Advanced-Operator-Training! Zeit für Ihre erste Herausforderung. Sie wird Ihr Kokoro trainieren, Ihren 20x-Faktor finden und als wunderbares Team-Building-Event funktionieren. »Tue heute, was andere nicht tun, und morgen, was andere nicht können.« Das sollte für Sie nicht nur ein prima Zitat sein, sondern Sie sollten anstreben, danach zu leben. Nutzen Sie es als Maßstab, um Ihren zukünftigen Fortschritt abzubilden. Die Trainingseinheit »Murph« – benannt nach Michael Murph, einem gefallenen SEAL – ist eine schwierige Einheit, die sich gut als Maßstab eignet.

Wählen Sie eine der Herausforderungen aus der Liste unten aus. Nächsten Monat wird sie wieder anders aussehen. Wenn Sie die Phasen ausdehnen, müssen Sie mehr Herausforderungen auswählen, um eine pro Kalendermonat zu absolvieren. Sie können mit jeder eine Trainingseinheit ersetzen. Mein Team steht darauf, Testtrainingseinheiten und Herausforderungen an Samstagen zu absolvieren. Sie können sie einstreuen, wann immer sie in Ihren Zeitplan passen. Es ist sinnvoll, den Tag danach etwas lockerer anzugehen. Natürlich fragen Sie vorher Ihren Arzt – *bla, bla, bla* – und tun nichts, was Ihre Fähigkeiten übersteigen würde. Als ob Sie wüssten, welche die sind …

AUF ZEIT
(ABSOVLIEREN SIE EINE ÜBUNG, NICHT ALLE – SOGAR ICH BIN NICHT SO VERRÜCKT!)

- 1000 Liegestütze
- 1000 Sit-ups
- 1000 Klimmzüge
- 100 x Seilklettern
- 1000 x 8-count Body Builder
- 1000 Burpees
- 100 Curtis Ps oder 100 Man Makers
- 1,5 km Ausfallschritte mit 10-kg-Gewichtsweste gehen

Wenn für Sie körperliches Training etwa Neues ist, dann erscheinen diese Aufgaben unlösbar, aber seien Sie versichert, sie sind realistisch und lohnend, wenn man sie bewältigt hat. Wenn Sie den SEALfit-Prinzipien folgen und körperlich nicht eingeschränkt sind, dann schaffen Sie das! Zögern Sie aber auch nicht, die Anforderungen herunterzuschrauben. Je älter Sie sind, desto notwendiger kann es werden, den Umfang oder die Zeitvorgaben zu verändern. Das alles ist aber kein Grund, die Aufgaben auszulassen. Wenn Sie bereit sind, beginnen Sie mit der ersten. Absolvieren Sie sie Wiederholung für Wiederholung, Schritt für Schritt, Atemzug für Atemzug. Sie werden Ihr Selbstbild im positiven Sinne erschüttern und extremes Selbstvertrauen in Ihre Fähigkeit aufbauen, selbst gesteckte Grenzen zu durchbrechen. Und Sie verfügen über ein weiteres nützliches Werkzeug in Ihrer Trainingsbox.

Und jetzt ran an den Speck! Ihr 20 x-Faktor wartet bereits auf Sie!

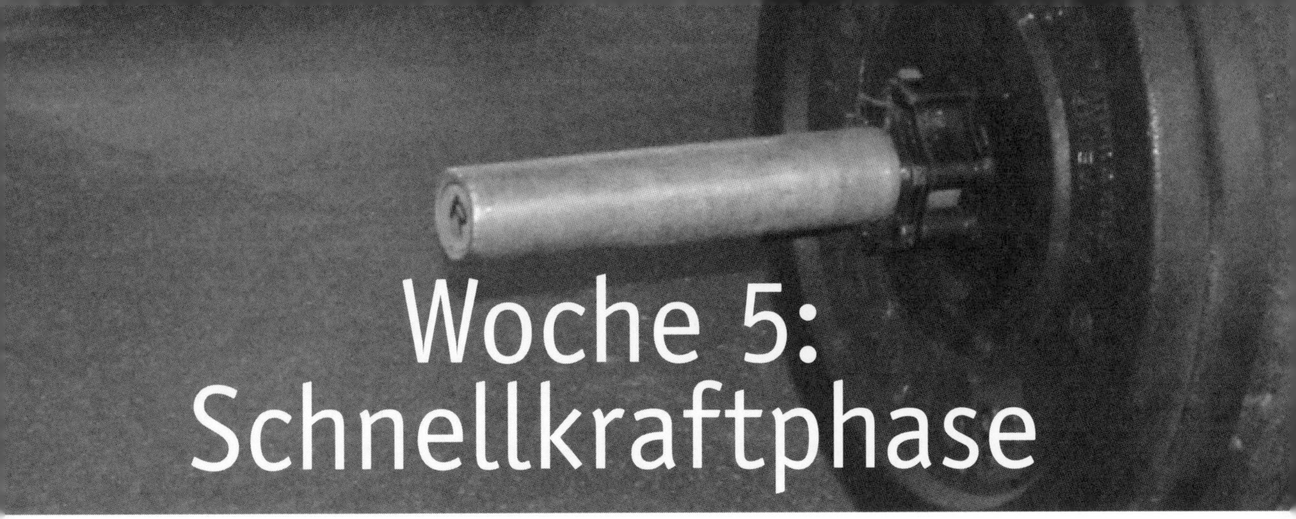

Woche 5: Schnellkraftphase

Feuer im Bauch

> In manchen Leuten brennt ein Feuer in ihrem Bauch. Dieses Feuer nährt ihren Mut und ihre Leidenschaft auf eine Art, die es ihnen erlaubt, selbst unter widrigsten Umständen durchzuhalten. Das ist nicht mit Selbstbewusstsein zu verwechseln. Nein, Feuer im Bauch gründet nicht auf einzigartigen Fertigkeiten oder großer körperlicher Stärke, sondern rührt vielmehr von profunder Willenskraft her, verbunden mit einem Anflug von Demut. Dieses Feuer im Bauch lässt sie nicht nur überleben, sondern mit jeder Herausforderung wachsen.

Ich las diesen Text vor und übergab dann den Feuer-im-Bauch-Award an die einzige Teilnehmerin des Kokoro-Camp 27. Vollkommen überrascht und mit Tränen in den Augen kam Ally nach vorne, während ihre Teamkameraden jubelten. Sie waren in keiner Weise überrascht, waren Zeugen desselben geworden wie meine Coaching-Mitarbeiter und ich.

KÖRPERLICH EINE WUCHT ZU WERDEN ist einfach. Sofern Sie nicht unter einer bereits vorhandenen Einschränkung leiden, entwickelt qualitativ hochwertiges Training im Studio und draußen in der Natur irgendwann einen leistungsfähigen Körper. Das macht zwar zäher, aber noch keinen Führer, und es garantiert auch nicht das Überleben in einer schweren Krise.

Allys Fitness hob sie nicht ab. Sie besaß mentale Stärke, aber die hatten andere Kandidaten auch. Was Ally unterschied, war das Feuer in ihrem Bauch, das nichts ersticken konnte. Sie machte unter den widrigsten Bedingungen weiter. Ich beobachtete diese Charaktereigenschaften:

- Während andere zurückzuckten, nahm sie die Qualen an und verwandelte Schmerz mit einem Lächeln in Leistung.
- Während andere sich zurückzogen, konzentrierte sie sich auf ihre Teamkameraden und ermutigte und unterstützte sie.
- Während andere mit der Angst vor dem Unbekannten kämpften, ging sie mit Optimismus voran.
- Während andere erwarteten, gut abzuschneiden, erwartete sie nichts. Aber ihre Seele, ihr Körper und ihr Geist stellten sie auf den Kampf um jeden Zentimeter ein.

Feuer im Bauch. Könnte das dasselbe sein wie Kokoro-Spirit, unser obskures Ziel, Herzen und Seelen in Aktion zu verschmelzen? Möglicherweise. Ohne es zu wissen, kam Ally mit fertig geschmiedetem Kokoro-Spirit, bereit, sich ins Getümmel zu stürzen. Die Erfahrung bestätigte lediglich ihre Vorbereitung und ihren Charakter. Sie steigerte sich zu einem vollkommen neuen Leistungslevel – genährt von ihrer Einstellung und nicht von ihrem Körper.

Was können Sie tun, um Ihr Feuer im Bauch zu kultivieren? Finden Sie tiefe Bedeutung im Dienen. Lenken Sie aus Liebe und Respekt Ihren Blick auf Ihre Teamkameraden. Das beseitigt egozentrisches und feiges Benehmen und ersetzt es durch Demut und Mut.

Hooyah! Feuer im Bauch!

MONTAG

BASIS: Vorbereitungs-SOP und Box-Atmung

- ROM-Übungen
- 800 m Laufen
- an 3 WM von Back Squat heranarbeiten

KRAFT: Back Squat: 3 Wiederholungen mit -5 Prozent von 3 WM, 3 Sätze × 3 Wiederholungen mit -10 Prozent von 3 WM

KRAFTAUSDAUER: Chipper, ohne Zeitvorgabe: 50 Back Squats mit 40 Prozent von 3 WM, 75 Sprungkniebeugen mit Langhantel, 800 m Gehen mit Zusatzgewicht über dem Kopf (20 kg/12 kg)

LEISTUNGSFÄHIGKEIT: Folgendes auf Zeit

- 30 Burpee-Kastensprünge (60 cm oder 50 cm)
- 30 x Zehen zur Stange
- 30 Push Jerks (60 kg/45 kg)
- 1000 m Rudern

DURCHHALTEVERMÖGEN: 6,5 km Laufen auf Zeit (Ziel ist unter 32 Minuten). 5 Durchgänge: 60 Sekunden Liegestützposition halten, 60 Sekunden Back Extensions. SEALfit-Yoga: Übungsreihe B. Essen und trinken Sie innerhalb von 30 Minuten nach dem Training. Notieren Sie Ihre Ergebnisse (Nachbereitungs-SOP).

DIENSTAG [WOCHE 5: SCHNELLKRAFTPHASE]

BASIS: Vorbereitungs-SOP und Box-Atmung

- ROM-Übungen
- 500 m Rudern
- an 3 WM von Push Press heranarbeiten

KRAFT: Push Press: 3 Wiederholungen mit -5 Prozent von 3 WM, 3 Sätze × 3 Wiederholungen mit -10 Prozent von 3 WM

KRAFTAUSDAUER: 5 Durchgänge, ohne Zeitvorgabe: 15 Push Presses mit 40 Prozent von 3 WM, 20 Dips, 25 m Ausfallschritte gehen mit Zusatzgewicht über dem Kopf (20 kg/12 kg)

LEISTUNGSFÄHIGKEIT: CrossFit-Workout »Amanda«: 9 – 7 – 5 Wiederholungen

- Muscle-up*
- Snatch (60 kg/45 kg)

DURCHHALTEVERMÖGEN: 8 x 250 m Rudern (60 Sekunden Intervallpause), 100 Sit-ups, 100 x Beinheben. SEALfit-Yoga: Schulterbeweglichkeitsübung. Essen und trinken Sie innerhalb von 30 Minuten nach dem Training. Notieren Sie Ihre Ergebnisse (Nachbereitungs-SOP).

**Beachten Sie:* Wenn Sie keine Muscle-ups beherrschen, ersetzen Sie jeden Muscle-up durch 6 Klimmzüge und 6 Dips.

MUSCLE-UP

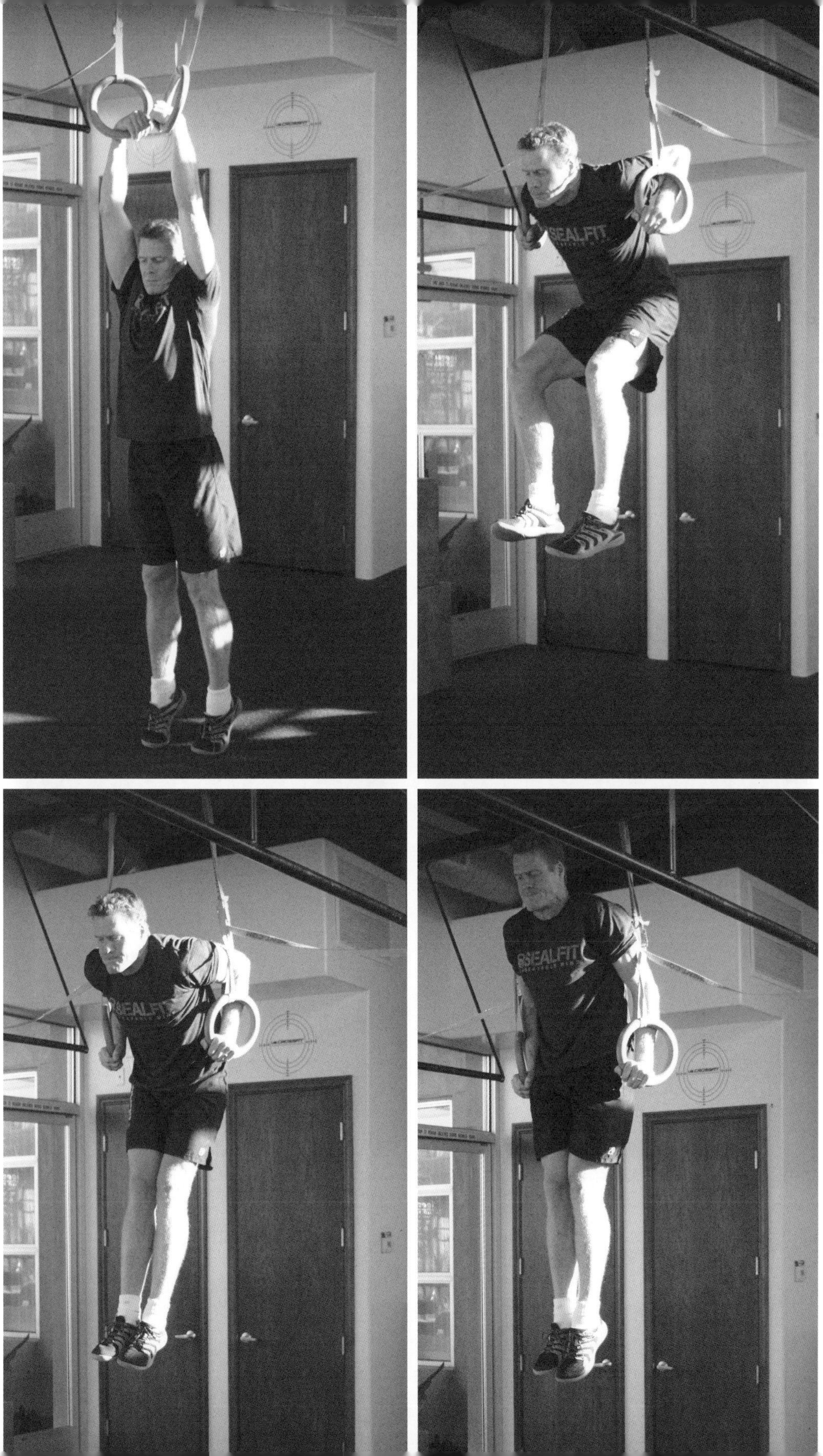
SEALFIT

MITTWOCH [WOCHE 5: SCHNELLKRAFTPHASE]

BASIS: Vorbereitungs-SOP und Box-Atmung

- ROM-Übungen
- 20 Minuten Grinder PT

AUSDAUER: Je nach Zeitverfügbarkeit lockeres Laufen, Radfahren oder Schwimmen

DURCHHALTEVERMÖGEN: SEALfit-Yoga (jegliche Form) oder aktives Dehnen. Essen und trinken Sie innerhalb von 30 Minuten nach dem Training. Notieren Sie Ihre Ergebnisse (Nachbereitungs-SOP).

[WOCHE 5: SCHNELLKRAFTPHASE] DONNERSTAG

BASIS: Vorbereitungs-SOP und Box-Atmung

- ROM-Übungen
- 800 m Laufen
- an 3 WM von Kreuzheben heranarbeiten

KRAFT: Kreuzheben: 3 Wiederholungen mit -5 Prozent von 3 WM, 3 Sätze × 3 Wiederholungen mit -10 Prozent von 3 WM

KRAFTAUSDAUER: Chipper, ohne Zeitvorgabe: 50 x Kreuzheben mit 40 Prozent von 3 WM, 75 x Langhantel-Sumo-Kreuzheben mit High Pull (35 kg/25 kg), 800 m Kameradtragen

LEISTUNGSFÄHIGKEIT: 4 Durchgänge

- 400 m Laufen
- 15 Power Cleans (50 kg/35 kg)
- 15 Ringe-Dips

DURCHHALTEVERMÖGEN: 3 km Erholungslauf, 3 Durchgänge: 10 Sit-ups mit Zusatzgewicht in einer Hand (16 kg/12 kg), 20 Russian Twists (12 kg/7 kg). SEALfit-Yoga: Übungsreihe A. Essen und trinken Sie innerhalb von 30 Minuten nach dem Training. Notieren Sie Ihre Ergebnisse (Nachbereitungs-SOP).

FREITAG [WOCHE 5: SCHNELLKRAFTPHASE]

BASIS: Vorbereitungs-SOP und Box-Atmung

- ROM-Übungen
- 500 m Rudern
- an 3 WM Bankdrücken heranarbeiten

KRAFT: Bankdrücken: 3 Wiederholungen mit -5 Prozent von 3 WM, 3 Sätze × 3 Wiederholungen mit -10 Prozent von 3 WM

KRAFTAUSDAUER: 4 Durchgänge, ohne Zeitvorgabe: 20 x Bankdrücken mit 40 Prozent von 3 WM, 10 x einarmig Kurzhantelrudern, nach vorne geneigt (jeder Arm), 60 Sekunden Farmer's Carry (25 kg/16kg)

LEISTUNGSFÄHIGKEIT: Folgendes auf Zeit

- 100 x Ballwerfen (10 kg/6 kg)
- 75 Kettlebell-Swings (24 kg/16 kg)
- 50 Ausfallschritte, im Sprung eingenommen
- 25 Klimmzüge

DURCHHALTEVERMÖGEN: 1500 m Sprint, 50 x Evil Wheel (Sie können dafür auch eine Hantelstange benutzen). SEALfit-Yoga: Hüftbeweglichkeitsübung. Essen und trinken Sie innerhalb von 30 Minuten nach dem Training. Notieren Sie Ihre Ergebnisse (Nachbereitungs-SOP).

SAMSTAG

BASIS: Vorbereitungs-SOP und Box-Atmung

- ROM-Übungen
- 30 – 20 – 10 Air Squats, Liegestütze, Sit-ups

LEISTUNGSFÄHIGKEIT: Im Zweierteam, so schnell wie möglich, wobei nur eine Person trainert, während der Partner Pause hat und wartet, bis er an der Reihe ist*

- 800 m Laufen zusammen
- 100 Ballschmettern (15 kg/9 kg)
- 800 m Laufen zusammen
- 100 Sledge Strikes. Ersetzen Sie Sledge Strikes durch Kettlebell-Snatches (26 kg/14 kg), falls Ihnen die Ausrüstung fehlt.

DURCHHALTEVERMÖGEN: 30 Minuten Gepäckmarsch. SEALfit-Yoga: Übungsreihe A. Essen und trinken Sie innerhalb von 30 Minuten nach dem Training. Notieren Sie Ihre Ergebnisse (Nachbereitungs-SOP).

**Beachten Sie:* Wenn Ihnen ein Partner fehlt, absolvieren Sie die Übungen allein und genießen den Bonus.

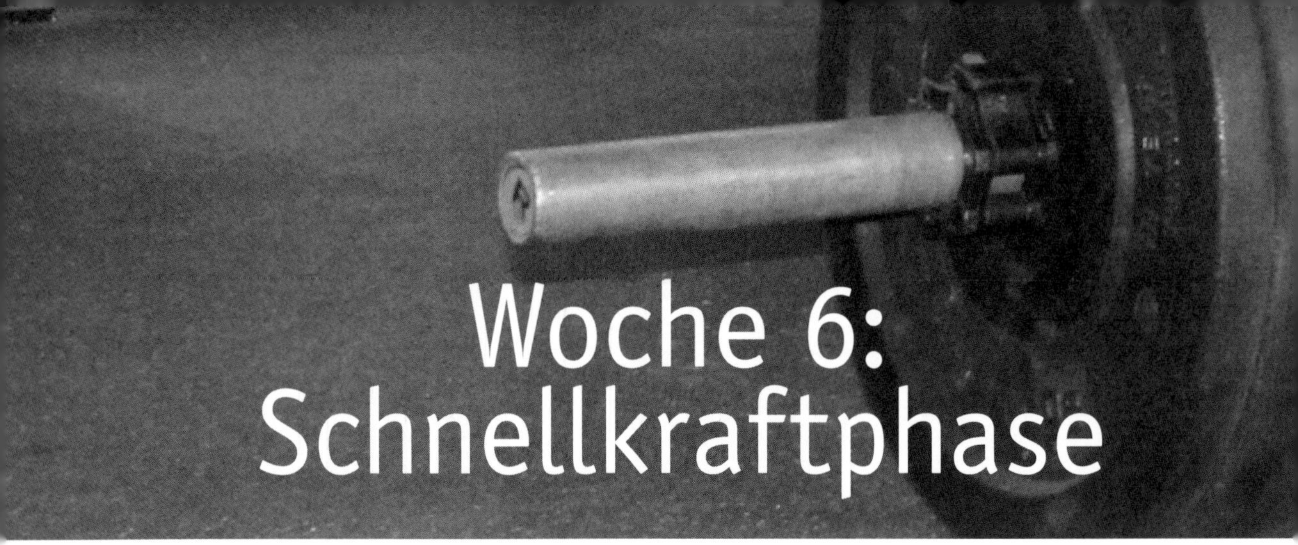

Woche 6: Schnellkraftphase

Füttern Sie den Muthund

Welchen Hund fütterst du, Mark?

Ich befand mich mitten in einer CrossFit-Games-Einheit des Master's Division Open Tournaments, als ich mir diese Frage stellte. Der Snatch mit 62 Kilogramm brachte mich nach all den Burpees um. Nach meinem dritten Fehlversuch trat ich nach der Hantelstange. Der Angsthund knurrte, als sich die Uhr der 17-Minuten-Deadline näherte …

ZWEI HUNGRIGE HUNDE WETTEIFERN IN jedem Moment um Ihre Aufmerksamkeit. Der Angsthund knurrt und bekommt jede Menge zu fressen, vor allem, wenn es nicht gut läuft. Der Muthund wartet bescheiden auf Aufmerksamkeit und bleibt oft hungrig. Welchen Hund füttern Sie? Hören Sie auf Ihre Antwort. Sie offenbart tiefe Muster einer positiven oder negativen Einstellung dem Leben gegenüber. Sie können sich selbst trainieren, allzeit eine positive Einstellung zu haben. Sie wird einen großen Unterschied ausmachen. Und so funktioniert es:

Nehmen Sie so sehr das Tempo heraus, dass Sie mitbekommen, was in Ihrem Kopf vor sich geht. Atmen Sie dreimal tief ein, wenn Sie sich unsicher, aufgewühlt oder ängstlich fühlen. Während Sie atmen, fragen Sie sich: *Welchen Hund füttere ich?* Achten Sie darauf, wie Sie sich dann fühlen. Überlegen Sie, welche Gedanken Sie in den Momenten davor dominiert haben. Wenn Sie Sorge oder Angst fühlen, dann war Ihr innerer Dialog negativ. Unterbrechen Sie ihn sofort und lenken Sie die Energie auf etwas Positives. Entwickeln Sie eine Power-Aussage, die Sie benutzen können, wie beispielsweise:

- Super Tag!
- Das schaffe ich!
- Gutes Gefühl!

Diese Aussagen ersetzen negative Denkmuster durch energische und positiv aufgeladene. Behalten Sie anschließend diese Stimmung mithilfe folgender drei Techniken bei:

- **HALTUNG:** Wenn Sie den Muthund füttern, stehen Sie gerade, halten den Kopf hoch, atmen tief und laden Ihren Körper mit Energie auf. Dominiert der Angsthund, schrumpfen Sie mit gesenktem Kopf, weichen direktem Augenkontakt aus und vermeiden es, Verantwortung zu übernehmen. Ihre Körperhaltung nimmt Ihren Geist entweder mit nach oben zu mehr Hoffnung oder nach unten zu mehr Verzweiflung.
- **VORSTELLUNG:** Sie stimulieren Ihre Muskeln auf feinem physiologischem Niveau, wenn Sie sich selbst vor Ihrem inneren Auge als stark oder schwach sehen. Der Angsthund projiziert Bilder von Schwäche und Versagen. Der Muthund bietet Bilder von Kraft und Erfolg an. Laden Sie Ihre Hunde mit Emotionen auf, dann wird Ihr Körper Ihre aktuelle Einstellung annehmen und zum Ausdruck bringen.
- **MANTRA:** Das Wort ist vorbelastet, das gebe ich zu, aber Mantras sind nützlich. Sie sind eine positive Bestätigung, wie ein Softwareprogramm, das im Hinterkopf läuft. Meine beiden wichtigsten Mantras sind »Jeden Tag werde ich besser und besser« und »Ich sehe gut aus, ich fühle mich gut, ich glaube, ich gehöre nach Hollywood«. Sie bedeuten mir sehr viel und halten den Angsthund vom Bellen ab.

Unterdessen während meiner CrossFit-Games-Herausforderung …

ICH HIELT INNE, ATMETE DREIMAL tief ein und schaute auf nichts Spezielles. Ich stellte mir mich mit dem nächsten erfolgreichen Versuch vor und dachte: *Das schaffe ich! Super Tag! Gutes Gefühl! Auf geht's, Mark!*

Die Angst zu versagen verging. Ich näherte mich der Hantelstange mit neuer Entschlossenheit. Ich würde das Beste abliefen, wozu ich in der Lage war. Angst hatte keine Chance. Der Versuch gelang. Ich war zurück in der Spur.

WELCHEN HUND FÜTTERN SIE GERADE? Geben Sie Ihrem Muthund ein saftiges Steak. Gehen Sie mit positiver Einstellung in Ihr Training und darüber hinaus.

MONTAG

BASIS: Vorbereitungs-SOP und Box-Atmung

- ROM-Übungen
- 500 m Rudern
- an 3 WM von Back Squat heranarbeiten

KRAFT: Back Squat: 3 Wiederholungen mit -5 Prozent von 3 WM, 4 Sätze × 3 Wiederholungen mit -10 Prozent von 3 WM

KRAFTAUSDAUER: 5 Durchgänge, ohne Zeitvorgabe: 15 Back Squats mit 40 Prozent von 3 WM, 20 Kastensprünge einbeinig (40 cm), 25 m Krabbengang

LEISTUNGSFÄHIGKEIT: 4 x AMRAP (so viele Durchgänge wie möglich) in 3 Minuten*

- 3 Thrusters (45 kg/30 kg)
- 6 Kettlebell-Swings (25 kg/16 kg)
- 9 x Zehen zur Stange
- zwischen den Durchgängen 1 Minute Pause

DURCHHALTEVERMÖGEN: 2 x 800 m Sprint (dazwischen 2 Minuten Pause), 100 x 4-count Flutter Kick, 100 x Beinheben. SEALfit-Yoga: Übungsreihe B. Essen und trinken Sie innerhalb von 30 Minuten nach dem Training. Notieren Sie Ihre Ergebnisse (Nachbereitungs-SOP).

**Beachten Sie:* Absolvieren Sie so viele Durchgänge von 3 x Thruster, 6 Kettlebell-Swings und 9 x Zehen zur Stange, wie in 3 Minuten möglich sind. Anschließend pausieren Sie eine Minute und wiederholen dann den Ablauf weitere drei Mal.

[WOCHE 6: SCHNELLKRAFTPHASE] DIENSTAG

BASIS: Vorbereitungs-SOP und Box-Atmung

- ROM-Übungen
- 800 m Laufen
- an 3 WM von Push Press heranarbeiten

KRAFT: Push Press: 3 Wiederholungen mit -5 Prozent von 3 WM, 4 Sätze × 3 Wiederholungen mit -10 Prozent von 3 WM

KRAFTAUSDAUER: Chipper, ohne Zeitvorgabe: 50 Push Presses mit 40 Prozent von 3 WM, 75 Ringe-Klimmzüge in Rückenlage, 400 m Ausfallschritte gehen mit Sandsack (Sandsack vor dem Körper tragen, als ob Sie einen kurzen Baumstamm tragen würden)

LEISTUNGSFÄHIGKEIT: Folgendes auf Zeit

- 1000 m Rudern
- 12 Power Snatches (45 kg/30 kg)
- 750 m Rudern
- 9 Power Snatches (45 kg/30 kg)
- 500 m Rudern
- 6 Power Snatches (45 kg/30 kg)
- 250 m Rudern
- 3 Power Snatches (45 kg/30 kg)

DURCHHALTEVERMÖGEN: 3 Durchgänge: 15 Sit-ups mit Zusatzgewicht (20 kg/12 kg), 45 Sekunden Seitstütz (45 Sekunden auf jeder Seite). SEALfit-Yoga: Übungsreihe B. Essen und trinken Sie innerhalb von 30 Minuten nach dem Training. Notieren Sie Ihre Ergebnisse (Nachbereitungs-SOP).

MITTWOCH [WOCHE 6: SCHNELLKRAFTPHASE]

BASIS: Vorbereitungs-SOP und Box-Atmung

- ROM-Übungen
- 20 Minuten Grinder PT

AUSDAUER: Je nach Zeitverfügbarkeit lockeres Laufen, Radfahren oder Schwimmen

DURCHHALTEVERMÖGEN: SEALfit-Yoga (jegliche Form) oder aktives Dehnen. Essen und trinken Sie innerhalb von 30 Minuten nach dem Training. Notieren Sie Ihre Ergebnisse (Nachbereitungs-SOP).

[WOCHE 6: SCHNELLKRAFTPHASE] DONNERSTAG

BASIS: Vorbereitungs-SOP und Box-Atmung

- ROM-Übungen
- 500 m Rudern
- an 3 WM von Kreuzheben heranarbeiten

KRAFT: Kreuzheben: 3 Wiederholungen mit -5 Prozent von 3 WM, 4 Sätze × 3 Wiederholungen mit -10 Prozent von 3 WM

KRAFTAUSDAUER: 4 Durchgänge, ohne Zeitvorgabe: 20 x Kreuzheben mit 40 Prozent von 3 WM, 30 Ausfallschritte, im Sprung eingenommen, maximal lange an einem Handtuch halten (legen Sie ein Handtuch über eine Klimmzugstange, und halten Sie sich so lange daran fest, wie Sie können)

LEISTUNGSFÄHIGKEIT: Folgendes auf Zeit

- 400 m Laufen
- 3 Durchgänge: 5 Clean und Jerks (60 kg/45 kg), 10 Brust-zur-Stange-Klimmzüge, 15 Burpees
- 400 m Laufen

DURCHHALTEVERMÖGEN: 5 km Laufen in mittlerer Geschwindigkeit. 100 Arm Haulers. SEALfit-Yoga: Übungsreihe A. Essen und trinken Sie innerhalb von 30 Minuten nach dem Training. Notieren Sie Ihre Ergebnisse (Nachbereitungs-SOP).

FREITAG [WOCHE 6: SCHNELLKRAFTPHASE]

BASIS: Vorbereitungs-SOP und Box-Atmung

- ROM-Übungen
- 800 m Laufen
- an 3 WM von Bankdrücken heranarbeiten

KRAFT: Bankdrücken: 3 Wiederholungen mit -5 Prozent von 3 WM, 4 Sätze × 3 Wiederholungen mit -10 Prozent von 3 WM

KRAFTAUSDAUER: Chipper, ohne Zeitvorgabe: 50 x Bankdrücken mit 40 Prozent von 3 WM, 60 Renegade Rows (12 kg/7 kg), 800 m Kameradtragen

LEISTUNGSFÄHIGKEIT: 21 – 15 – 9 Wiederholungen

- Front Squats (70 kg/52 kg)
- Sandsack-Get-ups

DURCHHALTEVERMÖGEN: 8 Hügelsprints (wenn kein Hügel in Ihrer Nähe ist, ersetzen Sie die Hügelsprints durch Treppensprints oder 200 m Sprints mit jeweils 30 Sekunden Intervallpause), 1 x Liegestützposition maximal lange halten. SEALfit-Yoga: Hüftbeweglichkeitsübung. Essen und trinken Sie innerhalb von 30 Minuten nach dem Training. Notieren Sie Ihre Ergebnisse (Nachbereitungs-SOP).

[WOCHE 6: SCHNELLKRAFTPHASE] SAMSTAG

BASIS: Vorbereitungs-SOP und Box-Atmung

- ROM-Übungen
- 2 Durchgänge: 400 m Laufen, 15 Kettlebell-Swings (16 kg/12 kg)

LEISTUNGSFÄHIGKEIT: CrossFit-Workout »Filthy Fifty« auf Zeit

- 50 Kastensprünge (60 cm/50 cm)
- 50 Sprungklimmzüge
- 50 Kettlebell-Swings (16 kg/12 kg)
- 50 Ausfallschritte gehen
- 50 x Knie zu den Ellenbogen
- 50 Push Presses (20 kg/15 kg)
- 50 Back Extensions
- 50 x Ballwerfen (10 kg/6 kg)
- 50 Burpees
- 50 Double Unders

DURCHHALTEVERMÖGEN: 30 Minuten Trail- oder Strandlauf, maximale Anzahl Sit-ups in zwei Minuten, maximale Anzahl Liegestütze in zwei Minuten. SEALfit-Yoga: Übungsreihe A. Essen und trinken Sie innerhalb von 30 Minuten nach dem Training. Notieren Sie Ihre Ergebnisse (Nachbereitungs-SOP).

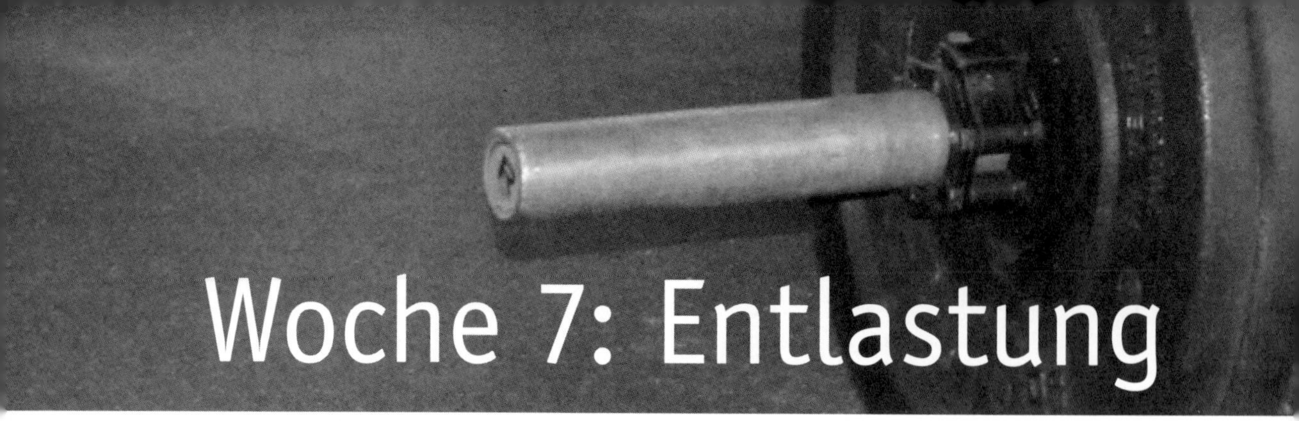

Woche 7: Entlastung

Motivation durch Inspiration

Als ich meine CrossFit-Box in Encinitas (Kalifornien) eröffnete, wollte ich herausfinden, welche Motivation meine Kunden hatten, hier zu trainieren. Diejenigen, die aus extrinsischer Motivation kamen, also äußerliche Gründe hatten, wie am Strand besser auszusehen, fitter zu sein oder die Ferienkilos loszuwerden, blieben im Durchschnitt 3,2 Monate. Dann verschwanden sie wieder. Ihre Motivation hatte sie ihre ursprüngliche Trägheit überwinden lassen, aber sie hob sie nicht auf den nächsten Level.

Eines Tages kam ein Herumtreiber namens Bobby durch die Tür. Er nahm seit ein paar Monaten an den Treffen der Anonymen Alkoholiker im selben Haus teil. Bobby sah aus wie ein kranker Stock. Ich dachte, der hält es nicht mal eine Woche aus.

»Bobby, warum sind Sie hier?«

Er lächelte. »Ich trinke seit über zehn Jahren und habe mich fast umgebracht. Ein Freund hat mich schließlich zu den AA geschleppt. Während der Treffen habe ich gesehen, dass ihr das ganze verrückte Zeug macht, und mich gefragt, ob das was für mich wäre. Hier bin ich. Ich will mich wie ein richtiger Mann fühlen.«

Es wäre falsch gewesen, ihn zu verurteilen. Er hatte an seinem persönlichen Tiefpunkt einen Antrieb entwickelt: Er wollte nie wieder dorthin zurück. Bobby kämpfte, aber er blieb dran und erschien jeden Tag. Er arbeitete an seiner Einstellung. Er blieb lange, um an seinem Core zu arbeiten und von meinem und dem Wissen meiner Mitarbeiter zu profitieren. Seine intrinsische (innere) Motivation überbot die fast aller anderen Kunden. Das Leben steckt voller Überraschungen.

Zwölf Monate später gewann Bobby den Feuer-im-Bauch-Award im Kokoro-Camp 12. Seine Ansprache macht mich heute noch stolz.

»Wo sonst kann man sein Herz trainieren? … Das war eine unglaubliche Erfahrung. Ich bin so voller Demut durch euch … und sehr dankbar!«

Bobby war ein richtiger Mann. Sein Weg begann gerade.

MOTIVATION DURCH INSPIRATION FÜHRT ZU langfristiger Leistungsbereitschaft. Inspirieren bedeutet, den Geist im Innern zu fühlen. Motivieren bedeutet Bewegen. Bewegen Sie Ihren Geist durch Ihr Training. Das ist es, was Bobby getan hat. Er entdeckte eine tiefe intrinsische Motivation weiterzumachen. Jedes Mal, wenn er ins Studio kam, verband er sich mit seinem Lebenszweck: Entwicklung vom Überleben hin zur Bedeutung als Mann.

Es beginnt mit dem Durchbrechen alter Gewohnheiten. Aber es funktioniert nur, wenn der Weg für Motivation durch Inspiration frei wird. Dann werden Sie trainieren, weil Sie es lieben. Der Weg wird Ihren Geist belohnen, und Sie gehen als Gegenleistung immer weiter.

WOCHE 7: ENTLASTUNG

MONTAG

BASIS: Vorbereitungs-SOP und Box-Atmung

- ROM-Übungen
- 30 – 20 – 10 Wiederholungen: Ballwerfen, Sit-ups

KRAFT: 10 Durchgänge: alle 60 Sekunden 2 Back Squats mit 65 Prozent von 1 WM

KRAFTAUSDAUER: 5 Durchgänge, ohne Zeitvorgabe: 5 Back Squats mit 65 Prozent von 1 WM, 20 x 4-count Bergsteiger, 60 Sekunden Farmer's Carry (25 kg/15 kg)

LEISTUNGSFÄHIGKEIT: CrossFit-Workout »Cindy«: so viele Durchgänge wie möglich (AMRAP) in 20 Minuten

- 5 Klimmzüge
- 10 Liegestütze
- 15 Air Squats

DURCHHALTEVERMÖGEN: 6,5 km Laufen auf Zeit (Ziel ist unter 30 Minuten), 100 x 4-count Flutter Kick, 100 Arm Haulers. SEALfit-Yoga: Übungsreihe B. Essen und trinken Sie innerhalb von 30 Minuten nach dem Training. Notieren Sie Ihre Ergebnisse (Nachbereitungs-SOP).

DIENSTAG

BASIS: Vorbereitungs-SOP und Box-Atmung

- ROM-Übungen
- 5 Durchgänge: 200 m Laufen, 5 Strict Presses, 5 Push Presses, 5 Jerks, 5 Klimmzüge (20 kg/30 kg/35 kg)

KRAFT: 10 Durchgänge: alle 60 Sekunden 2 Push Presses mit 65 Prozent von 1 WM

KRAFTAUSDAUER: Chipper, ohne Zeitvorgabe: 25 Push Presses mit 65 Prozent von 1 WM, 50 Ringe-Dips, 400 m Ausfallschritte gehen mit Zusatzgewicht (15 kg/12 kg)

LEISTUNGSFÄHIGKEIT: 5 Durchgänge auf Zeit

- 30 Ausfallschritte gehen mit Sandsack (30 kg/20 kg)
- 15 Sandsack-Cleans (30 kg/20 kg)
- 200 m Rudern

DURCHHALTEVERMÖGEN: 10 x 100 m Sprint (Intervallpause: 15 Sekunden). SEALfit-Yoga: Übungsreihe A. Essen und trinken Sie innerhalb von 30 Minuten nach dem Training. Notieren Sie Ihre Ergebnisse (Nachbereitungs-SOP).

MITTWOCH [WOCHE 7: ENTLASTUNG]

BASIS: Vorbereitungs-SOP und Box-Atmung

- ROM-Übungen
- 20 Minuten Grinder PT

AUSDAUER: Je nach Zeitverfügbarkeit lockeres Laufen, Radfahren oder Schwimmen

DURCHHALTEVERMÖGEN: SEALfit-Yoga (jegliche Form) oder aktives Dehnen. Essen und trinken Sie innerhalb von 30 Minuten nach dem Training. Notieren Sie Ihre Ergebnisse (Nachbereitungs-SOP).

[WOCHE 7: ENTLASTUNG] DONNERSTAG

BASIS: Vorbereitungs-SOP und Box-Atmung

- ROM-Übungen
- 4 Durchgänge: Langhantelkomplex* (35–50 kg) mit 6 Liegestützen zur Auflockerung nach jedem Komplex

KRAFT: 10 Durchgänge: alle 60 Sekunden 2 x Kreuzheben mit 65 Prozent von 1 WM

KRAFTAUSDAUER: 4 Durchgänge, ohne Zeitvorgabe: 5 x Kreuzheben mit 65 Prozent von 1 WM, 3 Kastensprünge maximale Höhe, Handstand, maximal lange gehalten

LEISTUNGSFÄHIGKEIT: Folgendes auf Zeit

- 1000 m Rudern
- 50 Overhead Squats (35 kg/25 kg)
- 25 Burpees

DURCHHALTEVERMÖGEN: 3 km Laufen mit Gewichtsweste, 100 Sit-ups, 100 x Beinheben. SEALfit-Yoga: Hüftbeweglichkeitsübung. Essen und trinken Sie innerhalb von 30 Minuten nach dem Training. Notieren Sie Ihre Ergebnisse (Nachbereitungs-SOP).

**Beachten Sie:* Der Langhantelkomplex wird mit einer 20-kg-Stange (Frauen: 12 kg) absolviert: 6 x Kreuzheben, 6 x Rudern vornübergebeugt, 6 Power Cleans aus dem Hang, 6 Front Squats, 6 Push Presses, 6 Back Squats.

FREITAG [WOCHE 7: ENTLASTUNG]

BASIS: Vorbereitungs-SOP und Box-Atmung

- ROM-Übungen
- 15 Sandsack-Get-ups
- 400 m Laufen
- 15 Sandsack-Get-ups

KRAFT: 10 Durchgänge: alle 60 Sekunden 2 x Bankdrücken mit 65 Prozent von 1 WM

KRAFTAUSDAUER: Chipper, ohne Zeitvorgabe: 25 x Bankdrücken mit 65 Prozent von 1 WM, 75 Ringe-Klimmzüge in Rückenlage, 800 m Kameradtragen

LEISTUNGSFÄHIGKEIT: »Running Fran« auf Zeit

- 800 m Laufen
- 21 – 15 – 9 Wiederholungen: Thrusters (45 kg/30 kg), Klimmzüge
- 800 m Laufen

DURCHHALTEVERMÖGEN: 1 x 500 m Rudersprint. 1 x Liegestützposition maximal lange halten, 1 x maximal lange Wandsitzen. SEALfit-Yoga: Übungsreihe A. Essen und trinken Sie innerhalb von 30 Minuten nach dem Training. Notieren Sie Ihre Ergebnisse (Nachbereitungs-SOP).

SAMSTAG

BASIS: Vorbereitungs-SOP und Box-Atmung

- ROM-Übungen
- 3 Durchgänge: 50 x Seilspringen, 25 Air Squats, 15 Liegestütze, 5 Klimmzüge

LEISTUNGSFÄHIGKEIT: CrossFit-Workout »300 Spartans« auf Zeit

- 25 Klimmzüge
- 50 x Kreuzheben (60 kg/45 kg)
- 50 Liegestütze
- 50 Kastensprünge (60 oder 50 cm)
- 50 Floor Wipers* (60 kg/45 kg)
- 50 x Clean und Press mit Kettlebell (16 kg/12 kg)
- 25 Klimmzüge

DURCHHALTEVERMÖGEN: 5000 m Rudern. SEALfit-Yoga (jegliche Form). Essen und trinken Sie innerhalb von 30 Minuten nach dem Training. Notieren Sie Ihre Ergebnisse (Nachbereitungs-SOP).

*Es handelt sich um eine klassische CrossFit-Übung, bei der in Rückenlage unter Anspannung der Bauchmuskeln die gestreckten Beine von Seite zu Seite bewegt werden. Man findet Videos dazu bei YouTube.

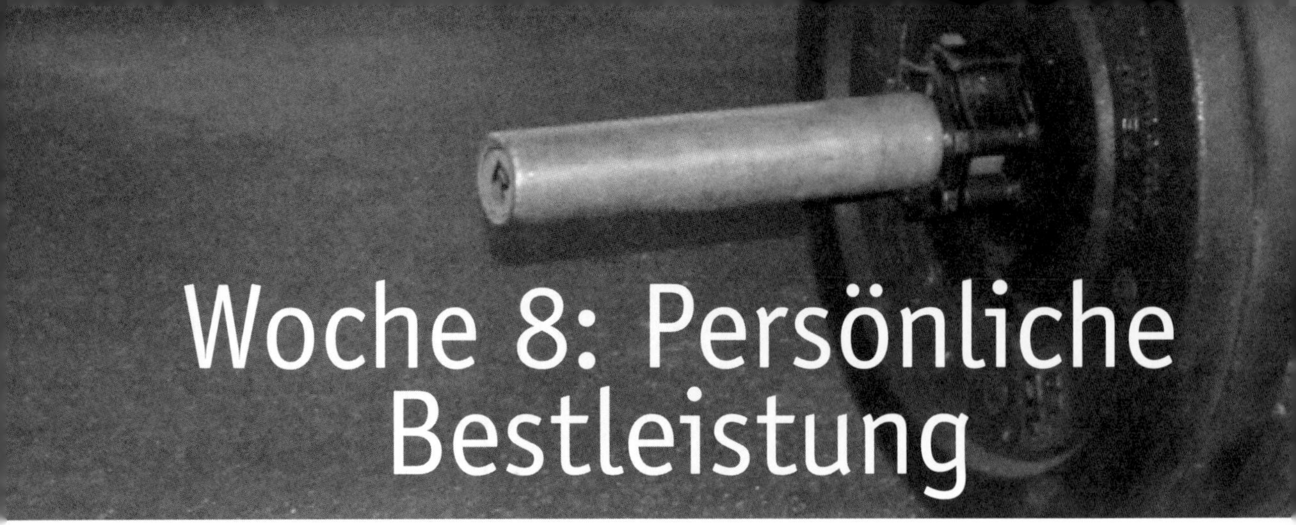

Woche 8: Persönliche Bestleistung

Mut

»Wann geht es wieder zurück auf den Spielplatz, Glen?«

Doherty und ich waren gerade dabei, eine Unterhaltung über langfristige SEALfit-Trainingspläne abzuschließen. Glen, ein ehemaliger SEAL und einer meiner besten Coaches, arbeitete immer noch als Auftragnehmer der CIA und stand kurz vor dem Aufbruch nach Libyen.

»Ich fahre am Donnerstag«, sagte er. »Das ist hoffentlich mein letzter Auftritt.«

»Wirklich?« Man hörte mir meine Hoffnung an, dass er es bald aufgäbe. Das war ein Spiel für junge Männer, und Glen war gerade 40 geworden.

»Ja, ich habe langsam die Schnauze voll von dem Mist. Ich will wirklich zur Ruhe kommen und etwas Neues anfangen.«

»Halt den Kopf nicht zu hoch und alles Gute«, sagte ich, als er ging. Es war das letzte Mal, dass ich ihn sah.

Am 12. September 2012 erreichte mich die Textnachricht meines Freundes Brandon Webb. Glen war in Libyen umgebracht worden, zusammen mit Ty Woods, einem weiteren SEAL. Ich kannte Ty von früheren Einsätzen. Brandon und ich waren am Boden zerstört. Dann kamen die Nachrichten über den inoffiziellen Kanal herein.

Glen und Ty hörten Gewehrfeuer und Explosionen, als sie sich in einem sicheren Gebäude etwas abseits des amerikanischen Konsulats ausruhten. Sie gingen auf Funkempfang und hörten Hilferufe. Beide dachten kurz nach, sprangen dann in ihr Fahrzeug und rasten zum Konsulat. Mit Waffen, die sie fliehenden libyschen Sicherheitsleuten abgenommen hatten, schossen sie sich den Weg nach drinnen frei und befreiten am Ende einer sechsstündigen

Auseinandersetzung 18 Amerikaner. Dann verließen sie die Szenerie und kehrten zum sicheren Haus zurück. Man folgte ihnen.

Eine weitere zehnstündige Schießerei schloss sich an. Die beiden Krieger löschten mehr als 60 feindliche Kämpfer aus. Schließlich beendete ein Mörser ihr letztes Gefecht. Glen und Ty haben an diesem Schicksalstag für alle Krieger Mut neu definiert. Sie bleiben bei denen, die die Wahrheit erfahren wollen, immer als Helden in Erinnerung.

Diese Geschichte, gemeinsam mit der ersten über Michael Monsoor, mag Ihnen in einem Buch über Training extrem vorkommen. Der Hintergrund ist, dass weder Glen noch Michael die Ehre oder den Mut aufgebracht hätten zu handeln, wie sie es taten, wenn sie sich nicht ihre Kriegerdisziplin durch intensives Training eingeschliffen hätten. SEALfit erfordert Mut, dabeizubleiben und die Herausforderungen anzunehmen. Auf diesem Weg entwickelt das SEALfit-Training Ihren Mut-Muskel. Mutig sein wird zum Normalzustand. Und wie Glen wird es Sie außergewöhnlich machen. Denken Sie in dieser Woche über den Mut dieser selbstlosen Männer nach. Fragen Sie sich, wie Sie an sie heranreichen können, wenn Sie aufgefordert werden.

Viel Glück – und *hooyah*, Glen und Ty!

MONTAG

BASIS: Vorbereitungs-SOP und Box-Atmung

- ROM-Übungen
- 500 m Rudern
- an 1 WM von Back Squat heranarbeiten

KRAFT: Back Squat: 1 Wiederholung mit -5 Prozent von 1 WM, 4 Sätze × 1 Wiederholung mit -10 Prozent von 1 WM

KRAFTAUSDAUER: 5 Durchgänge, ohne Zeitvorgabe: 15 Back Squats mit 35 Prozent von 1 WM, 1 x Suicide Sprint* (0 m – 10 m, 0 m – 20 m), das Kinn maximal lange über der Klimmzugstange halten

LEISTUNGSFÄHIGKEIT: Folgendes auf Zeit

- 1500 m Laufen
- 30 Clean und Jerks (60 kg/45 kg)
- 10 x Seilklettern

DURCHHALTEVERMÖGEN: 6,5 km Laufen auf Zeit, 40 GHD-Sit-ups. SEALfit-Yoga: Übungsreihe A. Essen und trinken Sie innerhalb von 30 Minuten nach dem Training. Notieren Sie Ihre Ergebnisse (Nachbereitungs-SOP).

* *Beachten Sie:* Sprinten Sie vom Startpunkt (0 m) die vorgegebene Strecke, berühren Sie am Ende der Strecke den Boden, sprinten Sie zum Startpunkt zurück, berühren Sie wieder den Boden und sprinten Sie dann die nächste vorgegebene Strecke. Die Strecken werden mit jedem Sprint länger. Führen Sie so viele Wiederholungen aus wie angegeben.

DIENSTAG

BASIS: Vorbereitungs-SOP und Box-Atmung

- ROM-Übungen
- 800 m Laufen
- an 1 WM von Push Press heranarbeiten

KRAFT: Push Press: 1 Wiederholung mit -5 Prozent von 1 WM, 4 Sätze × 1 Wiederholung mit -10 Prozent von 1 WM

KRAFTAUSDAUER: Chipper, ohne Zeitvorgabe: 50 Push Presses mit 35 Prozent von 1 WM, 75 Liegestütze mit erhöht platzierten Füßen, 800 m Farmer's Walk (75 Prozent des Körpergewichts)

LEISTUNGSFÄHIGKEIT: 10 – 9 – 8 – 7 – 6 – 5 – 4 – 3 – 2 – 1 Wiederholungen

- Thrusters (45 kg/30 kg)
- Burpees
- Kastensprünge (60 oder 50 cm)

DURCHHALTEVERMÖGEN: Tabata-Rudern. Tabata = 8 Durchgänge mit jeweils 20 Sekunden Belastung und 10 Sekunden Pause. SEALfit-Yoga: Übungsreihe B. Essen und trinken Sie innerhalb von 30 Minuten nach dem Training. Notieren Sie Ihre Ergebnisse (Nachbereitungs-SOP).

MITTWOCH [WOCHE 8: PERSÖNLICHE BESTLEISTUNG]

BASIS: Vorbereitungs-SOP und Box-Atmung

- ROM-Übungen
- 20 Minuten Grinder PT

AUSDAUER: Je nach Zeitverfügbarkeit lockeres Laufen, Radfahren oder Schwimmen

DURCHHALTEVERMÖGEN: SEALfit-Yoga (jegliche Form) oder aktives Dehnen. Essen und trinken Sie innerhalb von 30 Minuten nach dem Training. Notieren Sie Ihre Ergebnisse (Nachbereitungs-SOP).

DONNERSTAG

BASIS: Vorbereitungs-SOP und Box-Atmung

- ROM-Übungen
- 500 m Rudern
- an 1 WM von Kreuzheben heranarbeiten

KRAFT: Kreuzheben: 1 Wiederholung mit -5 Prozent von 1 WM, 4 Sätze × 1 Wiederholung mit -10 Prozent von 1 WM

KRAFTAUSDAUER: 4 Durchgänge, ohne Zeitvorgabe; 20 x Kreuzheben mit 35 Prozent von 1 WM, 5 Pistols (jedes Bein), 50 m Bärengang

LEISTUNGSFÄHIGKEIT: So viele Durchgänge wie möglich (AMRAP) in 15 Minuten

- 15 Power Cleans aus dem Hang (45 kg/30 kg)
- 15 x Zehen zur Stange
- 100 m Sprint

DURCHHALTEVERMÖGEN: 3 km Erholungslauf, 100 x 4-count Flutter Kick, 100 x Beinheben. SEALfit-Yoga: Hüftbeweglichkeitsübung. Essen und trinken Sie innerhalb von 30 Minuten nach dem Training. Notieren Sie Ihre Ergebnisse (Nachbereitungs-SOP).

FREITAG [WOCHE 8: PERSÖNLICHE BESTLEISTUNG]

BASIS: Vorbereitungs-SOP und Box-Atmung

- ROM-Übungen
- 800 m Laufen
- an 1 WM von Bankdrücken heranarbeiten

KRAFT: Bankdrücken: 1 Wiederholung mit -5 Prozent von 1 WM, 4 Sätze × 1 Wiederholung mit -10 Prozent von 1 WM

KRAFTAUSDAUER: Chipper, ohne Zeitvorgabe: 50 x Bankdrücken mit 35 Prozent von 1 WM, 75 Liegestütze mit Lösen der Hände, 400 m Ausfallschritte gehen mit Zusatzgewicht (25 kg/15 kg)

LEISTUNGSFÄHIGKEIT: 5 Durchgänge auf Zeit*

- 20 Kettlebell-Swings (25 kg/15 kg)
- 30 x Ballwerfen (10 kg/6 kg)
- 40 Sit-ups
- 50 Ausfallschritte gehen

DURCHHALTEVERMÖGEN: 1500 m Laufen. SEALfit-Yoga: Schulterbeweglichkeitsübung. Essen und trinken Sie innerhalb von 30 Minuten nach dem Training. Notieren Sie Ihre Ergebnisse (Nachbereitungs-SOP).

**Beachten Sie:* Pausieren Sie zwei Minuten nach jedem Durchgang.

[WOCHE 8: PERSÖNLICHE BESTLEISTUNG] SAMSTAG

BASIS: Vorbereitungs-SOP und Box-Atmung

- ROM-Übungen
- 4 Durchgänge: Frosch-Komplex (beginnen Sie mit 35 kg/ 25 kg und steigern Sie die Last in jedem Satz um 5 kg, bis Sie bei 50 kg/40 kg angekommen sind) mit 6 Liegestützen zur Auflockerung nach jedem Komplex

LEISTUNGSFÄHIGKEIT: Auf Zeit

- 500 m Rudern (ersatzweise Laufen, wenn Sie kein Rudergerät haben)
- 40 Air Squats
- 30 Sit-ups
- 20 Liegestütze
- 10 Klimmzüge

JETZT DEN SEGMENTIERTEN »MURPH« – MIT GEWICHTSWESTE, AUF ZEIT

- 1500 m Laufen
- 10 Durchgänge mit jeweils 10 Klimmzügen, 20 Liegestützen, 30 Sit-ups
- 1500 m Laufen

DURCHHALTEVERMÖGEN: SEALfit-Yoga: Übungsreihe A. Essen und trinken Sie innerhalb von 30 Minuten nach dem Training. Notieren Sie Ihre Ergebnisse (Nachbereitungs-SOP).

GRATULATION –

– SIE HABEN

DAS AOT

GESCHAFFT!

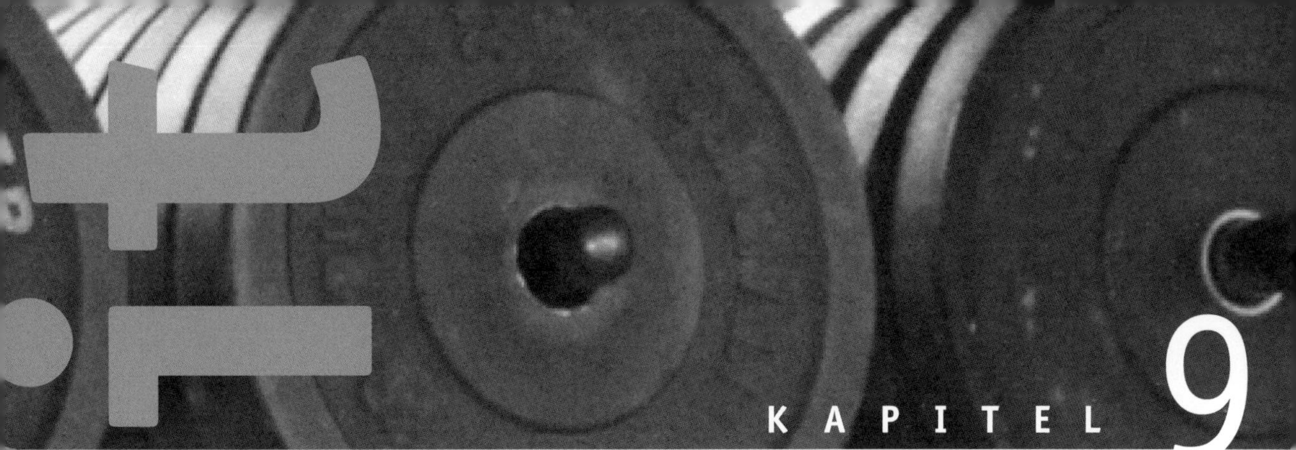

KAPITEL 9

GESUCHT: SEALFIT-FÜHRER

In einem Team gibt es kein »Ich«! – BUD/S-AUSBILDER

Battlestar, Sie sind am Ende. Die Männer ignorieren Sie und folgen schon Fuciarelli. Fuch ist der führende Unteroffizier – aber Sie sind der Chef der Gruppe, um Himmels willen! Kommen Sie in die Gänge und fangen Sie an, Ihre Leute zu führen!«

Der Aufsichtsführende meiner BUD/S-Klasse las Battlestar die Leviten. Leutnant Battlestar (offensichtlich ein Pseudonym und sein Spitzname) war von der regulären Navy zu BUD/S gekommen. Als ältester Offizier war er Chef seiner Gruppe. Alle anderen Führungsqualitäten fehlten ihm offensichtlich. Als frischgebackener Fähnrich war ich gerade dabei, meine Neigungen als Führungsperson zu entdecken. Vor BUD/S hatte mir kaum jemand etwas über Menschenführung erzählt, aber der Leutnant hätte in seinen sieben Jahren bei der Navy etwas davon mitbekommen müssen. Die BUD/S-Schule verlangte von einem Offizier ein Minimum an Führungsfähigkeiten, aber das war kein Vergleich zu dem, was auf dem Teamlevel gefordert wurde. Ich hatte nur wenig Zeit, mir einige Grundfertigkeiten des Führens anzueignen – einem Team zugeordnet, würde man mir 16 Seelen und Ausrüstung für mehrere Millionen Dollar an die Hand geben. Und dann: 3, 2, 1 … los! Bei BUD/S konnte ich immerhin sehen, wie man es nicht macht – indem ich Battlestar beobachtete, wie er sich durchwurstelte.

Am Morgen nach der Unterhaltung mit dem Aufsichtsführenden hatte Battlestar seine Gruppe 45 Minuten vor dem Start zum Laufen auf Zeit antreten lassen. Ich war sauer – jede Minute Schlaf ist kostbar. Als die Ausbilder kamen und Chaos provozierten, verlor er die Kontrolle und rannte herum wie ein Huhn mit abgeschnittenem Kopf. Fuciarelli blieb stehen und übernahm souverän die Kontrolle über die Gruppe. Der letzte Strohhalm war gebrochen. Sie feuerten den Leutnant auf der Stelle und setzten einen anderen Offizier ein. Obwohl er BUD/S geschafft hatte, musste Battlestar zwei Jahre später die Teams verlassen. Menschenführung ist schwierig zu lernen, wenn man nicht die Veranlagung dafür hat.

Durch Battlestar habe ich mitbekommen, wie man sein und was man tun muss, um gut zu führen. Dazu gehört:

- **FÜHRE VON VORNE.** Seien Sie in der Lage, die wichtigsten Aufgaben, die Sie anderen übertragen, auch selbst auszuführen. Wenn die Aufgabe zu komplex ist, muss der Führer deren Anforderungen und Herausforderungen kennen und fähig sein, sie zu beschreiben/mitzuteilen.
- **FÜHRE MIT HERZ.** Denken Sie zuletzt an sich; Sie müssen sich vielmehr um Ihre Teamkameraden kümmern.
- **FÜHRE MIT WEITBLICK.** Nichts zerstört den Teamgeist schneller als ein uninspirierter Führer ohne konkrete Wertvorstellungen. Wir haben schnell abgeschaltet, wenn Battlestar seine Anweisungen ans Team herunterleierte.

- **FÜHRE MIT RISIKO.** Erlauben Sie Ihrem Team, Risiken einzugehen, und teilen Sie das Risiko mit ihm. Sie müssen der Erste sein, der aus der Tür springt und dem Feind entgegentritt. Ihre Kameraden müssen Ihnen folgen. Sie dürfen sich nicht hinter dem Papierkram verstecken und aus dem Hintergrund befehlen. Ihre Leute schaffen es nicht allein.
- **FÜHRE MIT DEMUT.** Ein großes Ego ist ein großer Abtörner. Obwohl Battlestar nicht überheblich war, war er weder bescheiden noch war er sich seiner Schwächen bewusst. Wer so führt, riskiert nur Verletzungen der eigenen Leute oder führt zumindest zu deren tiefer Demoralisierung.

Nachdem ich Unterricht in Führung mit schönen Grüßen von Battlestar genossen hatte, wollte ich meine Theorien testen und andere erfolgreiche Führungspersonen wie Fuciarelli beobachten. Ein Konzept zu sehen und zu hören war die eine Sache, die andere, es in die Tat umzusetzen. Echte Führungsfähigkeiten schienen mehr eine Charaktereigenschaft zu sein als Verhaltensregeln. Ich habe das Führen anderer Menschen vor allem zu Beginn durch Versuch und Irrtum gelernt. Es war ein schmerzhafter Prozess, aber nicht so schmerzvoll wie der von Battlestar bei BUD/S. Er hält bis heute an.

Was ist mit Ihnen?

Ja, Mark, ich will eine Führungsperson sein. Wo fange ich an?

Gute Frage!

Beginnen Sie dort, wo ich begonnen habe – erkennen Sie, dass Sie nicht perfekt sind und dass Sie erst mehr über menschliches Verhalten lernen müssen, bevor Sie authentisch führen können. Studieren Sie sich selbst und andere. Beobachten Sie sich, und prüfen Sie in einem Prozess von Versuch und Irrtum Ihr Erlerntes an der Realität. Haben Sie keine Angst davor, Fehler zu machen … es gibt keinen besseren Weg, um sich Führungssporen zu verdienen. Fallen Sie sieben Mal. Stehen Sie acht Mal auf. Es entwickelt die Demut, die Ihnen (noch) fehlt. (So war es bei mir.) Mit der Zeit beweisen Sie gegenüber Ihren Teamkameraden Ihre Vertrauenswürdigkeit, und im Gegenzug übertragen sie Ihnen das Recht, sie zu führen. Das geschieht lautlos, auf sehr feinen Kanälen. Lassen Sie uns einige Prinzipien des Führens betrachten, die Ihnen helfen, ein authentischer Führer zu sein und ein Eliteteam aufzubauen.

Löffle deine Suppe auch aus

Sie müssen von vorne führen. Sie können von Ihrem Team nicht Dinge verlangen, die Sie selbst nicht tun würden oder nicht könnten. Sie müssen nicht in allem der Beste sein, aber immer Ihr Bestes geben wollen. Seien Sie bereit, das Risiko und die Erfahrungen zu teilen. Das schweißt das Team auf tiefer Ebene eng zusammen.

Wie wenden Sie das auf Ihr Training an? Man kann das SEALfit-Training zwar auch allein absolvieren, aber im Team schwingt mehr Energie. Wenn Sie kein Team haben, bauen Sie sich eins auf. Im Ernst. Finden Sie Leute, die mit Ihnen da durchgehen. Nutzen Sie diese Erfahrung, um Ihre Führungsfähigkeiten herauszubilden. Wenn Sie sie coachen, essen Sie das Gleiche, was Sie dem Team geben – Sie trainieren mit ihnen Seite an Seite. Mit einem Auge wachen Sie über Sicherheit und Bewegungsausführung und mit dem anderen auf Ihr Training. Damit das funktioniert, müssen Ihre Teamkameraden auf einem körperlichen Level sein, damit

1. sie sich nicht verletzen,
2. sie das Team nicht behindern,
3. Sie nicht unnötig viel Zeit darauf verwenden müssen, Fertigkeiten zu entwickeln oder Wiederherstellung zu betreiben,
4. sie großartige Teamkameraden sind und jede Menge Spaß haben!

Machen Sie sich keine Gedanken darüber, es zu versemmeln. Ihr Team wird es als menschlich wahrnehmen. Es wird Sie dafür respektieren, wenn Sie mit ihm gemeinsam Scheitern und Demütigung riskieren. Niemand will von einem gefühllosen Roboter geführt werden. Die Zeiten sind vorbei, in denen ein Führer wie ein Demagoge über ein Team herrschen konnte. Übrigens: Dem Team gefällt es, wenn der Chef im Training hin und wieder der Beste ist. Sie sind womöglich völlig fertig, aber Sie sammeln nach und nach Punkte.

Sicherheit geht vor

Nachdem ich mein Team im Hauptquartier ordentlich geschliffen hatte und dachte, alles sei in Ordnung, lernte ich eine neue Lektion: Das Leben nimmt zuweilen das Tempo heraus, wenn man es nicht selbst tut. Während eines Burpee-Kastensprungs war ich nicht zu 100 Prozent konzentriert und landete in einem so ungünstigen Winkel, dass der Kasten unter mir wegkippte. Ich flog nach hinten und bezahlte den Sturz mit dem Bruch meines Handgelenks. Die Ärzte verpassten mir einen Gips, damit ich meine Wunden lecken konnte. Danach achtete ich im Training viel mehr auf Gleichgewicht und Sicherheit.

Sicherheit geht vor. Balancieren Sie die Trainingsinhalte aus, um Verletzungen vorzubeugen, und seien Sie clever und realistisch, wenn es um das Erfüllen der Aufgabe geht. Einen Kameraden körperlich fertigzumachen ist kinderleicht. Nicht alle sind auf demselben Level. Wenn Sie es schaffen, sie auf ihrem Niveau abzuholen, dann werden alle etwas davon haben. Es ist nicht sinnvoll, wenn 30 Prozent verletzt auf der Bank sitzen.

Die wenigsten Pläne überstehen den ersten Kontakt mit der Wirklichkeit – Sie müssen oft spontan angepasst und erneuert werden. Hier ein paar Tipps für das sichere Entwickeln eines Trainingsprogramms:

1. Fassen Sie einen Plan, und besprechen Sie ihn mit der Gruppe.
2. Übertragen Sie Aufgaben – Assistent, Sanitäter, Schreiber etc.
3. Erkunden Sie den Ort, und bereiten Sie die Ausrüstung vor.
4. Informieren Sie sich über Wetter, Gezeiten oder andere »Umweltpartner«.
5. Halten Sie einen Plan für die medizinische Versorgung und einen Erste-Hilfe-Kasten bereit.
6. Kümmern Sie sich sofort um Verletzungen – seien Sie lieber übervorsichtig, wenn sie eingetreten sind, aber sorgen Sie auch später dafür, dass ein verletzter Kamerad wieder den Anschluss ans Team schafft.
7. Werten Sie die Trainingseinheit aus, und versuchen Sie beim nächsten Mal, eine Sache besser zu machen.

Integrität und harte Arbeit

Früher habe ich das Team in einer harten Trainingseinheit zuweilen etwas geschont. Die Jungs haben das Geschenk gerne akzeptiert, aber sich insgeheim gewünscht, ich hätte sie härter rangenommen. Harte Arbeit ist eine Gewohnheit. Tu es oder verlier es wieder. Wenn diese Einstellung weiter verbreitet wäre, würde das der Welt guttun – gehen Sie deshalb als gutes Beispiel voran. Es ist Ihre Verantwortung, das Team zur Rechenschaft zu ziehen. Wenn es nicht liefert, halten Sie den Laden an und bringen die Gruppe wieder auf Vordermann. Fragen Sie sie, welchen Hund sie füttern. Und dann füttern Sie den Muthund für sie.

Was tun Sie, wenn ein neues Teammitglied bei der Anzahl der Wiederholungen schummelt? Einmal: Das geht aufs Dummheitskonto. Zweimal: Bestrafung. Dreimal: Hinauswurf. Verlangen Sie zu jeder Zeit Integrität. Sie mögen zusammenzucken, aber subtiles öffentliches Bloßstellen ist eine gute Methode, um einem Erwachsenen Integrität beizubringen. Wenn Sie es unter den Teppich kehren oder privat klären wollen, um Peinlichkeit zu vermeiden, bleibt die Wirkung aus. (Gehen Sie aber sparsam und diskret damit um.)

Wenn Sie diese einfachen Regeln befolgen, entwickeln Sie eine Kultur harter Arbeit und gegenseitigen Respekts. Und gerade weil es hart ist, kann es auch Spaß machen. Meine Erfahrung: Harter Spaß ist lohnender als einfacher. Die positive Einstellung des gesamten Teams lässt keinen Raum für ätzende Bemerkungen oder negatives Verhalten. Schon eine faule Frucht verdirbt den ganzen Korb. Sorgen Sie dafür, dass in Ihrem Team der Geist der Krieger herrscht. Es wird die Zufriedenheit und das Gefühl »Vollendung durch Leistung« genießen, das mit dem SEALfit-Training einhergeht. Am Ende gewinnt das Team, das am härtesten arbeitet, nicht das mit dem größten Talent.

Selbstbewusste Führer

Ich trainiere mit meinem Mitarbeiterteam so oft wie möglich. Ich muss es niemandem vorschreiben, es passiert einfach. Wenn ich nicht da bin, übernimmt ein anderer die Aufgabe. Wir beginnen pünktlich mit der Box-Atmung und setzen uns danach gleich in Bewegung. Obwohl wir jede Menge Spaß haben, liegt die Konzentration auf der Arbeit. Der Spaß ist ein Ergebnis dieser harten Arbeit und des Teamgeists. Das Team kümmert sich zuerst um das Team, dann um den Kameraden und zuletzt jeder um sich. Weil wir alle Bescheid wissen über Aufbau, Sicherheit, Übergänge und Anforderungen an Führungspersonen, sind wir ein selbstbewusstes Team geworden.

Bei den SEALs ist jeder ein Führer und ein Folger. Wenn mein Vorgesetzter mich beriet, führte er. Dann drehte ich mich um und führte meinen Platoon durch eine Übung. Während dieses Einsatzes führte der Cheftaucher die Taucher und der Chefspringer die Springer. In solchen Momenten folgte ich mehr, als dass ich führte. Sie müssen Führungs- und Folgeeigenschaften parallel entwickeln. Wie können Sie führen, wenn Sie nicht folgen können?

Vielen der heutigen Anführer fehlt das Gefühl für die individuellen und kollektiven Umstände ihrer Gruppen. Zu wissen, wann man nach vorne tritt, um zu führen, und in den Hintergrund, um zu folgen, ist für einen authentischen Führer unerlässlich. Lassen Sie Ihr

Ego beiseite. Lassen Sie auch andere führen. Wenn Sie wieder gebraucht werden, kommen Sie nach vorne und übernehmen Sie. Wenn Sie ein ehrgeiziger Führer sind, bitten Sie um die Gelegenheit, das Team oder eine Gruppe zu führen. Sie sind dann ein Eliteteam, wenn Sie auf allen Ebenen selbstbewusste Führer und Folger haben.

Team schlägt Individuum

»Schaut nicht auf euch, sondern auf eure Kameraden«, ruft ein SEALfit-Coach während des Kokoro-Camps. »Stellt euch vor, was passieren würde, wenn jeder Teamkamerad eure Interessen vor seine stellen würde. Ihr würdet euch unterstützt und stärker fühlen. Und ihr wolltet es erwidern!«

Gehört und verstanden, begannen alle unter dem 150-kg-Baumstamm sich gegenseitig zu ermuntern und zu unterstützen. Was gerade noch unmöglich erschien, bewegte sich durch die Kraft eines einigen Teams.

Das ist die Magie echten Teamtrainings. Aber da hinzukommen ist nicht so einfach wie diese Wörter zu lesen. Oft brauchen wir 50 Stunden Training im Kokoro-Camp, bis jeder auf diesem Level von Selbstlosigkeit agiert. Aber wenn es geschieht – *Simsalabim!* – explodiert die Leistung.

Ihre Verschiebung von Selbstsucht zu Fürsorge hat einen kraftvollen positiven Effekt auf Ihre Energie. Sie können sich in negativem Zustand schlicht nicht um jemanden kümmern. Versuchen Sie, mir das Gegenteil zu beweisen. Das ist sehr schwierig. Wenn Sie Negatives ausstrahlen, wird Ihre »Hilfe« nicht akzeptiert. Sie müssen sich mit positiver Energie um die Leute kümmern.

Dienen hat einen enorm positiven Einfluss auf die Energie. Sich um einen anderen Menschen zu kümmern erfordert die Verbindung mit dem höchsten Gefühl des Menschen: Liebe. Wenn Liebe durch Handeln wie gegenseitiges Dienen zum Ausdruck kommt, vertreibt sie negative Gedanken oder Verhaltensweisen.

Achten Sie auf Ihre Teamkameraden, indem Sie sie in Schwierigkeiten durch aufmunternde Worte unterstützen, ihre Aufgabe zu erfüllen. Das zeigt Ihren Willen, sie zu verstehen und das Risiko mit ihnen zu teilen – die ohnehin beste Form des Teilens –, sogar besser als das Teilen der Ein-Mann-Notration. Risiko und Erfahrung zu teilen gibt Ihnen Glaubwürdigkeit. Und so wie das Vertrauen wächst, wächst auch Ihre Verantwortung. Niemand will das Team im Stich lassen. Sie teilen eine gemeinsame Bindung und werden auf diese Weise zu Waffenbrüdern.

Wissenschaftliche Untersuchungen durch Dr. Paul Zak, Autor des Buches *The Moral Molecule*, belegen, dass ein Hormon namens Oxytozin ausgeschüttet wird, wenn wir uns umeinander kümmern. Kümmern ist ein physiologischer Auslöser des psychischen Gefühls Liebe. Ziemlich cool: Es gibt sogar eine wissenschaftliche Erklärung meiner Theorie, dass Teams Individuen überlegen sind. (Hören Sie den Audio-Podcast mit Dr. Zak [www.sealfit.com/8weeks].)

Ein Team steigert auch das individuelle Verantwortungsgefühl, etwas, das in unserer Gesellschaft fehlt. Gemäß dem SEAL-Ethos sind Sie für Ihre Handlungen, aber auch die Ihrer Teamkameraden verantwortlich. Das ist ein viel stärkerer Pflock, als wenn es nur darum ginge, dass Sie sich selbst im Stich lassen. Die Last ist zunächst schwer, aber mit der Zeit wird es für Sie zur Normalität. Sich um Ihr Team zu kümmern ist eine enorme Verantwortung, aber soll ich Ihnen etwas sagen? Sie sind nicht allein.

Es ist viel einfacher, mental stark zu sein, wenn ein Haufen starker Jungs und Mädels hinter Ihnen steht. Teamtraining verbessert mentale Stärke, denn Sie sind allzeit Rechenschaft schuldig. Jede Aktion birgt das Risiko, Verletzlichkeit zu offenbaren, und zwingt Sie, sich weiter zu steigern. Im Team sein entwickelt größere Aufmerksamkeit, schärft die Kommunikation und verbessert die Fähigkeit, unter Stress Probleme zu lösen. Im Wesentlichen entwickeln Sie durch Training Ihren Geist und Ihre Gefühle für die Härten des Führens und des Teamspieler-Seins. Oder Sie entwickeln sich rückwärts, schlendern durch ein Fitnessstudio und warten auf das nächste freie Laufband.

Eine letzte Bemerkung zum Teamtraining: Es sollte ein Riesenspaß sein. Humor ist ein Kennzeichen mentaler Stärke. Ein Team, das zusammen Witze macht, hält zusammen. Ernennen Sie sich zum Leiter der Humorabteilung. SEAL-Training hat mich davon überzeugt, dass die Navy ihre Ausbilder in die Witzeschule geschickt hat. Sie brachten uns zum Lachen, während sie unsere Hintern über das ganze Gelände traten. Ich lachte während sechs Monaten in der Hölle – genauso wie Sie sich durch acht Wochen SEALfit-Training lachen sollten!

Sie werden nie perfekt sein. Gehen Sie das Risiko ein. Werden Sie ein SEALfit-Führer.

Trainingseinheit

Ihre Trainingseinheit heute: Wiederholen Sie den Basistest aus Kapitel 1. Notieren Sie Ihre Ergebnisse und schicken Sie sie mir per E-Mail an info@sealfit.com. Gratulation – Sie haben es geschafft!

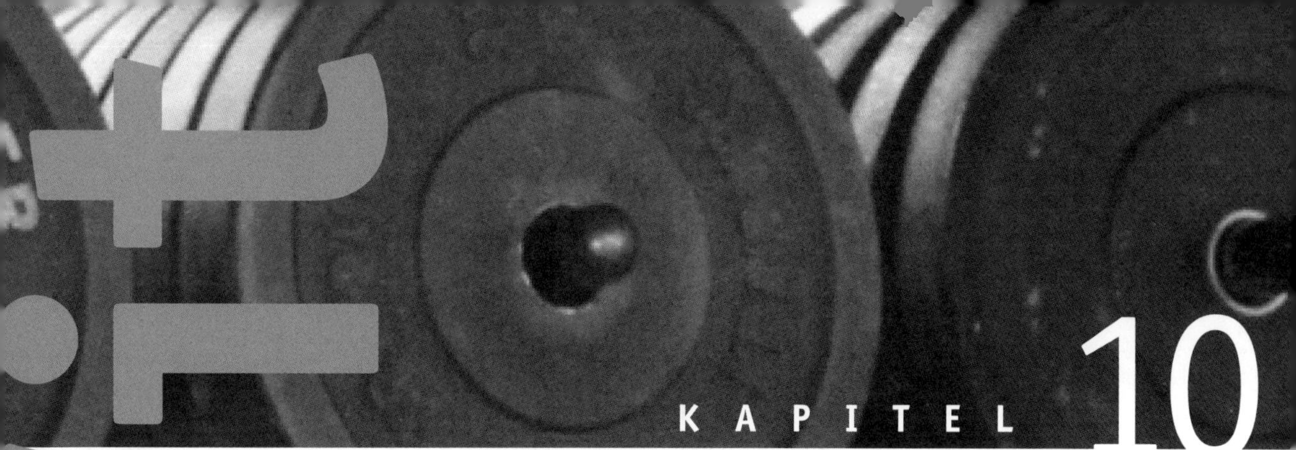

KAPITEL 10

SIE SIND AUSSER-GEWÖHNLICH

Das Gute des Gedeihens ist wünschenswert; aber das Gute des Elends ist zu bewundern. – SENECA

»Was ist los, Vin? Warum bist du nicht mit deinen Freunden unterwegs, gehst Tanzen und lässt es krachen?«

»Ich habe keine Lust, Papa. Ich hasse meine Arbeit. Ich bin unglücklich.«

Er hatte es ausgesprochen. Sein Leben war langweilig, obwohl er alles besaß: eine Familie, Eltern, die noch zusammen waren, er hatte ein großartiges College besucht und einen bedeidenswerten Job. Warum fühlte er sich so leer, so hohl? Alle anderen schienen glücklich, konnten loslassen und Spaß haben. Er fühlte sich niedergeschlagen, eingesperrt in einen emotionalen Sarg.

Im Zug zurück nach New York entschied sich Vin für die Veränderung. Er hasste seinen Job, obwohl es gute Gründe dafür gegeben hatte, ihn anzunehmen. Die Bezahlung war super, das Prestige enorm. Und was noch wichtiger war: Die Abschlüsse MBA und CPA legten mit den gesammelten Erfahrungen eine gute Grundlage für eine Zukunft im Familienunternehmen. Aber für wen tat er es – für die Familie, die Gesellschaft, für sich? In diesem Moment wurde ihm klar: Er lebte nicht sein Leben.

Vin empfand spontan die Verschiebung auf eine neue Ebene des Selbstbewusstseins. Der Stress des Lebens für die Wertvorstellungen anderer setzte plötzlich Energien frei, eine noch zurückhaltende Vorfreude über die Möglichkeiten, die sich ihm boten. Ich gehe jetzt donnerstags zur Meditation, sagte er zu sich. Damit finde ich leichter heraus, wohin ich will und was zu tun ist.

Als er einschlief, stellte er sich vor, mitten in einem Abenteuer weit weg von zu Hause zu stecken, konfrontiert mit großen Herausforderungen und Hindernisse mit Leichtigkeit überwindend. Er war ein Ritter, der seine Gegner mühelos bezwang – und dennoch ein bescheidener Mann. Eines Tages, dachte er, eines Tages würde er so sein.

FÜNFUNDZWANZIG JAHRE SPÄTER TRAT EIN älterer Vin ans Rednerpult. Obwohl von Lebenserfahrung gegerbt, war er außerordentlich fit. In seinen Augen leuchtete ein Feuer. Er betrachtete sich das Publikum, das gekommen war, um von ihm zu lernen. Er fühlte sich vor der großen Menge etwas unwohl, drehte sich kurz um, bat den Großen Geist, durch ihn zu sprechen, um die nächste Generation Krieger zu inspirieren. Dann lächelte er und fragte: »Warum sind Sie hier?«

»Wir sind hier, um zu lernen und zu trainieren«, sagten die Leute und stutzten.

»Ich weiß, dass Sie hier sind, um zu lernen und zu trainieren. Aber warum sind Sie wirklich hier? Auf diesem Planeten … Was ist Ihre Bestimmung? Jeder von uns hat einen einzigartigen Grund, hier zu sein, und es ist wichtig, dass Sie ihn an diesem Wochenende herausfinden.«

In den Gesichtern konnte man Betroffenheit, aber auch Verständnis lesen.

»Wenn Sie es nicht herausfinden, schaffen Sie es nicht durchs Feuer. Ihr ›Warum‹ zu entdecken ist wie ein großer Schluck aus einer Quelle nach dem Marsch durch die Sahara. Es fühlt sich an wie Nach-Hause-Kommen.«

Als junger Mann hatte ich alles, aber ich war dennoch unglücklich. Ich hatte das Gefühl, auf der Stelle zu treten. Also arbeitete ich härter und länger – mehr Geld, mehr Reisen, mehr Frauen. Die Leere wuchs. Als die Unzufriedenheit mit der Situation so groß wurde, dass ich mit der selbst auferlegten Isolation nicht mehr klarkam, verlief ich mich in ein Kampfkunst-Studio und traf meinen zukünftigen Mentor Miyamato Musashi. Mich an den Ritter meiner Träume erinnernd, hoffte ich auf Hilfe und trat bei.

Es half, aber anders als ich gedacht hatte. Dem Schleifen meines Charakters auf der Trainingsfläche folgte das Polieren im ruhigen Meditationsraum. Langsam und systematisch schwang ich Körper, Geist, Emotionen und Intuition auf eine neue Vibration ein – eine, die mich meine innere Stimme hören ließ. Diese Stimme sagte mir, ich lebe nicht meine Bestimmung und dass mein Elend anhalte, bis ich mit meiner Bestimmung eins werde.

Die Anregung für meine Änderung bekam ich seinerzeit. Sie trug mich durch die Hölle des Navy-SEAL-Trainings. Ich schloss mit Auszeichnung ab. Durch wiederholte Fehler und geduldige Mentoren, die mich zwangen, meine Unreife abzulegen, lernte ich Bescheidenheit. Mut gaben mir die Teamkameraden, die dienten, bluteten und manchmal neben mir starben. Nichts war einfach. Meine Reise hält bis heute an – durch SEALfit.

Fünf Stufen von gewöhnlich zu außergewöhnlich

Ich bin Vin (wie in Mark Di»vin«e). Ich bin Ihnen ähnlich. Die Achterbahn des Lebens hat mir extreme Hochs und düstere Tiefs beschert. Nachdem ich mit 17 die Diagnose »Melanom – noch sechs Monate zu leben« bekam, wundere ich mich im Rückblick auf meine Jugend, wie ich es so weit gebracht habe. Ich bin so dankbar, dass ich einen Mentor fand, der mich zu meiner Bestimmung lenkte. Es ist schwierig, sich die Alternative vorzustellen. Ich war ein arroganter Jugendlicher. Ignoranz prägte mein Verhalten von der Kindheit bis in meine frühen Zwanziger. Viele schaffen es nie darüber hinaus. Wie schade.

Die Realität traf mich, als ich ins Arbeitsleben eintrat. Ich musste schnell aufwachen. Ich brauchte viele Fertigkeiten, die mir niemand beibrachte. Vielleicht waren Sie in der gleichen Lage. Warum vermittelt niemand diese Fertigkeiten? Warum schicken wir unsere jungen Männer und Frauen hinaus in die Welt, ohne ihnen zu zeigen, wie sie gut zurande kommen? Merkwürdig. Ich war also auf der Suche nach Wissen und Fertigkeiten, um den inneren und äußeren Tretminen aus dem Weg gehen zu können.

Mein Mentor erschien, als ich ihn am meisten brauchte. Ich trat den nächsten Abschnitt meiner Reise an, den mit bewusster Inkompetenz. Während dieser Phase entwickelte ich einen inneren Sinn für Bestimmung, Leidenschaft und Prinzipien und arbeitete danach daran, sie durch eine neue Karriere bei den SEALs zu ordnen. Ich suchte nach der Wahrheit, wie die Menschen und ihre Welt wirklich funktionieren. Ich nenne diese Stufe meiner Entwicklung *Selbst-Bewusstsein*. Sie dauerte von etwa 25 bis 35.

Als mein Training anschlug, begann etwas Magisches. Ich entwickelte immer größere Kontrolle über meine Gedanken, meine Emotionen und meinen Körper. Der Fortschritt beschleunigte sich, genährt durch das ganzheitliche Training, inklusive Yoga, Kampfkunst, Navy-SEAL-Training sowie viel Lesen und Studieren. Während dieses Stadiums änderte ich mich von bewusster Inkompetenz zu bewusster Kompetenz. Ich handelte selbstbewusster und konzentrierter. Nach den SEALs begann ich eine Unternehmerkarriere. Trotz einiger Kratzer sammelte ich Erfolge und Glück. Ich veränderte mich von der Suche nach Wahrheit zur Erfahrung einer Weisheit, die sich aus der tieferen Erkenntnis anderer und der Systeme speiste, in denen ich arbeitete. Ich wusste, ich würde es nicht alleine schaffen, deshalb baute ich auf die Magie eines Teams. Dieses Stadium nenne ich *Selbst-Kontrolle*. Es dauerte von 35 bis 45.

Die vierte Hauptstufe meiner Entwicklungsreise ist immer noch in Arbeit. In vielen meiner Handlungen und Lebensbereiche habe ich mich von bewusster Kompetenz zu unbewusster Kompetenz entwickelt. Das Richtige fließt ohne aktive Gedanken aus mir. Wenn ich Dinge erzwingen will, bekomme ich schlechtere Resultate, als wenn ich es fließen lasse. Ich fühle Ordnung im Chaos und habe mich der Einfachheit, Bescheidenheit und Werthaftigkeit verschrieben. Dieses Stadium fühlt sich an wie Liebe, informiert durch Weisheit und Wahrheit. Ich nenne es *Selbst-Beherrschung*.

Gelegentlich habe ich Einblicke in eine weitere Stufe, die sich rasch entwickelt und die ich nur als *köstlichen Fluss* beschreiben kann. Ich glaube, sie entspricht der heiligen Stille der Apachen oder dem japanischen *shibumi* – Perfektion ohne Anstrengung. Ein selbst-beherrschtes Individuum verbindet sein Ich mit dem Geist, auf dem Weg zu Frieden, Harmonie und Freude. Ich suche nicht aktiv danach. Ich glaube, man kann es nur erreichen, indem man jeden Moment der Reise mit Begeisterung annimmt. Mein Trainingsplan ist dafür der Rahmen.

Möglicherweise entdecken Sie Ähnlichkeiten zwischen den Stufen meiner und Ihrer Entwicklung. Ich habe sie als Anhaltspunkte angeboten, wie Wegweiser. Sie folgen eng den psychologischen Entwicklungsmodellen transpersonaler Psychologie und ganzheitlicher Theorie, obwohl sich die Begriffe unterscheiden (mein Fokus in diesem Buch liegt auf Leistung im Gegensatz zur Bewusstheit an sich). Auf dem Weg müssen Sie Hass ausmerzen, Ängste nutzen und die Liebe zu sich und Ihren Teamkameraden entwickeln.

Liebe, Angst und Hass

Liebe und Angst sind die einzigen Emotionen, die wir von Beginn an haben. Alle anderen entwickeln sich aus den beiden. Angst hat drei wirkliche Erscheinungsformen:

- Angst, allein zu sein
- Angst, wertlos zu sein
- Angst, unsicher zu sein

Es ist nicht schwierig zu erkennen, aufgrund welcher Angst ein Kind handelt. Aber es ist schwierig einzuschätzen, warum ein Erwachsener fortgesetzt unreife Aspekte davon bedient. Angst, allein zu sein, verursacht Anhänglichkeit und Kontrollverhalten, und das führt dazu, andere zu vergraulen und allein zu sein. Die Angst, wertlos zu sein, ist die Ursache dafür, das Gegenteil zu zeigen, überheblich und laut zu sein, im Bedürfnis, gesehen zu werden und bedeutend zu sein. Die Angst vor Unsicherheit führt zu einem Einsiedlerleben ohne Abenteuer, dem unsichersten, das man sich vorstellen kann. Raubtiere wissen genau, wo sie suchen müssen.

Kein Zweifel: Angst ist wichtig für das Überleben des Menschen und tief in unserer DNA verankert. Unsere Vorfahren fürchteten zu Recht den Nachbarstamm, der darauf aus war, ihnen Nahrung und Frauen wegzunehmen und sie zu töten. Heutzutage ist es richtig, den Einbrecher zu fürchten. Angst aktiviert Verteidigungsmechanismen und damit Energie. Allerdings muss sie verstanden, kontrolliert und zum Vorteil genutzt werden. Angst-Management ist das Resultat des Entwickelns von Mut durch SEALfit-Training. Andere Methoden sind Kampfkünste, Kontaktsportarten und Bodenständigkeit, die sich durch das Kontrollieren von Ängsten auszeichnet.

Eine gesunde Herangehensweise für den Umfang mit den drei Ängsten ist die Konfrontation damit und das Umwandeln in Mut. Mut ist die Grundlage für Liebe. Deshalb:

- Ersetzen Sie die Angst, allein zu sein, durch den Mut zur Nähe.
- Ersetzen Sie die Angst, wertlos zu sein, durch den Mut, anderen zu dienen und ihrer Liebe wert zu sein.
- Ersetzen Sie die Angst, unsicher zu sein, durch den Mut, sich selbst zu verteidigen.

Was ist mit Liebe? Auf Ihrem Weg zur Selbst-Beherrschung – auf dem Sie Selbst-Bewusstsein und Selbst-Kontrolle erwerben – erfahren Sie natürlich mehr Liebe im Leben. Kann man sagen, dass Liebe das Gegenteil dessen ist, was wir am meisten fürchten?

- Liebe, sich sicher zu fühlen
- Liebe, sich wertvoll zu fühlen
- Liebe, in Nähe verbunden zu sein

Das kommt mir nicht richtig vor. Sicherlich wünschen wir uns das, um im Gegensatz zu den drei Ängsten zu leben, aber Liebe ist eine ganz andere Energie. Das Gegenteil von Angst ist nicht Liebe, sondern Mut. Das Gegenteil von Liebe ist nicht Angst, sondern Leere. Liebe blüht nur in Bindung.

Und schließlich: Was ist mit Hass? Hass ist Dreck. Hass ist, wenn alle drei Ängste zur gleichen Zeit in schlechtester Form auftreten. Andere zu hassen heißt, sich selbst und das Leben zu hassen. Diese Strophe eines Gedichts von Shadow Walker, einem Apachen-Scout, im Jahr 1807 verfasst, drückt seinen Kampf mit dem Dilemma des Kriegers aus – wie man Leben nehmen kann, wenn man alles Leben ehrt:

Vergib mir, Großvater, ich muss die Lanze in die Hand nehmen. Lenke meinen Geist, lenke mein Herz, damit kein Hass, keine Wut, keine Vergeltung ist.

Sogar gegenüber sogenannten Feinden können wir aus Liebe, nicht aus Hass handeln. Unsere Welt wird anders sein, wenn jeder diese Wahrheit gelernt hat. Ich frage wieder: Warum sind Sie hier? Warum lesen Sie dieses Buch. Was werden Sie tun, wenn Sie herausfinden, dass Sie nicht Ihre Bestimmung leben? Was, wenn Sie immer noch aus Angst agieren oder Hass erfahren? Warum reden wir darüber in einem Buch über Training?

Training IST Leben

Sie können sagen: Es gibt viel mehr im Leben als Training. Das wäre wahr, für einige. Oder Sie sagen: Training ist Leben. Das wäre auch wahr, für einige. Welche Einstellung führt zu Beherrschung und Fluss? Sie kennen die Antwort. Betrachten Sie das Training als einen Teamkameraden, der Sie unerbittlich zum Ausschöpfen Ihrer Potenziale treibt. Sie entwickeln sich durch Training. Die Konzepte, Hilfsmittel und Übungen neben dem körperlichen Training in diesem Buch werden Ihre Reise erleuchten, die Sie von Selbst-Bewusstsein zu Selbst-Kontrolle zu Selbst-Beherrschung und dann zu köstlichem Fluss führt. Auf dem Weg werden Sie:

1. Ihre Bestimmung finden und sich ihr angleichen;
2. lernen zu planen und sich angemessene Ziele zu setzen;
3. eine ethische Grundlage für Spitzenleistung entwickeln;
4. physische, mentale und emotionale Belastbarkeit schmieden;
5. im Training an sich arbeiten – sich im Moment versenken, klare Veranschaulichung und sensorische Entwicklung verwenden, um persönliches Bewusstsein und Intuition im Alltag zu vertiefen;
6. Ihren Atem für optimale Leistung kontrollieren und damit Eustress (»guten« Stress) in Erfolg umwandeln;
7. die Fähigkeit tief gehender Konzentration auf eine Aufgabe entwickeln, damit Sie alles erreichen können, was Ihnen wichtig ist;
8. Echtheit als Teamkamerad und Führer entwickeln;
9. den Flow in allem finden – Ihrem Training, Ihrer Leistung, Ihrem Sein.

Klingt ungewöhnlich, nicht wahr? Ja, es ist ungewöhnlich. Gewöhnlich ist, jeden Tag das Gleiche zu tun und unterschiedliche Ergebnisse zu erwarten. Gewöhnlich ist, ein Leben für die Bedürfnisse anderer zu leben. Gewöhnlich ist, blind für die eigene Bestimmung und den Beitrag zur Welt zu sein. Gewöhnlich ist, Herausforderungen zu scheuen, sich vor Verantwortung zu drücken und sich der Niederlage zu ergeben. Gewöhnlich ist, andere zu beurteilen, zu verhöhnen und herabzusetzen, zu zanken und zu tratschen. Gewöhnlich ist, zu erwarten, dass einem etwas geschenkt wird, anstatt die Freude harter Arbeit anzunehmen. Gewöhnlich ist, ein Leben voller Reue zu führen, anstatt den Schmerz der Disziplin zu erleiden.

Aber das klingt nicht nach Ihnen. Sonst hätten Sie nicht bis hierher gelesen. Ob Sie das Training in diesem Buch absolviert haben oder erst damit anfangen, Sie müssen sich vor Augen führen:

SIE SIND NICHT GEWÖHNLICH!

SIE SIND SEALfit.

Gott segne Sie. Allzeit Rückenwind und günstige Strömungen. *Hooyah!*

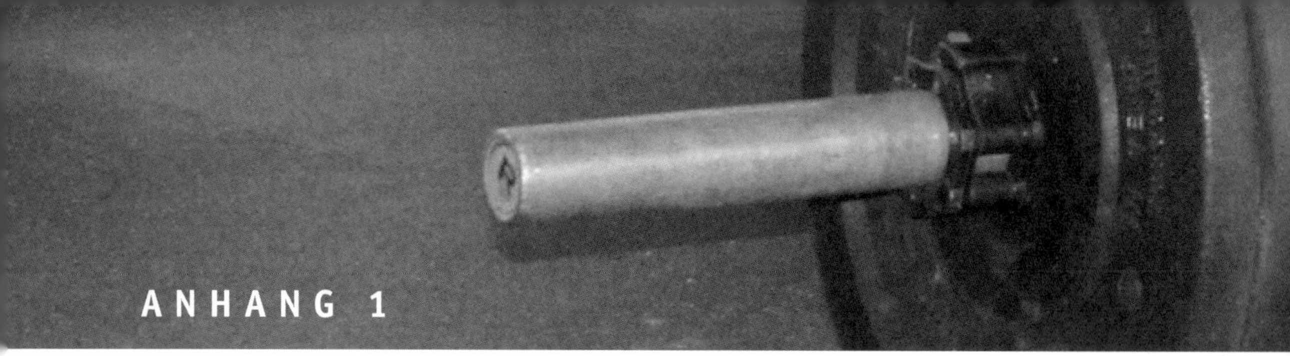

ANHANG 1

Unbeatable-Mind-Powerquellen

1. Der Unbeatable-Mind-Sockel

1. Die Welt ist *chaotisch* und *gefährlich*.
2. Das Schicksal bevorzugt die *geistig und körperlich Vorbereiteten*.
3. Persönliche Entwicklung muss *die ganze Person* umfassen und, um den Entwicklungsprozess zu beschleunigen, *ganzheitlich* sein.
4. In jedem steckt ein *Athlet* und ein *Krieger*. Wir unterscheiden uns nur in Ausprägung und Bestimmung.
5. Ein Führer geht mit *gutem Beispiel* voran.
6. Wahres Lernen beruht auf *Erfahrung*; die beste Methode ist *Versuch und Irrtum*. Wir verwenden, was funktioniert, und verwerfen, was nicht funktioniert.
7. Wir behandeln andere mit *Respekt*, *Mitgefühl* und, wenn nötig, *liebevoller Strenge*.
8. Um sich für das Team zu qualifizieren, muss man dafür brennen, es *jeden Tag besser zu machen*, seinen *Verpflichtungen nachzukommen* und eine *Gewinnereinstellung beizubehalten – an sich als Sieger zu glauben*.

2. Die drei Säulen

Kennst du den anderen und dich selbst, so wirst du in hundert Schlachten siegen. Kennst du dich selbst, aber nicht den anderen, so wirst du in hundert Schlachten die Hälfte verlieren. Kennst du weder dich noch den anderen, so wirst du in hundert Schlachten alle verlieren. – SUN TZU

BESTIMMUNG

Was sollen Sie wirklich mit Ihrem Leben anfangen? Auf welche Sache würden Sie sich konzentrieren, wenn nichts Sie zurückhielte?

LEIDENSCHAFT

Wer sind Sie? Was gibt Ihnen das Gefühl, Sie würden brennen? In Verbindung mit Ihren Talenten und Fähigkeiten ist das ein Hinweis auf Ihre Bestimmung.

PRINZIPIEN

Was schätzen Sie wirklich? Wie können Sie sich an diese Werte »gewöhnen«, bis Sie darüber verfügen?

3. Das Morgenritual

Ziel des Morgenrituals ist, Körper und Geist auf positive Art zu aktivieren. Sie nehmen Verbindung zu Ihrer Bestimmung auf, kultivieren Ihren Optimismus und stellen sicher, dass Ihre nächsten Handlungen den Zeiger in Richtung Ihrer Bestimmung drehen. Für optimale Leistung wollen wir Ihre Physis und Psyche mit Energie aufladen!

SCHRITT 1: Trinken Sie ein großes Glas Wasser, dann sitzen Sie bequem über Ihrem Tagebuch und stellen sich die folgenden Fragen:

- Wem und wofür bin ich heute dankbar? (Schreiben Sie auf, was Ihnen einfällt. Kultivieren Sie eine Haltung der Dankbarkeit!)
- Was begeistert mich, worauf freue ich mich heute?
- Was ist meine Bestimmung? Stellen meine heutigen Pläne damit eine Verbindung her?
- Was kann ich tun, um den Zeiger in Richtung der Ziele meiner Bestimmung zu drehen?
- Wem kann ich heute die Hand reichen, dienen oder danken?

Prüfen Sie Ihre Ziele, und stellen Sie sicher, dass sie zu Ihrer Bestimmung passen.

SCHRITT 2: Morgenanwendung. Bereiten Sie den dafür vorgesehenen Ort vor, und stimmen Sie sich ein.

- Box-Atmung (5 Minuten)
- SEALfit-Yoga (10 bis 45 Minuten; Sie können es durch Qi Gong, leichtes Training oder einen flotten Marsch ersetzen.)
- Aus der Ruhepose nach der Bewegung leiten Sie eine kurze Atem-Bewusstseins-Meditation ein (5 Minuten).
- Visualisierung oder geführte Visualisierung (5 Minuten)
- Duschen Sie, und machen Sie sich bereit für den Tag.
- Trinken Sie ein weiteres Glas frisches Wasser, und nehmen Sie ein gesundes Paläo-Frühstück zu sich.

SCHRITT 3: Überprüfen Sie, bevor Sie zur Arbeit gehen, Ihren Tagesterminplan. Aktualisieren Sie und blockieren Sie Zeit für wichtige Projekte und körperliches Training. Am Arbeitsplatz angekommen, beginnen Sie sofort und lassen es nicht zu, dass andere Sie von Aufgabe, Konzentration oder Bestimmung ablenken. Nutzen Sie Ihre Präsenzmethode, um über den ganzen Tag konzentriert und gespannt zu bleiben. Vermeiden Sie Lebensmittel, die Ihnen Energie rauben (Junkfood, Süßigkeiten, zu viel Kaffee etc.)

4. Das Abendritual

Bevor Sie es sich für die Nacht bequem machen, suchen Sie sich einen ruhigen Ort, an dem Sie mit Ihrem Tagebuch den Tag von Anfang bis Ende betrachten. Notieren Sie, ob Sie gut gelaunt oder unausgeglichen waren. Wenn Sie »unausgeglichen« notieren, fragen Sie sich warum. Schlafmangel, Diät, Beziehungsstress? Nun notieren Sie die drei positivsten Dinge des Tages. Danach fragen Sie sich, ob es ungelöste Probleme oder Fragen gibt. Legen Sie sich Rechenschaft über Ihre Hauptziele ab. Achten Sie auf Ihre Träume und Tagträume – in Ihnen liegt in der Regel die Antwort.

5. Die Vor-Event-(Vor-Training-)SOP

Benutzen Sie dieses Ritual beispielsweise vor einer wichtigen Aufgabe, die von Ihnen Spitzenleistungen verlangt. Wenn Sie dieses Ritual erst einmal beherrschen, kann es eine Übung von fünf Minuten sein – mit enormem Einfluss auf Ihre Tagesform.

- Schalten Sie äußere Ablenkungen aus.
- Absolvieren Sie eine *dirt-dive*-Visualisierung, um sich und Ihre Leistung größer und Ihre Gegner und Feinde kleiner zu machen.

- Nun überprüfen Sie Ihre Ziele und die Strategie zum Bewältigen der Aufgabe.
- Schließlich leiten Sie den Leistungsanker-Prozess ein. Sehen, hören und fühlen Sie Ihren idealen Leistungszustand, und beginnen Sie einen inneren Dialog mit kräftigem Mantra, um mit dem Abschluss des Vor-Event-Rituals und dem Übergang in die Leistungsphase einen positiven Gesamtzustand (Einstellung, Sprache, Haltung) beizubehalten. Zu Ihrem Leistungsanker sollten Tiefenatmungskontrollübungen gehören. Spitzenathleten und Navy SEALs benutzen Atemkontrolle, um sich auf Einsätze vorzubereiten. Das sollten Sie auch tun. Zum psychischen und physischen Aufbau gehören tiefe Zwerchfellatmung und betontes Ausatmen, verbunden mit kraftvoller Visualisierung und positiver Bekräftigung. Die Atmung muss nicht schick oder esoterisch sein – langes Anhalten nach dem Einatmen, gefolgt von kräftigem Ausatmen mit kurzem Halt reicht schon. Wiederholen Sie das 20-mal während der Visualisierung.

6. The Post-Event-(Post-Training-)SOP

- Erinnern Sie sich daran, wer Ihnen auf dem Weg geholfen hat, indem Sie sich selbst die Dankbarkeitsfrage stellen. Sie haben etwas Großartiges geschafft; wem können Sie dafür danken oder dankbar sein?
- Denken Sie über Ihre Leistung nach. Wie waren Sie? Was haben Sie gelernt? Haben Sie den Zeiger in Richtung Ihrer Ziele gedreht? Wie können Sie sich weiter verbessern? War das Ereignis die eingesetzte Zeit und Energie wert? Würden Sie es wieder tun?
- Richten Sie sich positiv neu aus: Was haben Sie gelernt? Was war das Gute? Warum musste es so kommen, wie es kam?
- Lenken Sie Ihre Aufmerksamkeit auf eine neue Aufgabe oder Herausforderung.
- Schmieden Sie neue Pläne, und beginnen Sie mit dem Training.
- Belohnen Sie sich mit etwas Einfachem und Bedeutungsvollem.

7. Ziele setzen

Sich Ziele zu setzen ist eine Methode, um uns darauf zu konzentrieren, gewünschte Ergebnisse in systematischer und effektiver Weise und innerhalb eines definierten Zeitraums zu erreichen.

KLUGE ZIELE

- Spezifisch, messbar, erreichbar, realistisch (aber herausfordernd), zeitgebunden
- Lang- und kurzfristig – je härter die Herausforderung, desto kurzfristiger die Ziele. (In der Höllenwoche können das Mikroziele wie die nächste Mahlzeit sein.)
- Notieren Sie Ihre Ziele in positiver Sprache.
- Entwickeln Sie eine Methode, um mit Zielen etwas durchzuziehen.

WARUM ES FUNKTIONIERT, SICH ZIELE ZU SETZEN

- Es lenkt die Aufmerksamkeit auf wichtige Elemente und die Konzentration auf eine Sache.
- Es mobilisiert unsere Anstrengungen positiv vorwärts (wie das Ruder eines Schiffs).
- Es steigert und verlängert anhaltende Anstrengung – versuche es, bis du es geschafft hast!
- Es fördert das Entwickeln neuer Lernmethoden.

FALLSTRICKE DES ZIELESETZENS

- Unklare Ziele (nicht spezifisch)
- Zu viele Ziele (unrealistisch)
- Zu wenig Zeit (unrealistisch)
- Starre Ziele (nicht erreichbar – sie müssen an die Wirklichkeit angepasst werden)
- Mangel an Prozesszielen – Sie müssen auch an sich selbst arbeiten, während Sie mit Dingen beschäftigt sind.
- Fehlendes Beurteilen des Fortschritts – Sie müssen den Fortschritt prüfen und sich Rechenschaft ablegen.

ÜBUNG: Legen Sie die drei wichtigsten Ziele für Ihr privates und berufliches Leben fest. Zum Beispiel: *Ich will am 30. Juni 20… perfekte Double Unders nacheinander in weniger als einer Minute schaffen.*

8. Noch einmal: Visualisierung

MENTALE PROJEKTION: Konzentrieren Sie sich, und stellen Sie sich Ihren Sieg vor. Dadurch schaffen Sie die gewünschte Erfahrung in Ihrem Geist.

MENTALES TRAINING: Üben Sie in Ihrer Vorstellung. Das kann intern (aus subjektivem Blickwinkel) oder extern (von außen auf sich schauend) geschehen.

VERWENDUNGEN: Konzentration verbessern, Selbstbewusstsein aufbauen, Emotionen kontrollieren, eine technische Fertigkeit praktizieren, eine Strategie anwenden, mit Schmerz, Verletzung oder Kälte umgehen.

Wenn eine Handlung gut vergegenwärtigt ist, so ist sie vom Gehirn bereits viele Male perfekt absolviert worden, bevor sie zum ersten Mal im richtigen Leben vollzogen wird.

Vergegenwärtigen ist wie Visualisieren auf Steroiden. Es nutzt alle Sinne. Sehen Sie sich handeln; fühlen Sie die Bewegung, die Emotionen; hören Sie den Klang des Erfolgs; fühlen Sie die Luft, das Wasser, den Handschlag etc., und riechen Sie die Umgebung. Erschaffen Sie die Erfahrung so nahe wie möglich an der Realität, aber manipulieren Sie das Bild zu perfekten Ergebnissen. Schließen Sie positive Emotionen und Gedanken mit ein, und brennen Sie das Bild in Ihr Unterbewusstsein.

- 90 Prozent aller Olympiaathleten arbeiten mit Visualisierung, und davon behaupten 97 Prozent, es habe zur Leistungssteigerung beigetragen.
- 94 Prozent aller Olympiatrainer verwenden Visualisierung, und davon sind sich 100 Prozent sicher, dass sie die Leistung verbessert.

WARUM ES FUNKTIONIERT

Visualisierte Ereignisse, lebhaft mit Emotionen verknüpft, stimulieren Nerven und Muskeln, als würden Sie die Handlungen tatsächlich vollziehen. Zusätzlich verbessert das Vergegenwärtigen Ihre Konzentrationsfähigkeit, was Selbstvertrauen aufbaut und das Stressmanagement erleichtert.

ANWENDUNGSGEBIETE

- **VOR DEM EREIGNIS:** Ziele setzen und Visualisierung sind besonders wichtig. Selbstgespräche und Erregungskontrolle unterstützen das Training sowie die Vorbereitung und lindern Lampenfieber.
- **WÄHREND DES EREIGNISSES:** Selbstgespräche und Erregungskontrolle sind besonders wichtig, danach das Setzen kurzfristiger Ziele.
- **NACH DEM EREIGNIS:** Selbstgespräche (Neuausrichtung) und Ziele setzen (verändern und neue Ziele setzen) sind besonders wichtig.

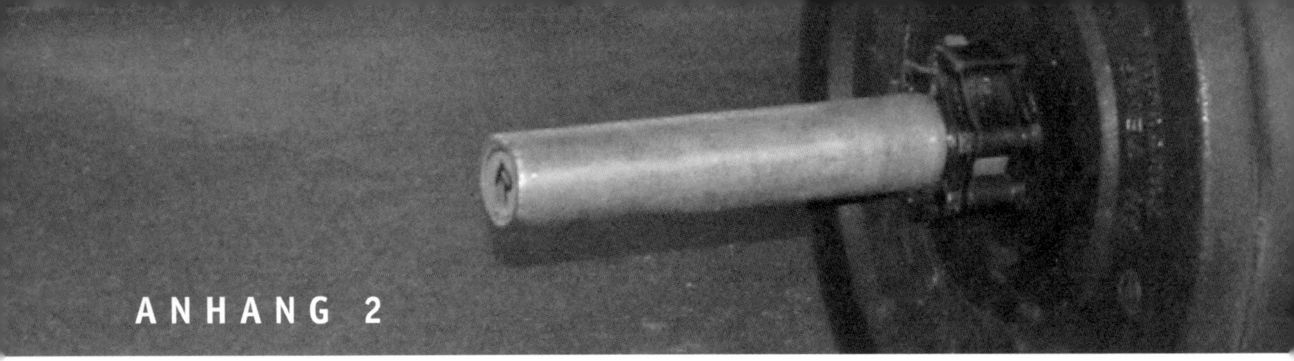

ANHANG 2

Basistrainingsprogramm

IM VERGLEICH ZU ANDEREN TRAININGSPROGRAMMEN sind die auf den folgenden Seiten dargestellten Ausführungen alles andere als grundlegend. Das trifft im Übrigen auf das Basic-Underwater-Demolition-SEAL-(BUD/S)-Training genauso zu, das in keiner Weise »basic« ist. Man sollte sich von dem Wort also nicht in die Irre führen lassen.

Das Basistrainingsprogramm ist für fortgeschrittene Anfänger konzipiert. Sie können sich damit beispielsweise auf das Advanced Operator Training (AOT) vorbereiten. Wenn das Ihre Absicht ist, genügt es aller Voraussicht nach, das Programm ein- bis zweimal zu absolvieren. Im Wesentlichen geht es darum, sich an die Lasten und den Trainingsumfang zu gewöhnen und anzupassen. Wenn Sie damit in diesem Programm noch Schwierigkeiten haben, sind Sie für das AOT noch nicht bereit. Für Menschen über 45 sind die Lasten im Basistrainingsprogramm womöglich angemessener als die des AOT. Stark eingespannten Berufstätigen fällt es oft schwer, genügend Zeit für das AOT freizuschaufeln. Das ist in Ordnung. Denken Sie daran, ich habe das AOT ursprünglich für Spezialkräfte entwickelt, und starke Männer und Frauen aus allen Schichten der Gesellschaft haben seine Effektivität bestätigt.

MONTAG

BASIS: Vorbereitungs-SOP und Box-Atmung

- ROM-Übungen: 10 Minuten
- 3 Durchgänge: 250 m Rudern, 5 Air Squats, 5 Back Squats (20 kg), 5 Liegestütze, 30 Sekunden Liegestützposition halten
- Aufwärmen mit Back Squats bis 65 Prozent von 1 WM

KRAFT: Back Squat: 3 Wiederholungen × 10 Sätze mit 65 Prozent von 1 WM

LEISTUNGSFÄHIGKEIT: Folgendes auf Zeit

- 100 Double Unders (ersatzweise 300 Single Unders)
- 80 Air Squats
- 60 Sit-ups
- 40 x Ballwerfen (9 kg Männer/6 kg Frauen)
- 20 Brust-zur-Stange-Klimmzüge
- 10 Liegestütze mit Klatschen in die Hände

DURCHHALTEVERMÖGEN: 3 Durchgänge: 15 GHD-Sit-ups, 30 Sekunden Handstand halten, 10 Back Extensions. SEALfit-Yoga: Übungsreihe A. Essen und trinken Sie innerhalb von 30 Minuten nach dem Training. Notieren Sie Ihre Ergebnisse (Nachbereitungs-SOP).

DIENSTAG [WOCHE 1: BASISTRAININGSPROGRAMM]

BASIS: Vorbereitungs-SOP und Box-Atmung

- ROM-Übungen
- 400 m Laufen
- 15 Overhead Squats (20 kg/16 kg)
- 400 m Laufen
- 15 Kipping Pull-ups

LEISTUNGSFÄHIGKEIT: 10 – 9 – 8 – 7 – 6 – 5 – 4 – 3 – 2 – 1 Wiederholungen

- Overhead Squats (45 kg/30 kg)
- Ringe-Dips
- Seitwärtssprünge über die Stange 2 x

DURCHHALTEVERMÖGEN: 10 Durchgänge: 30 Sekunden maximale Distanz Rudern, 30 Sekunden Pause (Ziel: 125 bis 150 m pro Durchgang). SEALfit-Yoga: Hüftbeweglichkeitsübung. Essen und trinken Sie innerhalb von 30 Minuten nach dem Training. Notieren Sie Ihre Ergebnisse (Nachbereitungs-SOP).

KIPPING PULL-UP

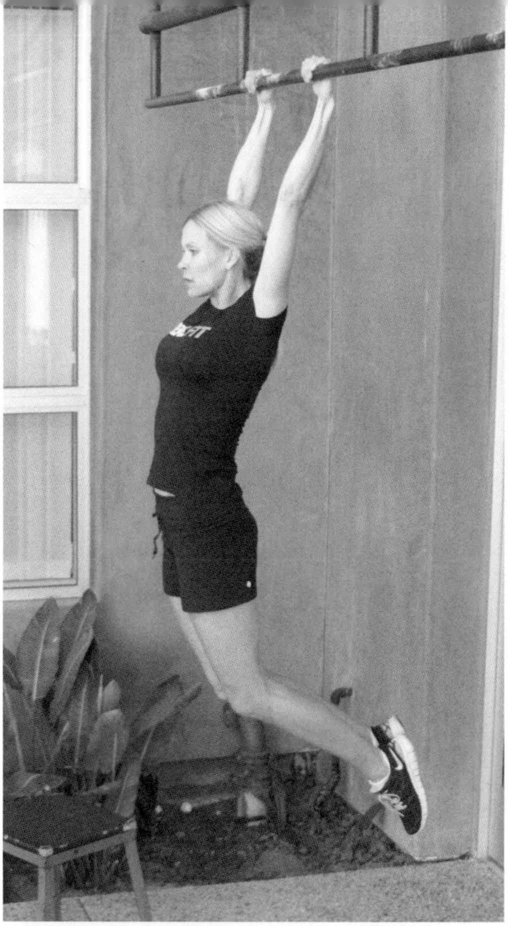

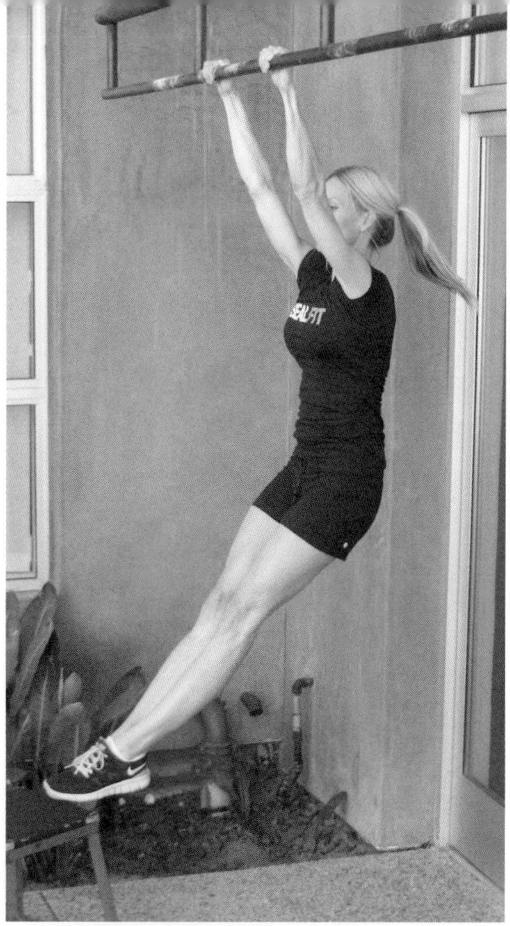

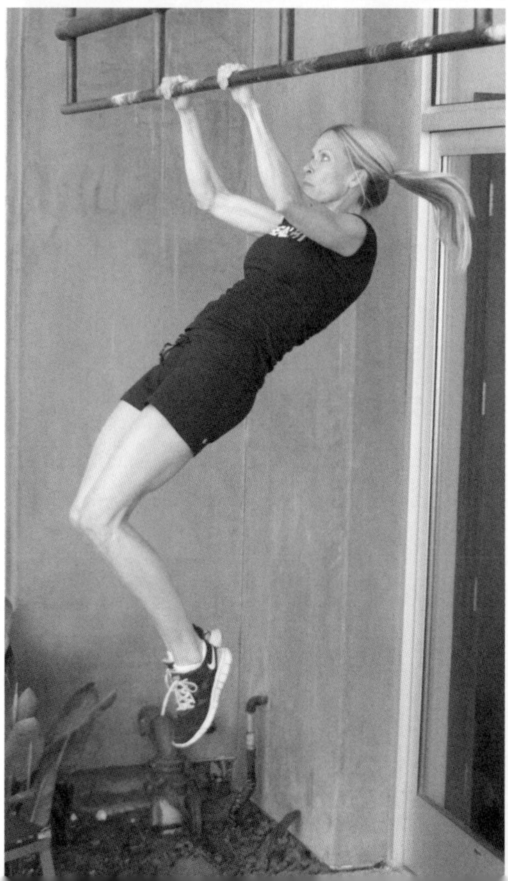

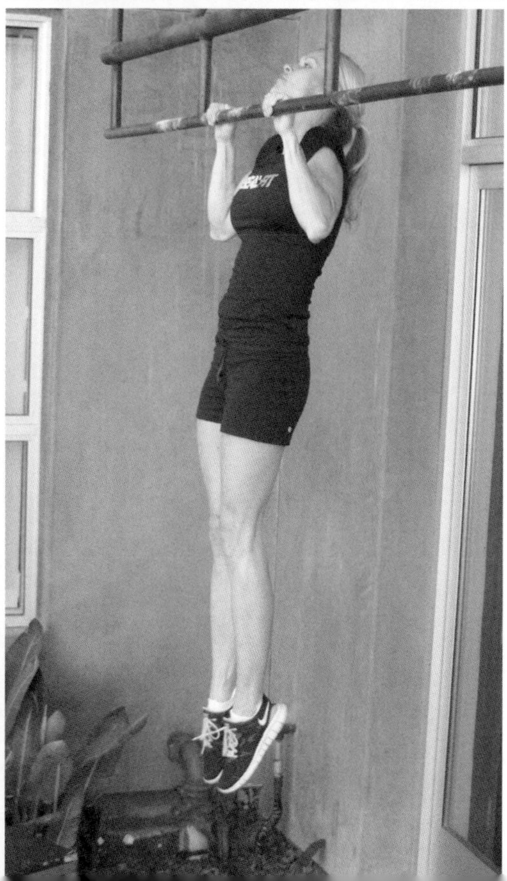

MITTWOCH [WOCHE 1: BASISTRAININGSPROGRAMM]

BASIS: Vorbereitungs-SOP und Box-Atmung

- ROM-Übungen
- 400 m Laufen
- 3 Durchgänge: 5 Strict Presses, 5 Push Presses, 5 Push Jerks, 10 Air Squats
- Aufwärmen mit Push Presses bis 65 Prozent von 1 WM

KRAFT: Push Press: 3 Wiederholungen × 10 Sätze mit 65 Prozent von 1 WM

LEISTUNGSFÄHIGKEIT: »AMRAP-athon«, so viele Durchgänge wie möglich in 5 Minuten*

- 5 Kastensprünge (60 oder 50 cm), 7 x Zehen zur Stange
- 5 Handstandliegestütze, 7 x Ballwerfen (9 kg/6 kg)
- 5 Burpees, 7 Kurzhantel-Thrusters (12 kg/7 kg)

DURCHHALTEVERMÖGEN: 100 Sit-ups, 50 Arm Haulers. SEALfit-Yoga: Übungsreihe B. Essen und trinken Sie innerhalb von 30 Minuten nach dem Training. Notieren Sie Ihre Ergebnisse (Nachbereitungs-SOP).

**Beachten Sie:* 1 Minute Pause zwischen jedem AMRAP

DONNERSTAG

BASIS: Vorbereitungs-SOP und Box-Atmung

- ROM-Übungen
- 20 Minuten Grinder PT

AUSDAUER: Je nach Zeitverfügbarkeit lockeres Laufen, Radfahren, Schwimmen oder Rudern. Die Strecke hängt von Ihrer Zeit und Ihrem Ausdauerniveau ab. Das ist eine Ausdauereinheit zur aktiven Erholung, die Sie durch andere Aktivitäten wie Yoga oder langes Gehen ersetzen können.

DURCHHALTEVERMÖGEN: Aktives Dehnen. Essen und trinken Sie innerhalb von 30 Minuten nach dem Training. Notieren Sie Ihre Ergebnisse (Nachbereitungs-SOP).

FREITAG [WOCHE 1: BASISTRAININGSPROGRAMM]

BASIS: Vorbereitungs-SOP und Box-Atmung

- ROM-Übungen
- 3 Durchgänge: Langhantelkomplex (20 kg/30 kg) mit 6 Liegestützen zur Auflockerung nach jedem Komplex
- Aufwärmen mit Kreuzheben bis 65 Prozent von 1 WM

KRAFT: Kreuzheben: 3 Wiederholungen × 10 Sätze mit 65 Prozent von 1 WM

LEISTUNGSFÄHIGKEIT: 5 Durchgänge auf Zeit

- 5 Power Cleans (45–55 kg/30–40 kg)
- 10 Liegestütze
- 25 Double Unders

DURCHHALTEVERMÖGEN: 30 x Evil Wheel (verwenden Sie eine Langhantelstange, falls Sie kein Evil Wheel zur Hand haben). SEALfit-Yoga: Übungsreihe A. Essen und trinken Sie innerhalb von 30 Minuten nach dem Training. Notieren Sie Ihre Ergebnisse (Nachbereitungs-SOP).

[WOCHE 1: BASISTRAININGSPROGRAMM] SAMSTAG

BASIS: Vorbereitungs-SOP und Box-Atmung

- ROM-Übungen
- 30 – 20 – 10 Wiederholungen: Air Squats, Kettlebell-Swings (16 kg/12 kg)

LEISTUNGSFÄHIGKEIT: 7 Durchgänge, alle 2 Minuten*

- 200 m Laufen
- maximale Anzahl Burpees

DURCHHALTEVERMÖGEN: 2 Durchgänge: 400 m Sprint, 400 m lockeres Laufen. SEALfit-Yoga: Übungsreihe B oder aktives Dehnen. Essen und trinken Sie innerhalb von 30 Minuten nach dem Training. Notieren Sie Ihre Ergebnisse (Nachbereitungs-SOP). Sonntag ist Pausentag – genießen Sie ihn!

**Beachten Sie:* Eine Minute Pause zwischen den Durchgängen, und das Ergebnis ergibt sich aus der Anzahl der Burpees.

MONTAG

BASIS: Vorbereitungs-SOP und Box-Atmung

- ROM-Übungen
- 500 m Rudern
- 15 Air Squats
- 500 m Rudern
- 15 Back Squats (20 kg)
- Aufwärmen mit Back Squats bis 70 Prozent von 1 WM

KRAFT: Back Squat: 3 Wiederholungen × 10 Sätze mit 70 Prozent von 1 WM

LEISTUNGSFÄHIGKEIT: 5 Duchgänge auf Zeit

- 30 Sit-ups
- 20 Kettlebell-Swings (24 kg/16 kg)
- 10 Kastensprünge (60 oder 50 cm)

DURCHHALTEVERMÖGEN: 3 Durchgänge: 60 Sekunden Liegestützposition halten, 10 Reverse Hyperextensions* (2/1 x 20-kg-Scheibe). SEALfit-Yoga: Hüftbeweglichkeitsübung. Essen und trinken Sie innerhalb von 30 Minuten nach dem Training. Notieren Sie Ihre Ergebnisse (Nachbereitungs-SOP).

**Beachten Sie:* Diese Übung wird an der Reverse-Hyperextension-Maschine ausgeführt. Wenn Sie keine zur Verfügung haben, führen Sie stattdessen Glute Ham Raises am Glute-Hamstring-Developer (GHD) aus..

DIENSTAG

BASIS: Vorbereitungs-SOP und Box-Atmung

- ROM-Übungen
- 3 Durchgänge: 3 Power Snatches aus dem Hang, 3 Overhead Squats, 3 Snatches (20–30 kg), 5 Liegestütze, 10 m Bärengang

LEISTUNGSFÄHIGKEIT: CrossFit-Workout »Snatch Ladder«: Absolvieren Sie 1 Snatch alle 30 Sekunden. Steigern Sie das Gewicht mit jedem Durchgang um 5 kg. Männer beginnen mit 30 kg, Frauen mit 20 kg. Sobald Sie eine Wiederholung mit dem geforderten Gewicht nicht mehr ausführen können, absolvieren Sie so schnell wie möglich 100 Double Unders.

DURCHHALTEVERMÖGEN: So schnell wie möglich 2000 m Rudern (ersatzweise so schnell wie möglich 1500 m Laufen). SEALfit-Yoga: Schulterbeweglichkeitsübung. Essen und trinken Sie innerhalb von 30 Minuten nach dem Training. Notieren Sie Ihre Ergebnisse (Nachbereitungs-SOP).

MITTWOCH [WOCHE 2: BASISTRAININGSPROGRAMM]

BASIS: Vorbereitungs-SOP und Box-Atmung

- ROM-Übungen
- 3 Durchgänge: 200 m Laufen, 5 Push Presses (20 kg), 5 Handstandliegestütze, 5 Klimmzüge, 5 x Shoulder Dislocates mit PVC-Rohr
- Aufwärmen mit Push Presses bis 70 Prozent von 1 WM

KRAFT: Push Press: 3 Wiederholungen × 10 Sätze mit 70 Prozent von 1 WM

LEISTUNGSFÄHIGKEIT: So viele Durchgänge wie möglich (AMRAP) in 15 Minuten

- 20 Ballschmettern (9 kg/6 kg)
- 20 Step-ups (50 cm)
- 200 m Laufen

DURCHHALTEVERMÖGEN: 50 Sit-ups mit Zusatzgewicht (12 kg/7 kg), 30 Good Mornings mit Langhantel (20 kg). SEALfit-Yoga: Übungsreihe A. Essen und trinken Sie innerhalb von 30 Minuten nach dem Training. Notieren Sie Ihre Ergebnisse (Nachbereitungs-SOP).

[WOCHE 2: BASISTRAININGSPROGRAMM] DONNERSTAG

BASIS: Vorbereitungs-SOP und Box-Atmung

- ROM-Übungen
- 20 Minuten Grinder PT

AUSDAUER: Je nach Zeitverfügbarkeit lockeres Laufen, Radfahren, Schwimmen oder Rudern

DURCHHALTEVERMÖGEN: SEALfit-Yoga: Übungsreihe B. Essen und trinken Sie innerhalb von 30 Minuten nach dem Training. Notieren Sie Ihre Ergebnisse (Nachbereitungs-SOP).

FREITAG [WOCHE 2: BASISTRAININGSPROGRAMM]

BASIS: Vorbereitungs-SOP und Box-Atmung

- ROM-Übungen
- 500 m Rudern
- 3 Durchgänge: 10 x Kettlebell-Sumo-Kreuzheben mit High Pull (16 kg/12 kg), 10 Liegestütze, 10 Sit-ups
- Aufwärmen mit Kreuzheben bis 70 Prozent von 1 WM

KRAFT: Kreuzheben: 3 Wiederholungen × 10 Sätze mit 70 Prozent von 1 WM

LEISTUNGSFÄHIGKEIT: Folgendes auf Zeit

- 150 Thrusters mit Kurzhanteln (16 kg/12 kg)

DURCHHALTEVERMÖGEN: 3 Durchgänge: 20 GHD-Sit-ups, 10 Back Extensions mit Zusatzgewicht (12 kg/7 kg). SEALfit-Yoga: Hüft- und Schulterbeweglichkeitsübungen. Essen und trinken Sie innerhalb von 30 Minuten nach dem Training. Notieren Sie Ihre Ergebnisse (Nachbereitungs-SOP).

[WOCHE 2: BASISTRAININGSPROGRAMM] SAMSTAG

BASIS: Vorbereitungs-SOP und Box-Atmung

- ROM-Übungen
- 200 m Laufen
- 15 Sandsack-Cleans (18 kg/14 kg)
- 200 m Laufen
- 15 Sandsack-Cleans (18 kg/14 kg)

LEISTUNGSFÄHIGKEIT: 5 x AMRAP in 3 Minuten*

- 3 Power Cleans (45–55 kg/30–40 kg)
- 6 Burpees
- 9 Sit-ups

DURCHHALTEVERMÖGEN: 5 km Laufen in mittlerer Geschwindigkeit. SEALfit-Yoga: Übungsreihe A. Essen und trinken Sie innerhalb von 30 Minuten nach dem Training. Notieren Sie Ihre Ergebnisse (Nachbereitungs-SOP).

**Beachten Sie:* 1 Minute Pause zwischen jedem AMRAP.

MONTAG

BASIS: Vorbereitungs-SOP und Box-Atmung

- ROM-Übungen
- 400 m Laufen
- 3 Durchgänge: 10 Air Squats, 10 Back Squats (20 kg), 10 Air Squats, Leiste dehnen
- Aufwärmen mit Back Squats bis 75 Prozent von 1 WM

KRAFT: Back Squat: 3 Wiederholungen × 10 Sätze mit 75 Prozent von 1 WM

LEISTUNGSFÄHIGKEIT: 2 Durchgänge auf Zeit

- 50 Klimmzüge
- 75 Sit-ups
- 50 Overhead Squats (35 kg/20 kg)
- 75 Double Unders

DURCHHALTEVERMÖGEN: 3 Durchgänge: 50 x 4-count Flutter Kick, 50 x Beinheben. SEALfit-Yoga: Übungsreihe B. Essen und trinken Sie innerhalb von 30 Minuten nach dem Training. Notieren Sie Ihre Ergebnisse (Nachbereitungs-SOP).

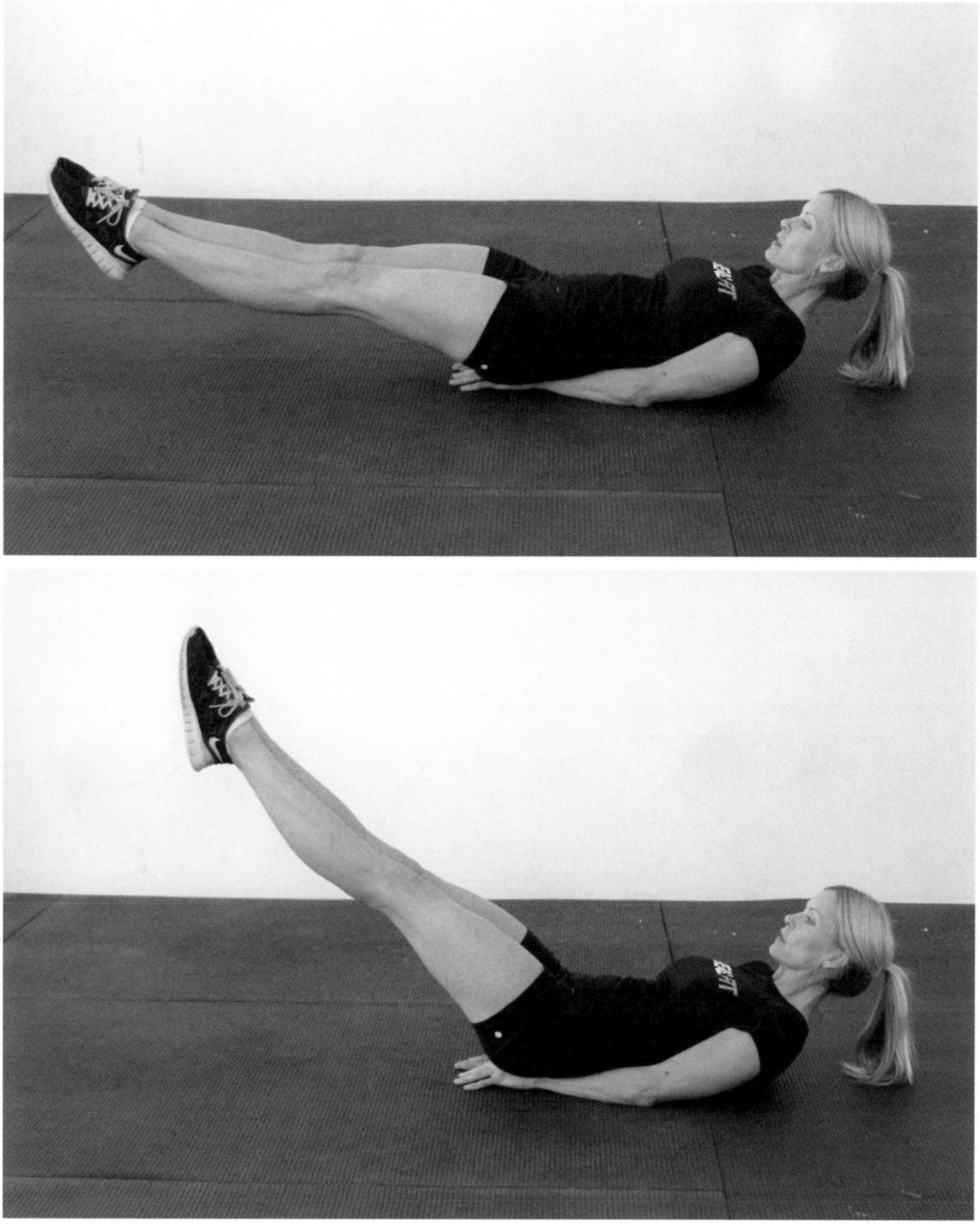

BEINHEBEN

DIENSTAG [WOCHE 3: BASISTRAININGSPROGRAMM]

BASIS: Vorbereitungs-SOP und Box-Atmung

- ROM-Übungen
- 3 Durchgänge: 250 m Rudern
- 5 Power Cleans aus dem Hang, 5 Front Squats, 5 Jerks, 5 Liegestütze. Beginnen Sie mit 20 kg/12 kg, Steigerung 5 kg je Durchgang

LEISTUNGSFÄHIGKEIT: Folgendes auf Zeit

- 800 m Laufen
- 15 Clean und Jerks (50–60 kg/35–45 kg)
- 800 m Laufen

DURCHHALTEVERMÖGEN: Tabata-Rudern, Ziel: über 1000 m für Männer und 800 m für Frauen. Tabata = 8 Durchgänge mit 20 Sekunden Belastung und 10 Sekunden Pause. SEALfit-Yoga: Übungsreihe A. Essen und trinken Sie innerhalb von 30 Minuten nach dem Training. Notieren Sie Ihre Ergebnisse (Nachbereitungs-SOP).

[WOCHE 3: BASISTRAININGSPROGRAMM] MITTWOCH

BASIS: Vorbereitungs-SOP und Box-Atmung

- ROM-Übungen
- 400 m Laufen
- 3 Durchgänge: 5 Handstandliegestütze, 10 Liegestütze, 60 Sekunden Seilspringen
- Aufwärmen mit Push Presses bis 75 Prozent von 1 WM

KRAFT: Push Press: 3 Wiederholungen × 10 Sätze mit 75 Prozent von 1 WM

LEISTUNGSFÄHIGKEIT: So viele Durchgänge wie möglich (AMRAP) in 20 Minuten

- 3 Turkish Get-ups mit jedem Arm (16 kg/12 kg)
- 5 Liegestütze mit Klatschen in die Hände
- 7 x Ringe-Rudern in Rückenlage
- 100 m Sprint

DURCHHALTEVERMÖGEN: 50 x Beinheben, 50 Sit-ups. SEALfit-Yoga: Schulterbeweglichkeitsübung. Essen und trinken Sie innerhalb von 30 Minuten nach dem Training. Notieren Sie Ihre Ergebnisse (Nachbereitungs-SOP).

DONNERSTAG [WOCHE 3: BASISTRAININGSPROGRAMM]

BASIS: Vorbereitungs-SOP und Box-Atmung

- ROM-Übungen
- 20 Minuten Grinder PT

AUSDAUER: Je nach Zeitverfügbarkeit lockeres Laufen, Radfahren, Schwimmen oder Rudern.

DURCHHALTEVERMÖGEN: SEALfit-Yoga: Übungsreihe A oder aktives Dehnen. Essen und trinken Sie innerhalb von 30 Minuten nach dem Training. Notieren Sie Ihre Ergebnisse (Nachbereitungs-SOP).

FREITAG

BASIS: Vorbereitungs-SOP und Box-Atmung

- ROM-Übungen
- 3 Durchgänge: Langhantelkomplex (20–30 kg) mit 6 Burpees zur Auflockerung nach jedem Komplex
- Aufwärmen mit Kreuzheben bis 75 Prozent von 1 WM

KRAFT: Kreuzheben: 3 Wiederholungen × 10 Sätze mit 75 Prozent von 1 WM

LEISTUNGSFÄHIGKEIT: 4 Durchgänge auf Zeit

- 20 Ausfallschritte gehen mit Zusatzgewicht, Langhantel in Rack-Position (45 kg/30 kg)
- 10 Power Snatches aus dem Hang (45 kg/30 kg)
- 5 Push Presses mit Griffhaltung wie beim Snatch (45 kg/30 kg)

DURCHHALTEVERMÖGEN: 3 Durchgänge: 1 Minute Liegestützposition halten, 50 Sit-ups, 25 Arm Haulers. SEALfit-Yoga: Schulterbeweglichkeitsübung. Essen und trinken Sie innerhalb von 30 Minuten nach dem Training. Notieren Sie Ihre Ergebnisse (Nachbereitungs-SOP).

SAMSTAG [WOCHE 3: BASISTRAININGSPROGRAMM]

BASIS: Vorbereitungs-SOP und Box-Atmung

- ROM-Übungen
- 3 Durchgänge: 200 m Laufen, 5 Sprungklimmzüge, 5 Dips, 5 Sprungkniebeugen

LEISTUNGSFÄHIGKEIT: So viele Durchgänge wie möglich (AMRAP) in 20 Minuten*

- 5 Klimmzüge
- 10 Liegestütze
- 15 Air Squats

DURCHHALTEVERMÖGEN: 800 m Sprint, 400 m Sprint, 200 m Sprint, 100 m Sprint (Verhältnis Belastung : Pause = 1 : 1). SEALfit-Yoga: Übungsreihe A. Essen und trinken Sie innerhalb von 30 Minuten nach dem Training. Notieren Sie Ihre Ergebnisse (Nachbereitungs-SOP).

**Beachten Sie:* Nach 5, 10 und 15 Minuten unterbrechen Sie die Übung, die Sie gerade absolvieren, und machen jeweils 5 Burpees.

MONTAG

BASIS: Vorbereitungs-SOP und Box-Atmung

- ROM-Übungen
- 30 – 20 – 10 Wiederholungen: 4-count Bergsteiger, Sit-ups
- Aufwärmen mit Back Squats bis 80 Prozent von 1 WM

KRAFT: Back Squat: 3 Wiederholungen × 10 Sätze mit 80 Prozent von 1 WM

LEISTUNGSFÄHIGKEIT: 10 – 8 – 6 – 4 – 2 Wiederholungen

- Man Makers (16 kg/12 kg)
- Kastensprünge (60 oder 50 cm)
- Zehen zur Stange

DURCHHALTEVERMÖGEN: 50 x 4-count Flutter Kick, 30 Reverse Hyperextensions (2/1 × 20-kg-Scheibe). SEALfit-Yoga: Übungsreihe B. Essen und trinken Sie innerhalb von 30 Minuten nach dem Training. Notieren Sie Ihre Ergebnisse (Nachbereitungs-SOP).

DIENSTAG [WOCHE 4: BASISTRAININGSPROGRAMM]

BASIS: Vorbereitungs-SOP und Box-Atmung

- ROM-Übungen
- 500 m Rudern, 5 Durchgänge: 3 Power Cleans, 3 Front Squats, 3 Push Jerks, 3 Klimmzüge (Männer mit 20–40 kg, Frauen mit 12–30 kg)

LEISTUNGSFÄHIGKEIT: 3 Durchgänge auf Zeit

- 10 x Ground to Overhead* (45 kg/30 kg)
- 200 m Shuttle Sprint** (2 x 50 m hin und zurück)

DURCHHALTEVERMÖGEN: 3 Durchgänge: 500 m Rudersprint (2 Minuten Pause zwischen den Belastungen). SEALfit-Yoga: Übungsreihe B. Essen und trinken Sie innerhalb von 30 Minuten nach dem Training. Notieren Sie Ihre Ergebnisse (Nachbereitungs-SOP).

**Beachten Sie:* Bringen Sie die Hantel so schnell und sicher, wie Sie können, in die Überkopfposition – per Snatch, Clean und Jerk oder Power Clean und Push Press.

**Sprinten Sie eine vorgegebene Strecke, berühren Sie am Ende der Strecke den Boden und sprinten Sie zurück. Führen Sie so viele Wiederholungen aus wie angegeben.

MITTWOCH

BASIS: Vorbereitungs-SOP und Box-Atmung

- ROM-Übungen
- 400 m Laufen, 15 Liegestütze mit Lösen der Hände
- 400 m Laufen, 15 Push Presses (30 kg/20 kg)
- Aufwärmen mit Push Presses bis 80 Prozent von 1 WM

KRAFT: Push Press: 3 Wiederholungen × 10 Sätze mit 80 Prozent von 1 WM

LEISTUNGSFÄHIGKEIT: Folgendes auf Zeit

- 5 Muscle-ups (ersatzweise 3 Ringe-Klimmzüge und 3 Ringe-Dips, wenn Sie keinen Muscle-up können)
- 50 Double Unders
- 4 Muscle-ups
- 40 Double Unders
- 3 Muscle-ups
- 30 Double Unders
- 2 Muscle-ups
- 20 Double Unders
- 1 Muscle-up
- 10 Double Unders

DURCHHALTEVERMÖGEN: 1500 m Erholungslauf. SEALfit-Yoga: Schulterbeweglichkeitsübung. Essen und trinken Sie innerhalb von 30 Minuten nach dem Training. Notieren Sie Ihre Ergebnisse (Nachbereitungs-SOP).

DONNERSTAG [WOCHE 4: BASISTRAININGSPROGRAMM]

BASIS: Vorbereitungs-SOP und Box-Atmung

- ROM-Übungen
- 20 Minuten Grinder PT

AUSDAUER: Je nach Zeitverfügbarkeit lockeres Laufen, Radfahren, Schwimmen oder Rudern

DURCHHALTEVERMÖGEN: SEALfit-Yoga (jegliche Form von aktiver Erholung). Essen und trinken Sie innerhalb von 30 Minuten nach dem Training. Notieren Sie Ihre Ergebnisse (Nachbereitungs-SOP).

FREITAG

BASIS: Vorbereitungs-SOP und Box-Atmung

- ROM-Übungen
- 500 m Rudern
- 3 Durchgänge: 10 x Sumo-Kreuzheben mit High Pull (35 kg/20 kg), 10 Liegestütze, 10 Sit-ups
- Aufwärmen mit Kreuzheben bis 80 Prozent von 1 WM

KRAFT: Kreuzheben: 3 Wiederholungen × 10 Sätze mit 80 Prozent von 1 WM

LEISTUNGSFÄHIGKEIT: Folgendes in 10 Minuten

- 800 m Laufen
- 30 Handstandliegestütze
- in der verbleibenden Zeit so viele Double Unders wie möglich

DURCHHALTEVERMÖGEN: 100 Sit-ups, 100 Supermans. SEALfit-Yoga: Schulterbeweglichkeitsübung. Essen und trinken Sie innerhalb von 30 Minuten nach dem Training. Notieren Sie Ihre Ergebnisse (Nachbereitungs-SOP).

SAMSTAG [WOCHE 4: BASISTRAININGSPROGRAMM]

BASIS: Vorbereitungs-SOP und Box-Atmung

- ROM-Übungen
- 30 – 20 – 10 Wiederholungen: Kettlebell-Swings (16 kg/12 kg), Air Squats, Sit-ups

LEISTUNGSFÄHIGKEIT: Folgendes auf Zeit

- 500 m Rudern (Wenn Sie kein Rudergerät haben, laufen Sie.)
- 40 Air Squats
- 30 Sit-ups
- 20 Liegestütze
- 10 Klimmzüge

21 – 15 – 9 WIEDERHOLUNGEN

- Thrusters (45 kg/30 kg)
- Klimmzüge

DURCHHALTEVERMÖGEN: 8 x 200 m Hügelsprint, der Gang den Hügel hinunter ist die Pause. Wenn es Ihnen an einem Hügel mangelt, sprinten Sie 8 x 200 m mit Intervallpausen von jeweils 30 Sekunden. SEALfit-Yoga: Übungsreihe B. Essen und trinken Sie innerhalb von 30 Minuten nach dem Training. Notieren Sie Ihre Ergebnisse (Nachbereitungs-SOP).

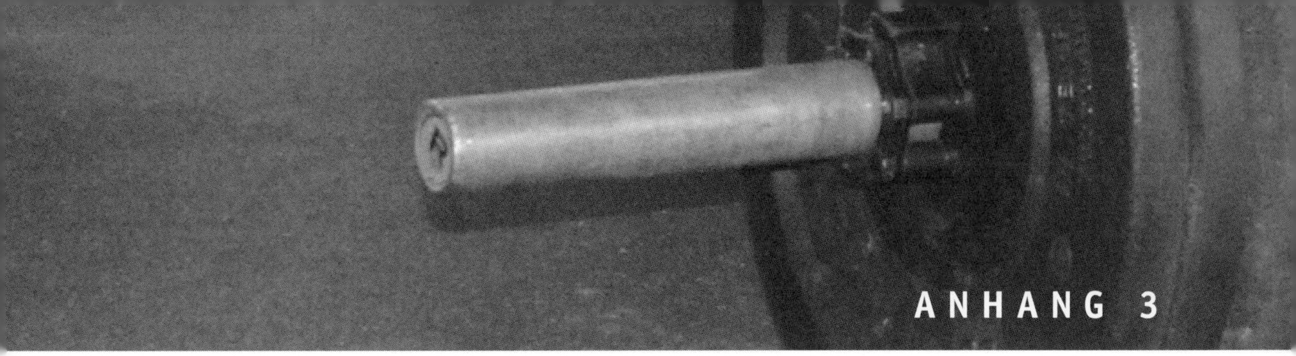

ANHANG 3

Einkaufsliste

Fleisch

Für Fleischesser gehören Fleisch und Geflügel zu den wichtigsten Eiweißquellen. Vegetarier müssen sicherstellen, dass sie genügend Eiweiß aus anderen Quellen zu sich nehmen.

BESTES FLEISCH: Wild oder mageres Fleisch von 100 Prozent natürlich gefütterten, lokal gehaltenen Tieren

ZWEITBESTES FLEISCH: Biofleisch von Tieren, die natürlich gehalten wurden und frei von Hormonen und Antibiotika sind (wenn möglich lokal oder regional produziert)

DRITTBESTES FLEISCH: herkömmliches Fleisch, so mager wie möglich

- ❑ Flanken-Steak
- ❑ Hühnerbrust
- ❑ Magere Hamburger (Rind, Bison, Büffel) und minimal bearbeitete Wurst
- ❑ Kurzrippensteak, Pute (inklusive Lendensteak und minimal bearbeiteter Wurst)
- ❑ Kalb, Wildhühnerbrust
- ❑ Wild, Schweinelende, Schweinekoteletts
- ❑ Trockenfleisch (natriumarm, wenige Zusatzstoffe, keine Sojasauce, idealerweise biologisch)

Fisch und Meeresfrüchte

BESTER FISCH: wild, frisch oder auf See eingeforen

ZWEITBESTER FISCH: Fisch in Dosen, in Wasser oder Oliven- oder Fischöl, mit minimal Salz

- ❏ Barsch, Hering, Lachs, Blaubarsch, Hummer
- ❏ Jakobsmuscheln, Dorsch, Makrele, Shrimps, Venusmuscheln
- ❏ Goldmakrele, Buntbarsch, Krabbe, Miesmuscheln, Forelle
- ❏ Languste, Kaiserbarsch, Thunfisch, Plattfisch
- ❏ Austern, Glasaugenbarsch, Zackenbarsch, Barsch
- ❏ Goldbarsch, Roter Schnapper, Heilbutt, Blaumaul

Eier

BESTE EIER: aus 100 Prozent Freilandhaltung, biologisch

ZWEITBESTE EIER: mit Omega-3-angereichert, Vitamin C

DRITTBESTE EIER: frei von Hormonen und Antibiotika

Gemüse

Gemüse sollte die Hauptquelle für Kohlenhydrate sein. Darüber hinaus ist es eine wichtige Eiweißquelle. Stärkefreie Gemüse sollten einen großen Teil jeder Mahlzeit ausmachen. So gut wie alle Gemüse bieten einen exzellenten Nährwert.

BESTES GEMÜSE: biologisch, lokal angebaut, saisongerecht; frisch oder frisch eingefroren

ZWEITBESTES GEMÜSE: herkömmlich, lokal angebaut, frisch oder frisch eingefroren

DRITTBESTES GEMÜSE: frisch im Laden gekauft, entweder so lokal wie möglich angebaut oder importiert und biologisch

- ❏ Artischocke, Sellerie, Pilze, Seegras
- ❏ Spargel, Kohl, Sareptasenf, Rote Bete, Gurke, Zwiebel, Spinat
- ❏ Rote-Bete-Blätter, Löwenzahn, Pastinake, Mangold
- ❏ Paprika, Aubergine, Petersilie, Süßkartoffel
- ❏ Brokkoli, Endivie, Pfeffer (alle Arten), Tomate
- ❏ Rosenkohl, Frühlingszwiebel, Kürbis, Tomatillo
- ❏ Kohl, Grünkohl, Portulak
- ❏ Karotten, Kohlrabi, Radieschen, Steckrüben
- ❏ Blumenkohl, Kopfsalat, Steckrübensalat, Brunnenkresse

Früchte

BESTE FRÜCHTE: biologisch, lokal angebaut, saisongerecht, frisch oder frisch eingefroren

ZWEITBESTE FRÜCHTE: herkömmlich, lokal angebaut, frisch oder frisch eingefroren

DRITTBESTE FRÜCHTE: frisch im Laden gekauft, entweder so lokal wie möglich angebaut oder importiert und biologisch

- ❏ Apfel, Kirsche, Litschi, Pflaume
- ❏ Aprikose, Preiselbeeren, Mango, Granatapfel
- ❏ Avokado, Dattel, Nektarine, Himbeere
- ❏ Banane, Feige, Orange, Rhabarber
- ❏ Brombeere, Stachelbeere, Passionsfrucht, Erdbeere
- ❏ Heidelbeere, Grapefruit, Papaya, Sternfrucht
- ❏ Boysenbeere, Honigmelone, Pfirsich, Mandarine
- ❏ Cantaloupe-Melone, Kiwi, Birne, Wassermelone
- ❏ Maniok, Zitrone, Dattelpflaume
- ❏ Cherimoya, Limone, Ananas
- ❏ Trockenfrüchte (ungesüßt, ungeschwefelt, in begrenzten Mengen)

Nüsse und Samen

Nüsse und Samen enthalten Eiweiß, Fettsäuren, Enzyme, Antioxidantien sowie Vitamine und Mineralien (vor allem Kalium und Magnesium). In moderaten Mengen sind Nüsse gesund, aber zu viele davon mindern den Gewichtsverlust. Cashews sind besonders schmackhaft, enthalten aber viele Kohlenhydrate und eine große Menge an Omega-6-Fettsäuren – diese sind weniger wertvoll als die Omega-3-Fettsäuren in Fisch.

BESTE NÜSSE UND SAMEN: biologisch, roh, ungesalzen und mit Schale

ZWEITBESTE NÜSSE UND SAMEN: herkömmlich, roh, ungesalzen und mit Schale

- ❏ Mandel, Pekan, Paranuss, Pinienkerne
- ❏ Cashew, Pistazie, Marone, Kürbiskerne
- ❏ Haselnuss, Sesam, Macadamianuss, Sonnenblumenkerne

ANDERE

- ❏ Kokosnuss (rohe, ungesüßte Flocken, Milch)
- ❏ Mandelmilch (biologisch mit minimalen Zutaten)
- ❏ Nussmehl (Verwendung minimieren)
- ❏ Nuss-/Samenbutter (keine Erdnussbutter)

Fette

Fett ist für Wohlbefinden und Glück unerlässlich. Bestimmte Arten Fett liefern jede Menge Energie und sind wichtiger Bestandteil zellularer und hormoneller Prozesse. Fett gibt ein Gefühl der Sättigung.

ÖL: eine gute Fettquelle

BESTES ÖL: biologisch, extra natives Öl, abgefüllt in schwarze Flaschen

ZWEITBESTES ÖL: herkömmliches extra natives Öl, abgefüllt in schwarze Flaschen

DRITTBESTES ÖL: biologisch nativ oder herkömmlich nativ, alle in schwarzen Flaschen

- ❑ Avokado (auf der Fruchtliste, aber eher eine Fettquelle als eine Frucht)
- ❑ Olivenöl, Walnussöl
- ❑ Rapsöl, Flachsöl, Kokosnussöl

Kräuter, Gewürze und andere Feinheiten

Vermeiden Sie exzessive Mengen von Zucker und Salz.

- ❑ Piment, Ginseng, Pfeffer
- ❑ Anis, Grüner Tee, Pfefferminze
- ❑ Basilikum, Meerrettich, Mohnsamen
- ❑ Lorbeer, Peperoni, Granatapfelkerne
- ❑ Kardamom, Jasmin, Rosmarin
- ❑ Cayennepfeffer, Lavendel, Öldistel
- ❑ Stumpfblättriger Ampfer, Bienenkraut, Safran
- ❑ Kamille, Zitronenbasilikum, Salbei
- ❑ Chili, Zitronenmelisse, Meersalz*
- ❑ Schnittlauch, Zitronenmyrte, Pfefferminze
- ❑ Koriander, Zitronenthymian
- ❑ Nelke, Lakritze, Tamarinde
- ❑ Kreuzkümmel, Majoran, Estragon
- ❑ Curryblätter, Minze, Tee
- ❑ Kakao, Senfkorn, Thai-Basilikum
- ❑ Löwenzahn, Myrte, Thymian
- ❑ Dill, Muskat, Gelbwurz

- ❑ Bockshornklee, Oregano, Vanille
- ❑ Ingwer, Paprika, Wasabi
- ❑ Ginkgo, Petersilie, Akaziensamen

ANDERE

- ❑ Roher Apfelweinessig (Vermeiden Sie alle anderen Essige – sie könnten aus Getreide gemacht und deshalb nicht getreide- und/oder glutenfrei sein. Als Ersatz für Essig können Sie Limonen- oder Zitronensaft verwenden.)
- ❑ Honig (bevorzugt roher, biologischer, lokal gewonnener Honig. Da er eine Form von Zucker ist, sollten Sie ihn nur in geringen Mengen verwenden oder ganz vermeiden.)
- ❑ Agavennektar (bevorzugt roh, biologisch und lokal gewonnen. Da Agavennektar eine Form von Zucker ist, sollten Sie ihn nur in geringen Mengen verwenden oder ganz vermeiden. Honig ist besser als Agave.)

Getränke

- ❑ Sauberes gefiltertes Wasser, Kaffee (Versuchen Sie, die Menge zu begrenzen.)
- ❑ Kräutertee, Schwarzer oder Grüner Tee

*In Maßen konsumieren, eher vermeiden.

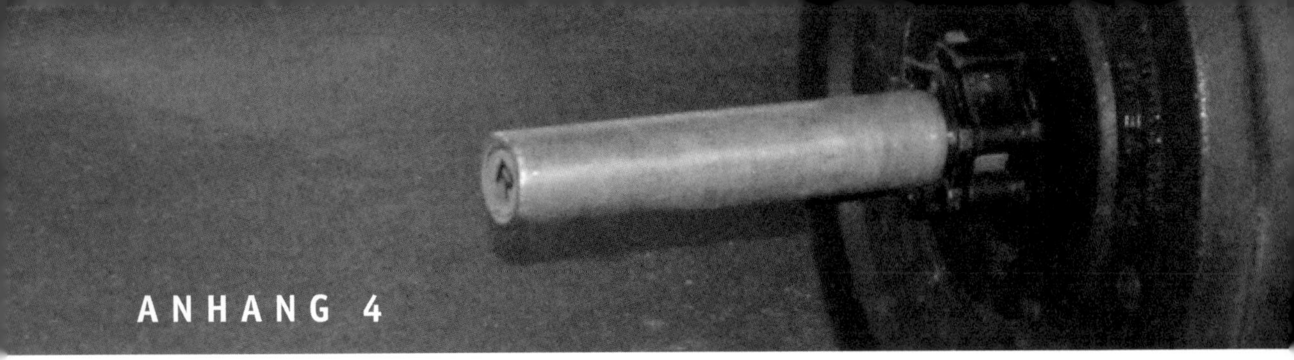

ANHANG 4

Ersetzen, Anpassen, Standards

Wenn wir alles tun würden, wozu wir fähig sind, würden wir uns geradezu verblüffen.

— THOMAS EDISON

Für SEALfit braucht man einiges an Ausrüstung. Viele der vorgeschriebenen Übungen sind anfangs schwierig zu vollziehen. Lassen Sie sich nicht entmutigen. Erinnern Sie sich daran, was ich zu Beginn sagte: Das Navy-SEAL-Training begann mit einem Liegestütz. Sie können das! Lassen Sie uns über Ersatzübungen und Anpassungen reden. Einen Ersatz ziehen Sie in Erwägung, wenn Sie eine Übung gegen eine andere austauschen, weil

- Sie nicht die richtige Ausrüstung haben;
- Ihr Körper nicht so funktioniert, wie Sie es von ihm verlangen;
- Sie keinen Partner für die Partnerübung haben;
- Sie eine Verletzung haben, um die herum Sie trainieren müssen.

Es ist unmöglich, jeder Situation gerecht zu werden. Ich schlage vor, dass Sie einem guten Fitnessstudio beitreten, in dem Sie betreut werden, oder einen Personal Trainer engagieren (beide sind hoffentlich fähig, Sie anzuleiten; eine Garantie gibt es nicht). Auch wir von SEALfit helfen Ihnen gerne. Rufen Sie uns an unter 001 760 634-1833.

Ersetzen

- **RUDERERGOMETER:** Sumo-Kreuzheben mit High Pull mit 35 kg/25 kg und der gleichen relativen Belastungsdauer

- **KAMERADTRAGEN ODER -ZIEHEN:** Kameradtragen – 400 m Farmer's Carry mit Körpergewicht. Kameradziehen – Sprints mit Medizinball, obwohl das der Intensität des Kameradziehens nicht gleichkommt. Finden Sie mit Ihren Hilfsmitteln einen besseren Ersatz?
- **GHD:** Sit-ups mit Ballwerfen oder Kettlebell-Sit-ups, Start mit der Kettlebell über dem Kopf. Heben Sie den Oberkörper, und halten Sie am Ende die Kettlebell vor sich.
- **ROPE-TOWEL-KLIMMZÜGE (SECHS PRO HOCHKLETTERN):** Wenn Sie am Seil nicht hochklettern können, halten Sie es fest, und senken Sie sich zum Boden ab. Halten Sie den Rücken gerade und den Core angespannt. Für den Aufstieg ist Technik entscheidend: Stellen Sie Ihre Füße für besseren Halt auf das Seil, einen Fuß auf den anderen. Verwenden Sie die Arme nur, um oben den nächsten Griff zu fassen.
- **KEIN SANDSACK?** Stellen Sie einen eigenen her.
- **KEINE GEWICHTSWESTE?** Kaufen Sie eine, oder tragen Sie einen kleinen Rucksack mit einem in ein Handtuch eingewickelten 10-kg-Gewicht.
- **KEINE KETTLEBELL?** Verwenden Sie eine Kurzhantel.
- **KEINE LANGHANTEL ODER KLIMMZUGSTANGE?** *Hmmm* – Sie müssen beides kaufen oder ein Gewichtheberstudio mit guter Klimmzugstation finden. In den herkömmlichen Fitnessstudios funktioniert das nicht. Viele SEALfit-Athleten wurden aus solchen Studios geworfen, weil sie mit ihrer Art zu trainieren den Leuten Angst einjagten. Mittlerweile werden immer mehr CrossFit-Boxen eröffnet; besuchen Sie eine, und erzählen Sie, dass Sie für SEALfit trainieren. Womöglich begegnen Ihnen weitere SEALfit-Kandidaten, mit denen Sie ein Team bilden können.

Anpassen

- **KLIMMZÜGE:** Mit Sprungklimmzügen und von einem Band unterstützten Klimmzügen trainieren Sie so, dass Sie den vollständigen Hang und das Kipping vollziehen können. Kipping Pull-ups sind eine prima Übung. Wenn Sie sie in Perfektion lernen wollen, lassen Sie sich diese Übung von einem Trainer zeigen.
- **LIEGESTÜTZE:** Verwenden Sie Ihre Knie oder einen GHD, um dagegenzudrücken. Statt echter Handstandliegestütze stützen Sie Ihre Füße auf eine erhöhte Plattform und absolvieren dann die Liegestütze. Oder Sie nutzen zwei von einer Klimmzugstange herabhängende Bänder: Legen Sie eine Hand über die Stange, die andere schieben Sie durch ein Band und Ihren Kopf durch das andere. Wickeln Sie es um die Schultern, damit es sie unterstützt, wenn Sie direkt unter der Klimmzugstange Handstandliegestütze absolvieren. Das ist effektiv, aber am Anfang etwas beängstigend. Tun Sie es einfach!

- **BEWEGUNGEN UNTER LAST:** Passen Sie das Gewicht an, bis Sie die Bewegungen sicher beherrschen. Ein guter Coach ist Gold wert, wenn es darum geht, die Hebebewegungen richtig zu lernen.
- **WEITERE ANPASSUNGSPROBLEME:** Besuchen Sie unsere Webseite, oder rufen Sie uns an unter 001 760 634-1833.

Standards für Kraft

SEALfit-Standards gründen auf dem Wiederholungsmaximum in einer Übung (z. B. 1 WM, 3 WM) mit einer bestimmten Last. Das ist eine einfache und klare Methode, um relative Kraft zu messen, und eine wesentliche Grundlage, um SEALfit zu werden. Kraft ist die Grundlage von Leistungsfähigkeit und Selbstvertrauen. In Kombination mit guter Dehnfähigkeit, Gelenkbeweglichkeit und Core-Stabilität verbessert sie Ihr Durchhaltevermögen sowohl im Sport als auch im Beruf und Alltag.

KRAFTSTANDARDS, RELATIV ZUM KÖRPERGEWICHT (KGW)

BACK SQUAT:	Männer 1,5 KGW	Frauen 1,0 KGW
KREUZHEBEN:	Männer 2,0 KGW	Frauen 1,5 KGW
PUSH PRESS:	Männer 1,0 KGW	Frauen 0,75 KGW
BANKDRÜCKEN:	Männer 1,5 KGW	Frauen 1,0 KGW
SQUAT CLEAN:	Männer 1,25 KGW	Frauen 1,0 KGW
CLEAN UND JERK:	Männer 1,0 KGW	Frauen 0,75 KGW

Standards für Kraftausdauer

Kraftausdauer erlaubt Ihnen, Ihren Körper effizienter zu bewegen und schwere Lasten weiter zu tragen.

STANDARDS FÜR BEWEGUNGEN MIT DEM KÖRPERGEWICHT (ELITELEVEL)

KGW SQUAT: > 100 in 2 Minuten

KGW LIEGESTÜTZ: > 100 in 2 Minuten

KGW KLIMMZUG: > 20 in 2 Minuten

KGW SIT-UP: > 100 in 2 Minuten

Standards für Ausdauer

Laufen: 1,5 Meilen (2400 m) in 9 Minuten

Laufen: 3 Meilen (4800 m) in 20 Minuten

Laufen: 6 Meilen (9600 m) in 45 Minuten

Laufen: 14 Meilen (22,5 km) bis zum Ende

Gepäckmarsch: 26 Meilen (42 km) mit 20 kg Gewicht bis zum Ende

Schwimmen: 500 m in 8 Minuten

Schwimmen: 1 Meile (1600 m) in 35 Minuten

Rudern: 2000 m in 7:45 Minuten

Rudern: 5000 m in 20 Minuten

Technik für Laufen und Gepäckmarsch

Ihre Lauftechnik ist der entscheidende Faktor, wenn es darum geht, Geschwindigkeit und Effizienz zu steigern und die Belastung der Gelenke zu verringern. Für lange, langsame Läufe empfehlen wir die POSE-Running-Methode. Knotenpunkte der Technik:

- Fallen Sie nach vorne in den nächsten Schritt.
- Laufen Sie aufrecht und nicht nach vorne gebeugt.
- Landen Sie flach auf dem mittleren bis vorderen Teil des Fußes (nicht auf der Ferse).
- Erhöhen Sie mit kürzeren Schritten die Schrittfrequenz (90 Schritte pro Minute).
- Bewegen Sie den Fuß auf einer Kreisbahn.
- Schwingen Sie die Arme nach vorne.

Gepäckmärsche sind ein großartiges Trainingsmittel, aber sie können Ihren Körper außerordentlich belasten. Beschränken Sie deshalb diese Einheiten auf ein paar Mal im Monat:

- Niemals mit Gepäck joggen oder laufen! Erhöhen Sie eher die Gehgeschwindigkeit. Wenn Sie mit Gewichtsbelastung laufen wollen, verwenden Sie eine Gewichtsweste (vgl. mit »Murph«).
- Landen Sie auf dem flachen Fuß.
- Lehnen Sie sich in den Schritt hinein, versuchen Sie, ähnlich dem POSE Running, in den nächsten Schritt hineinzufallen.
- Steigern Sie die Schrittfrequenz durch kleinere und schnellere Schritte.
- Laufen Sie Ihre Stiefel ein.
- Verwenden Sie Ausrüstung gegen Wundreiben und zwei Paar Socken.
- Präparieren Sie Ihre Füße für einen langen Gepäckmarsch mit Neopren oder Moleskin, um Blasen vorzubeugen. Behandeln Sie Blasen sofort.
- Tragen Sie die Last auf den Hüften, nicht auf den Schultern. Dafür wurden Hüftgurte entwickelt, also benutzen Sie sie.

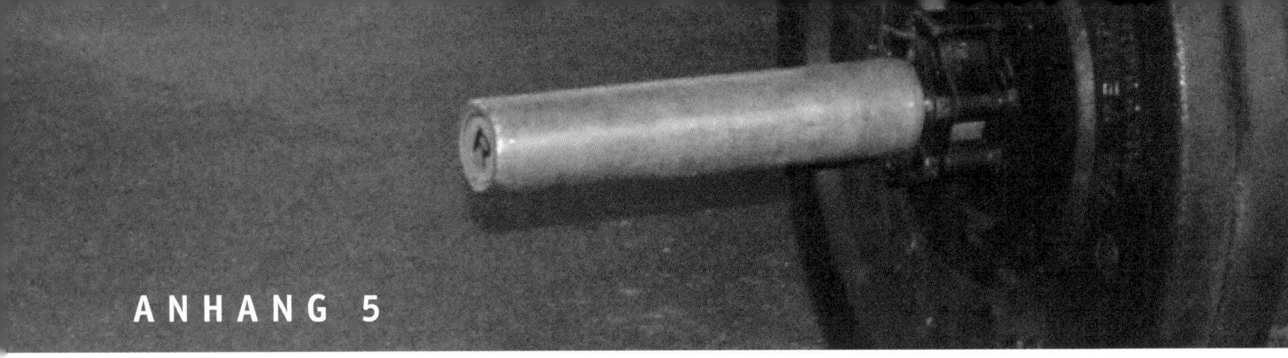

ANHANG 5

Definitionen, Abkürzungen

FUNKTIONELLE KRAFT: Auf funktionelle Weise stark werden – durch Squats, Gewichte heben, Drücken und Ziehen. Wir verwenden natürliche, sichere und ganzheitliche Bewegungen und achten darauf, dass wir, bevor wir Arme und Beine bewegen, den Core aktiviert haben. Das Entwickeln funktioneller Kraft erfordert das Stärken des Core. Um das zu gewährleisten, kombiniert SEALfit Training für Kraft mit dem für Durchhaltevermögen.

RELATIVE KRAFT: Die erreichte Kraft ist relativ zum Gewicht des Athleten. Ein Mann mit 75 kg Körpergewicht, der 135 kg im Kreuzheben schafft (Faktor 1,8) ist relativ stärker als ein Sportler, der 95 kg wiegt und 150 kg (Faktor 1,6) zur Hochstrecke bringt, obwohl der schwerere Mann mehr Gewicht hebt.

ABSOLUTE KRAFT: Sie ist definiert als die Menge an Kraft, die der Bewegungsapparat erzeugen kann, unabhängig von Zeit oder Körpergewicht.

Diese Form der Kraft kann durch das Absolvieren einer einfachen Wiederholung mit maximaler Last demonstriert oder getestet werden. Im Wettkampf müssen nur Powerlifter, Gewichtheber und CrossFitter absolute Kraft einsetzen. Ihre Entwicklung ist aber für jeden Athleten notwendig, denn sie ist die Grundlage für Fähigkeiten wie Kraftschnelligkeit, Kraftausdauer, Agilität etc.

Absolute Kraft kommt wesentlich in zwei Muskelaktionen vor:

KONZENTRISCHE BEWEGUNG: Die Fähigkeit, Widerstand durch muskuläre Kontraktion zu überwinden. Der Muskel verkürzt sich mit dem Entwickeln der Spannung.

EXZENTRISCHE BEWEGUNG: Der Muskel wird länger, während er einem Widerstand nachgibt. Exzentrische Kraft ist in der Regel 30 bis 50 Prozent größer als konzentrische. Sie können also deutlich mehr Gewicht kontrolliert absenken als heben.

OLYMPISCHES GEWICHTHEBEN: Anspruchsvolle Bewegungen, die die Fähigkeit vermitteln, Kraft in der richtigen Reihenfolge anzuwenden: vom Core zu den Extremitäten. Gewichtheben entwickelt darüber hinaus die Fähigkeit, ein Objekt mit Kraft, Schnellkraft und Schnelligkeit aus der Ruhe zu beschleunigen, was sich beispielsweise in einem Kampf als wertvoll erweisen kann. Die Bewegungen verlangen, ein sich bewegendes Objekt abzufangen (z. B. das Gewicht am tiefsten Punkt des Snatch oder am höchsten Punkt des Clean). Der einzige Nachteil des Gewichthebens ist, dass die Bewegungen technisch sehr anspruchsvoll sind und es einige Zeit dauert, bis man sie beherrscht. Aber es ist wie mit allem bei SEALfit: Geduld ist eine Tugend.

VORRANGIGE UND ERGÄNZENDE KRAFTÜBUNGEN: Zu den wichtigsten Kraftübungen bei SEALfit gehören Back Squat, Push Press, Kreuzheben und Bankdrücken. Sie sind aus guten Gründen ausgewählt worden, aber nicht die einzigen, die wir anwenden. Wir bauen auch auf Gewichtheben, Komplexe, Kettlebells, Kurzhanteln, Sandsäcke, Reifen, Vorschlaghämmer, Holzstämme und jede Menge Übungen mit dem eigenen Körpergewicht. Uns gehen die Spielzeuge nie aus.

ERGÄNZENDE KRAFTÜBUNGEN: Diese setzen wir vor allem zur Verbesserung der Leistungsfähigkeit ein und gelegentlich anstelle sonst vorrangiger Übungen. Dazu gehören:

GANZER KÖRPER

- Gewichtheben
- Komplexe: Langhantelkomplex, Curtis P, Froschkomplex, Man Maker
- Thruster
- Reifen-Flips und Schläge mit dem Vorschlaghammer
- Sandsack-Get-ups und andere Sandsackübungen
- Turkish Get-ups
- Training mit Kettlebell und Kurzhanteln

OBERKÖRPER

- Liegestützvarianten
- Klimmzugvarianten
- Ringe-Dips, Liegestütze, Muscle-ups

- Handstandliegestütze
- Kameradtragen
- Farmer's Carry, Farmer's Walk
- weitere Teamübungen

UNTERKÖRPER

- Ausfallschrittvarianten
- Step-ups
- Air Squats
- Kameradziehen mit Bändern

In SEALfit verwendete Abkürzungen

AMRAP: as many rounds/reps as possible – so viele Durchgänge/Wiederholungen wie möglich

ATG: ass to grass – das Gesäß beim Squat maximal absenken

BBPlex: barbell complex – Langhantelkomplex

BP: bench press – Bankdrücken

BS: Back Squat – Kniebeuge mit hinten auf den Schultern gehaltener Langhantel

BW: body weight – Körpergewicht

CLN: Clean – Umsetzen

C&J: Clean and Jerk – Umsetzen und Ausstoßen

C2: Concept II rowing machine – Concept-II-Rudermaschine

DL: deadlift – Kreuzheben

DB: dumbbell – Kurzhantel

FS: Front Squat– Kniebeuge mit vorne auf den Schultern gehaltener Langhantel

GHD: glute-hamstring developer – eine Maschine, an der sich Übungen für Bauch und Rücken absolvieren lassen

GHD back or hip extension: glute-hamstring raise – Übung an der GDH-Maschine für die Rückseite des Körpers, ähnlich der Back Extension

GHD sit-up: Sit-up an der GHD-Maschine

GPP: general physical preparedness – Fitness

GTG: grease the groove – ein Programm mit über den Tag verteilt vielen submaximalen Sätzen einer Übung

HSPU: handstand push-up – Handstandliegestütz

HSQ: hang squat (Clean oder Snatch) – Clean oder Snatch aus dem Hang, wobei die Langhantel in der Ausgangsstellung mit gestreckten Armen vor der Hüfte gehalten wird

IF: intermittent fasting – periodisches Fasten

KB: Kettlebell – Kugelhantel

KTE: knees to elbows – Knie zu den Ellenbogen: aus dem Hand in der Hüfte beugen, die Knie bis auf Ellbogenhöhe anheben und wieder absenken

MetCon: metabolic conditioning workout – Training zur Verbesserung der Stoffwechselkondition

MP: Military Press

MU: Muscle-up

OHS: Overhead Squat – Squat mit über dem Kopf gehaltener Langhantel

PC: Power Clean

Pd: pood – Pud (Gewichtseinheit). 1 Pud = 40 Pfund (russisch) = 16,36 Kilogramm

PR: personal record – persönliche Bestleistung

PP: Push Press

PSN: Power Snatch

PT: physical training – körperliches Training

PU: pull-ups, push-ups – Klimmzüge oder Liegestütze, je nach Kontext

Rep: repetition – eine Wiederholung einer Übung

RFT: rounds for time – Durchgänge auf Zeit

RM: repetition maximum – Wiederholungsmaximum (WM). Ihr 1 WM entspricht dem Gewicht, das Sie in einer Übung einmal schaffen, 10 WM schaffen Sie zehnmal nacheinander.

ROM: range of motion – Bewegungsumfang

Rx'd; as Rx'd: as prescribed; as written – ein Workout wie vorgeschrieben absolvieren

SBGU: Sandbag-Get-up – ein Turkish Get-up, nur mit Sandsack

SDHP: sumo deadlift high pull – Sumo-Kreuzheben mit High Pull

Set: ein Satz mit einer bestimmten hintereinander ausgeführten Anzahl an Wiederholungen

SOF: Special Operations Forces – Spezialstreitkräfte

SOP: standard operating procedure – Standardvorgehensweise

SPP: specific physical preparedness – Fertigkeitstraining

SN: Snatch – Reißen

SQ: Squat – Kniebeuge

Subbed: substituted – ersetzt: Sie verwenden eine Übung anstatt einer, die Sie nicht beherrschen (z. B. Handstandliegestütz ersetzt durch Liegestütz).

TGU: Turkish Get-up

TLU: total, lower, upper body – ganzer Körper, Unterkörper, Oberkörper

TTB: toes to bar – Zehen zur Stange: aus dem Hang in der Hüfte beugen, die Fußspitzen bis zur Stange führen, langsam zurück, wiederholen.

WO or W/O: workout – Trainingseinheit

WOD: workout of the day – Trainingseinheit des Tages

WU: warm-up – Aufwärmen

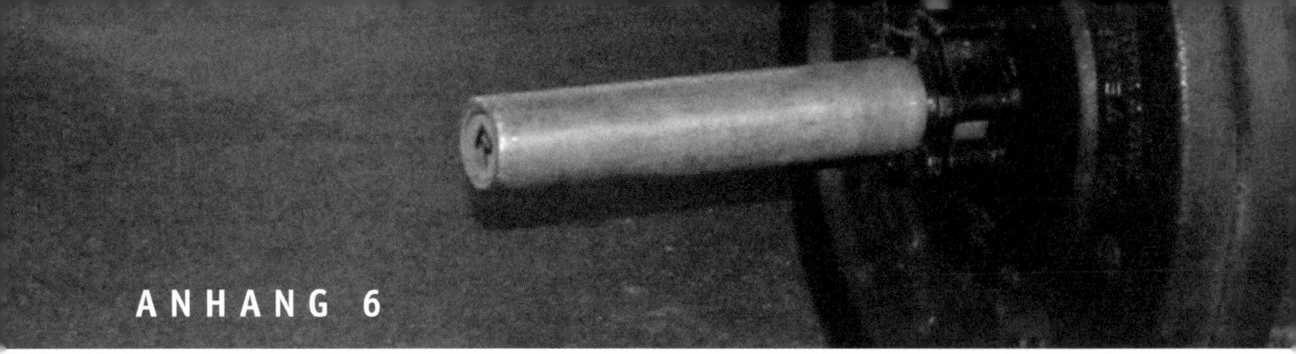

ANHANG 6

Verzeichnis der Übungen

Name im Buch	Englischer Name	Foto und/oder Erklärung im Buch auf Seite	Video auf www.sealfit.com/videos
Air Squat	Air squat	23, 72	Air Squat
Arm Hauler	Arm hauler, Wave-off		Arm Hauler
Ausfallschritt	Lunge		Lunge
Ausfallschritte gehen	Walking lunge		Walking Lunge
Ausfallschritte gehen mit Sandsack	Sandbag lunge		Sandbag Lunge
Ausfallschritte gehen mit Zusatzgewicht	Weighted lunge		Weighted Lunge
Ausfallschritte, im Sprung eingenommen	Jumping lunge		Jumping Lunge
Bulgarian Split Squat	Bulgarian split squat		Bulgarian Split Squat
Back Extension	Back extension	131	GHD Back Extension
Back Squat	Back squat		Back Squat
Ballschmettern	Ball slam	96	Ball Slam
Ballwerfen	Wall ball	110	Wall Ball
Bankdrücken	Bench press		Bench Press
Bärengang	Bear crawl		Bear Crawl
Beinheben	Leg lever	241	Leg Lever
Bergsteiger	Mountain climber	77	Mountain Climber

Name im Buch	Englischer Name	Foto und/oder Erklärung im Buch auf Seite	Video auf www.sealfit.com/videos
Brust-zur-Stange-Klimmzug	Chest-to-bar pull-up		Chest to Bar Pull Up
Burgener-Aufwärmen	Burgener warm-up		Burgener Warm-up
Burpee	Burpee	23, 78	Burpee
Clean	Clean		Shoulder to Overhead Variations 00:46; Squat Clean
Clean und Jerk	Clean and jerk		Clean and Jerk
Curtis P	Curtis P		Curtis P
das Kinn maximal lange über der Klimmzugstange halten	max time chin above the bar hold		Chin over Bar Hold
Dip	Dip	111	Bar Dip
Double Under	Double under		Double Under
Evil Wheel	Evil wheel		Evil Wheel
Farmer's Carry	Farmer's carry	135	
Farmer's Walk	Farmer's walk	154	Farmers Walk
Floor Wiper	Floor Wiper	195	
Flutter Kick	Flutter kick	150	Flutter Kick
Front Squat	Front squat	81	Front Squat
Frosch-Komplex	Frog complex	142	
GHD(Glute-Hamstring-Developer)-Sit-up	GHD (glute-hamstring developer) sit-up	123	GHD Sit Up
Good Morning mit Langhantel	Barbell good morning		Good Morning
Grinder PT	Grinder PT		Grinder PT Warm Up
Ground to Overhead	Ground to overhead	248	
Hampelmann	Jumping jack		Jumping Jacks
Hampelmann in der Hocke	Smurf jumping jack		Smurf Jumping Jacks
Hampelmann mit Überkreuzen der Beine	Crisscross jumping jack		Grinder PT Warm Up 06:58
Handstand halten	Handstand hold		Handstand Hold
Handstandliegestütz	Handstand push-up	157	Handstand Push Up
Hocksprung	Tuck jump		Tuck Jump
Hüftbeweglichkeitsübung	Hip mobility drill		Hip Mobility Drill
Jerk	Jerk		
Kameradtragen	Buddy carry		Buddy Carry
Kameradziehen	Buddy pull		Buddy Pull
Kastensprung	Box jump	122, 138	Box Jump

Name im Buch	Englischer Name	Foto und/oder Erklärung im Buch auf Seite	Video auf www.sealfit.com/videos
Kettlebell-Kreuzheben	KB deadlift		KB RDL
Kettlebell-Floor-Press mit wechselndem Arm	Alternating arm KB floor press		Alternating KB Floor Press
Kettlebell-Snatch	KB snatch		KB Snatch
Kettlebell-Swing	KB swing	121	KB Swings
Kipping Pull-up	Kipping pull-up	229	Kipping Pull Up
Klimmzug	Pull-up	75	Pull Up Progression
Klimmzug mit Zusatzgewicht	Weighted pull-up		Weighted Pull Up
Knie zu den Ellenbogen	Knees to elbows	79, 106	Knees to Elbow
Krabbengang	Crab walk		Crab Walk
Kreuzheben	Deadlift	100, 104	Deadlift
Langhantelkomplex	Barbell complex	193	Barbell Complex
Laufen und Fallenlassen	Run and drop		
Liegestütz	Push-up	30, 74	Push Up
Liegestütz mit Lösen der Hände	Hand release push-up		Hand Release Push Up
Liegestützposition halten	Plank hold		Plank Hold
Man Maker	Man maker	159	Man Maker
Muscle-up	Muscle-up	175	Muscle Up
Overhead Squat	Overhead squat	85	Overhead Squat
Pistol	Pistol		Pistol Squat
Plyometrischer Liegestütz	Plyometric push-up	146	Plyometric Push Up
Power Clean	Power clean	101, 115	Power Clean
Power Snatch	Power snatch	133	Power Snatch
Push Jerk	Push jerk	88, 99	Shoulder to Overhead Variations 01:24
Push Press	Push press	88, 95	Shoulder to Overhead Variations 01:09
Renegade Row	Renegade row		Renegade Row
Reverse Hyperextension	Reverse hyper-extension	234	Alternative: Glute Ham Raise
Ringe-Dip	Ring dip	137	Ring Dip
Ringe-Klimmzug in Rückenlage	Supine ring pull-up	92	Supine ring Pull Up
Ringe-Rudern in Rückenlage	Supine ring row		Supine Ring Row

Name im Buch	Englischer Name	Foto und/oder Erklärung im Buch auf Seite	Video auf www.sealfit.com/videos
ROM-Übungen	ROM drills		ROM Drills
Rudern	Row	84	Rowing Technique
Russian Twist	Russian twist		Russian Twist
Sandsack-Clean	Sandbag clean	114	Sandbag Clean
Sandsack-Get-up	Sandbag get-up	149	Sandbag Get Up
Schulterbeweglichkeitsübung	Shoulder mobility drill		Shoulder Mobility Drill 1
Seilklettern	Rope climb		Rope Climb
Shoulder Dislocate	Shoulder dislocate		Shoulder Dislocate
Shuttle Sprint	Shuttle sprint	248	Shuttle Sprint
Sit-up	Sit-up	30, 73	Sit Ups
Sit-up mit Zusatzgewicht	Weighted sit-up		Weighted Sit Up
Sledge Strike	Sledge strike		Sledge Strike
Snatch	Snatch		Squat Snatch
Sonnengruß A	Sun Salutation A	64–65	siehe Warrior Yoga Short Form A
Sonnengruß B	Sun Salutation B	66–67	siehe Warrior Yoga Short Form B
Sprungklimmzug	Jumping pull-up		Jumping Pull Up
Sprungkniebeuge	Jump squat / jumping squat / squat jump		Jumping Squat
Squat Clean	Squat clean	147	Clean or Squat Clean
Squat Snatch	Squat snatch		Squat Snatch
Step-up	Step-up		Box Step Up
Strict Press	Strict press	88, 91	Shoulder to Overhead Variations 00:55
Suicide Sprint	Suicide sprint	198	Suicide Sprint
Sumo-Kreuzheben mit High Pull	Sumo deadlift high pull	109	Sumo Deadlift High Pull
Superman	Superman		Back Extension or Superman
Thruster	Thruster	107	Thruster
Turkish Get-up	Turkish get-up		Turkish Get Up
Wandsitzen	Wall sit		Wall Sit
Yoga Übungsreihe A	Yoga Short Form A		Warrior Yoga Short Form A
Yoga Übungsreihe B	Yoga Short Form B		Warrior Yoga Short Form B
Zehen zur Stange	Toes to bar		Toes to Bar

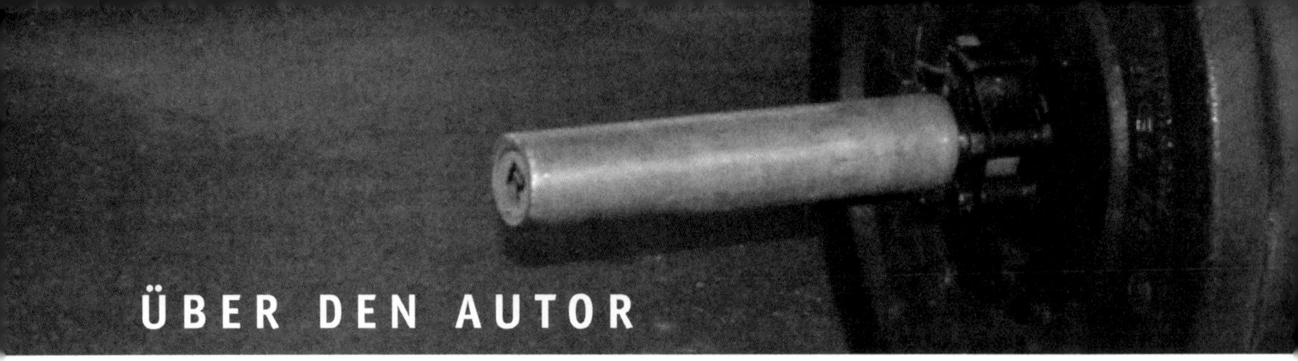

ÜBER DEN AUTOR

MARK DIVINE IST GRÜNDER VON NavySEALs.com, SEAfit, U.S. Tactical und Unbeatable Mind. Er ist Autor der Bücher *The Way of the SEAL*, erschienen bei Reader's Digest, und *Unbeatable Mind*, erschienen im Eigenverlag. Mark begann seine Sportlerkarriere als Schwimmer und Ruderer am College, wechselte dann zum Triathlon und zu den Kampfkünsten, bevor er 1989 die Offizierskandidatenschule der Navy besuchte. Mark schloss 1990 als Honor Man seiner SEAL-Trainingsklasse Nr. 170 ab, diente neun Jahre im aktiven Dienst und elf Jahre in der Reserve. 2011 verabschiedete er sich als Kommandant nach insgesamt 20 Jahren Dienst in den SEAL-Teams in den Ruhestand.

Commander Divine hat Tausende Anwärter für die Navy SEALs und andere Spezialkräfte trainiert und betreut, damit sie den schwierigsten Militärtrainingsprogrammen der Welt gewachsen sind. Seine Erfolgsrate im Vorbereiten von Kandidaten durch SEALfit ist unerreicht. Seine Einsichten in Elitefitness, Eliteteams, Führung, mentaler Stärke und Aufbau des Kriegergeistes entwickelte Marc Divine während seiner 20 Jahre als SEAL und Geschäftsmann, 25 Jahre als Kampfkünstler und 15 Jahre als Yoga-Praktiker.

Sind Sie bereit, sich erneut den Qualen auszusetzen?
Dann nehmen Sie am SEALFIT-ONLINE-TRAININGSPROGRAMM & COMMUNITY teil.

Das Buch *SEALfit in 8 Wochen* wurde geschrieben, um ein starkes Fundament für das SEALfit-Trainingsprogramm zu legen. Werden Sie nun Teil des SEALfit-Online-Trainingsprogramm & Community für engagierte Athleten und Krieger. Es ist womöglich das härteste Onlineprogramm der Welt für Fitness und mentale Stärke. Coach Divine wird Sie mit monatlichen SEALfit-Trainingseinheiten an Ihre Grenzen bringen. Sie profitieren zusätzlich von einem Onlinetagebuch, einer Community von Gleichgesinnten, schnellem Kontakt mit SEALfit-Coaches und aller Rückmeldung und Unterstützung, die Sie brauchen, um Ihre Ziele zu erreichen.

Besuchen Sie noch heute www.SEALFIT.com/8weeks
Als Buchbesitzer sind die ersten 30 Tage für Sie frei!

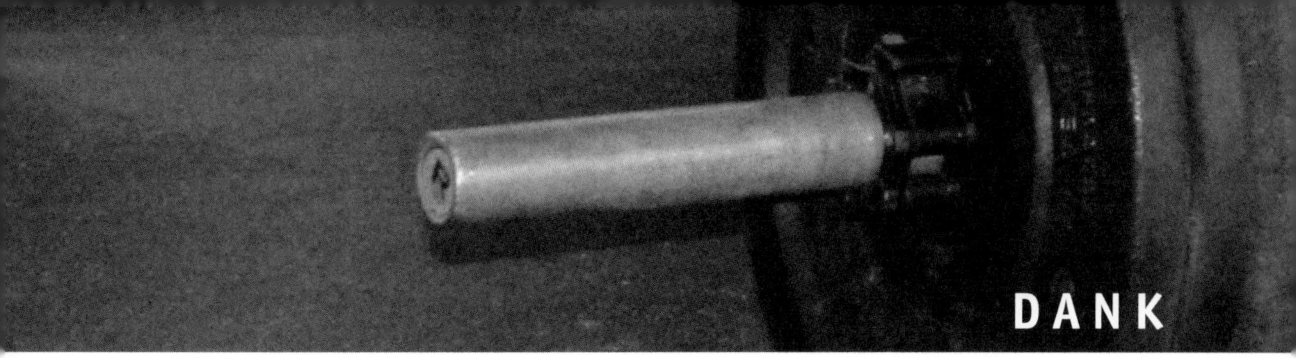

DANK

LOBENSWERTES ERREICHT MAN NICHT ALLEIN. Meine Philosophie für das Leben und die körperliche Fitness ist durch 25 Jahre Training mit Versuch und Irrtum geprägt. Viele Mentoren haben mich im Lauf der Jahre beeinflusst; viele von ihnen wissen wenig von dem Einfluss, den sie auf mich hatten.

Ich bin Kaicho Tadashi Nakamura zu großem Dank verpflichtet. In den 1980er-Jahren, als ich meinen ersten Schwarzen Gürtel erwarb, lehrte er mich Seido Karate, eine traditionelle Kampfkunst. Kaicho brachte mir viele der Prinzipien mentaler Stärke bei, die mir durch BUD/S halfen und die in SEALfit enthalten sind.

Tim Miller, mein Yoga-Mentor, ist ein Juwel. Ich trainiere mit Tim Ashtanga-Yoga in meiner Heimatstadt Encinitas. Tim ist der erste amerikanische Yoga-Lehrer, der von Sri. K. Pattabhi Jois, dem Gründer des modernen Ashtanga-Yogas, zertifiziert wurde. Die Wurzeln des Ashtanga-Yoga reichen über 4000 Jahre zurück und gelten als »Schnellspur« für die acht Äste des Yogas für Athleten und Krieger. Tims Einheiten dauern oft zwei Stunden. Teil davon ist eine Pranayama-Session von 50 Minuten zur Atemkontrolle, nach der ich oft keuche. Tim lehrt mich Demut, den Wert täglicher Übung und wöchentlicher Lehre. Alles andere würde den Lehrer zu sehr vom Führen von vorne abbringen und von der Erfahrung aus erster Hand, was er von seinen Kandidaten verlangt. Ich habe dieses Prinzip für mich übernommen, und ich erwähne gerne, dass ich es bei SEALfit genauso praktiziere. Ich danke Kaicho und Tim, genauso wie ihren Lehrern, für ihr wunderbares Vorbild als Meisterkrieger.

Tom Brown (Tracker School) und Shannon Phelps (Saito Ninjutusu) hatten bedeutenden Einfluss auf mein Denken und meine Entwicklung. Ich bin beiden dankbar, genauso wie ihren Lehrern.

Ich bin meinen SEALfit-Coaches dankbar: Chriss Smith, Dan Cerrillo, Brad McLeod, Lance Cummings, Charlie Moser, Shane Hiatt, Chris Haskell, Sean Lake, Dan Miller, Derek Price und dem verstorbenen Glen Doherty für ihre Loyalität, ihre unglaublichen

Fähigkeiten und ihren Humor. Ich bin meinen Praktikanten dankbar, vor allem Joe L., als Laufburschen und Trainer von Meerschweinchen.

Ich bin CrossFit, Inc. und Coach Greg Glassman zu großem Dank für den Einfluss verpflichtet, den CrossFit auf mein eigenes Training und die SEALfit-Methoden hatte und hat.

Ich bin meinem Gewichthebentrainer Mike Burgener dankbar für sein Training und seine Anregungen. Genauso danke ich seinem Sohn Beau und Rob Shoul von Military Athlete für ihre Unterstützung sowie ihre Trainings- und Lehrstunden.

Obwohl wir uns noch nicht begegnet sind, bin ich Ken Wilber für seine bahnbrechende Arbeit in integraler Theorie dankbar. Als ich auf Kens Schriften stieß, wurde mir sofort klar, dass wir Gleichgesinnte sind und dass SEALfit ein »integrales Krieger-Entwicklungsprogramm« ist. Ich bin dankbar, dass Ken mir die Wörter gab, um das Programm zu definieren, zu erforschen und zu überprüfen. Ich bin zudem Michael Ostrolenk dankbar für seinen integralen Beitrag zu SEALfit und der Unbeatable Mind Academy.

Ich habe viele großartige Freunde und Unterstützer, die mein Leben bereichern. Ich danke Rob Ord, der nach dem Verlust des U.-S.-Tactical-Vertrags zu mir hielt und mir half, US CrossFit und das Kokoro-Camp zu gründen. Ich möchte auch Brandon Webb von SOFREP (dem Autor von *The Red Circle*) danken, der mir half, mit einem sehr rohen Manuskript innerhalb von zwei Wochen einen Buchvertrag abzuschließen.

Ich bin meinen SEALfit-Mitarbeitern dankbar, vor allem Rich Vernetti, Cindy Chapman, Catherine Chapman, Melanie Sliwka und meinem Schreibcoach Peter Nevland von der Wizard Academy. Ohne Peter wäre es ein ganz anderes Buch geworden.

Ich bin auf kaum auszudrückende Weise allen meinen Teamkameraden dankbar, die sich für dieses Land geopfert haben – vor allem meinem Freund und SEALfit-Coach Glen Doherty.

Ich bin auf alle Zeiten meiner Mutter dankbar, die mir den Sport nahegebracht hat, und meinem Vater, der mir die Werte harter Arbeit und des richtigen Handelns gelehrt hat.

Und meiner Frau Sandy, die meine verrückten Abenteuer mit einem Lächeln (meistens) und stets mit Anmut unterstützt hat. Und meinem Sohn Devon, der mich zum Lachen bringt und meine Ehrlichkeit fordert.

Hooyah, Team!